Lara Briden

Hormone im Lot

Lara Briden ist Naturheilkundlerin und verfügt über mehr als zwanzig Jahre Erfahrung auf dem Gebiet der Frauengesundheit. In ihrer Praxis in Christchurch, Neuseeland, behandelt sie Frauen mit polyzystischem Ovarialsyndrom, Prämenstruellem Syndrom, Endometriose, Beschwerden in der Perimenopause und vielen anderen hormon- und periodenbedingten Problemen. Sie ist Autorin des Titels Period Repair Manual: Natural Treatment for Better Hormones and Better Periods. Das vorliegende Buch, Hormone im Lot: Gesund und ausgeglichen durch die Wechseljahre, ist ihr zweites Buch.

Lara Bridens Blog, The Period Revolutionary, ist zu finden unter www.larabriden.com (in englischer Sprache, Anm. d. Verlags) sowie auf Twitter, Instagram und Facebook unter @LaraBriden.

LARA BRIDEN

HORMONE IM LOT

Gesund und ausgeglichen durch die Wechseljahre

Was sich ab 40 ändert – und wie man entspannt damit umgeht

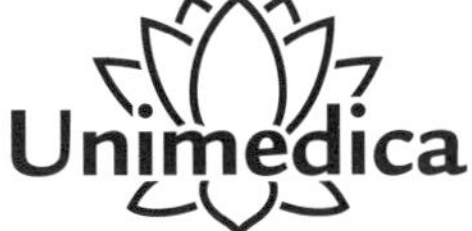

Hinweis:
Die in diesem Buch enthaltenen Informationen entbinden die Leserin nicht von ihrer persönlichen Verantwortung für ihre eigene Gesundheit und Sicherheit. Es wird empfohlen, sich von einem Arzt / einer Ärztin oder bei medizinischem Fachpersonal individuell beraten zu lassen. Die Autorin kann nicht für Verletzungen oder Schäden haftbar gemacht werden, die einer Person durch das Befolgen der in diesem Buch enthaltenen Informationen entstehen.

Impressum:
Lara Briden
HORMONE IM LOT
Gesund und ausgeglichen durch die Wechseljahre
Was sich ab 40 ändert – und wie man entspannt damit umgeht
1. deutsche Auflage 2024
2. deutsche Auflage 2024
3. deutsche Auflage 2025
ISBN 978-3-96257-344-7

Titel der Originalausgabe:
HORMONE REPAIR MANUAL
Every Woman's Guide to Healthy Hormones After 40

Übersetzung aus dem Englischen: Alice Canstein
Layout und Satz: Buch&media GmbH, München
Herausgeber:
Unimedica im
Narayana Verlag GmbH,
Blumenplatz 2, D-79400 Kandern
Tel.: +49 7626 974 970-0
E-Mail: info@unimedica.de
www.unimedica.de

Die Fallgeschichten in diesem Buch sind anonymisierte und fiktionalisierte Zusammenstellungen von repräsentativen Fällen, die nur der Veranschaulichung dienen. Jegliche Ähnlichkeit mit lebenden oder verstorbenen Personen ist rein zufällig.
Autorin und Verlag haben sich nach besten Kräften bemüht, die Inhaber der Urheberrechte für das in diesem Buch verwendete Material zu kontaktieren. Jede Person oder Organisation, die möglicherweise übersehen wurde, möge sich bitte an die Autorin wenden.

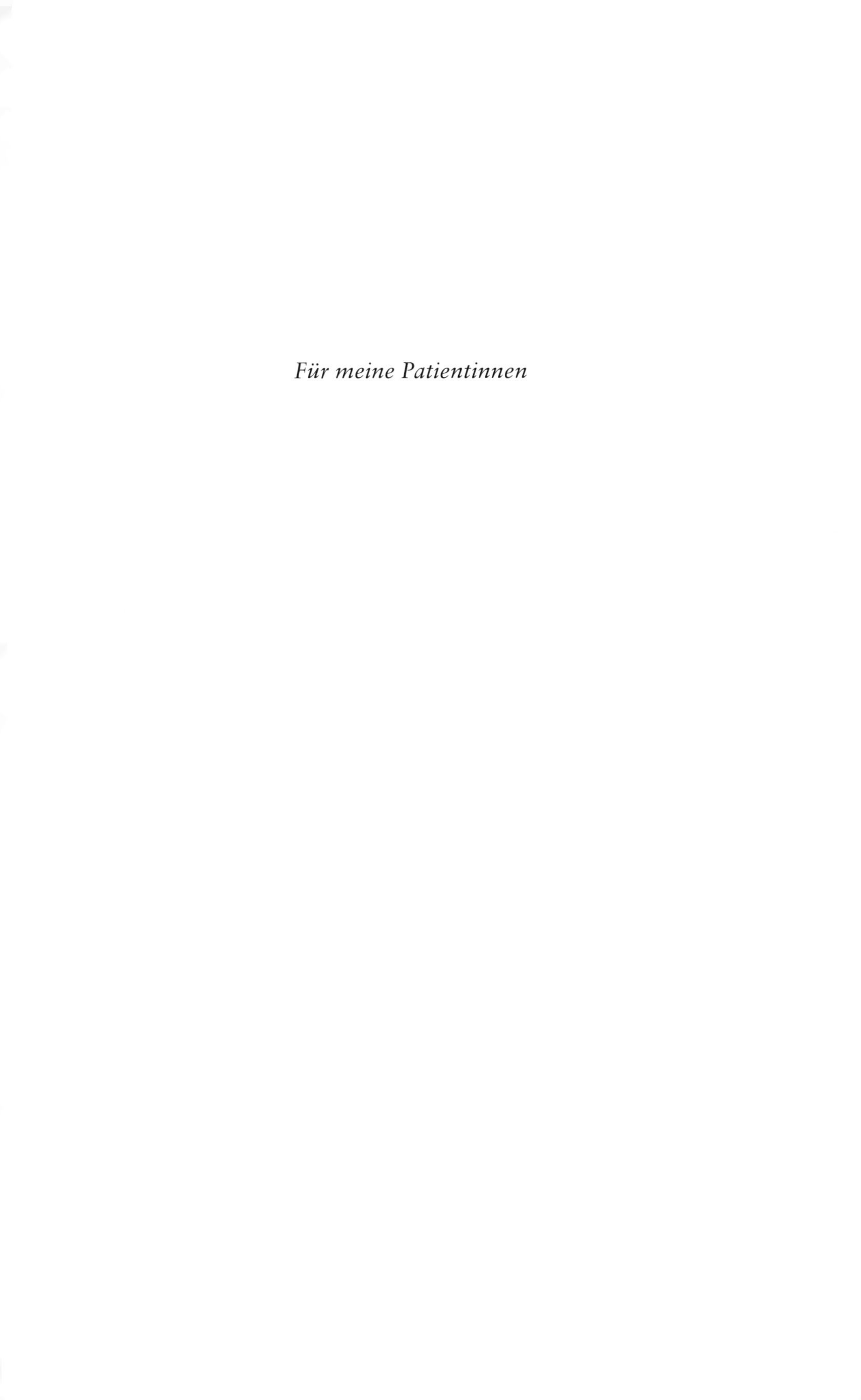

Für meine Patientinnen

Inhalt

Einleitung

Herzlich willkommen bei *Hormone im Lot: Gesund und ausgeglichen durch die Wechseljahre*, Ihrem Ratgeber für einen gesunden Hormonhaushalt ab 40.

Wenn Sie mein erstes Buch, Period Repair Manual: Natural Treatment for Better Hormones and Better Periods (zu Deutsch: Das Perioden-Handbuch: Natürliche Behandlungen für ausgeglichenere Hormone und leichtere Perioden) gelesen haben, dann wissen Sie bereits, dass ich für die Themen Hormone und Menstruation brenne! Man könnte mich sozusagen als Fürsprecherin weiblicher Hormone und all der Vorteile eines natürlichen Menstruationszyklus bezeichnen.

Mit derselben Leidenschaft habe ich dieses Buch für die letzten Jahre der Periode, die so genannte Perimenopause, und die Jahre nach der Periode, die Menopause, geschrieben. Im Titel habe ich bewusst auf die Begriffe »Perimenopause« und »Menopause« verzichtet, weil ich vermeiden wollte, dass Sie denken »Oh, das Buch betrifft mich nicht«, obwohl es Sie, sofern Sie 40 (oder nahe an der 40) sind, sogar sehr betrifft.

Warum liegen mir die Themen Perimenopause und Menopause so sehr am Herzen?

Erstens, weil ich das, worüber ich in diesem Buch schreibe, selbst erfahren habe. Während ich dieses Buch schreibe, bin ich fünfzig Jahre alt, und mittlerweile liegen lange Zeiträume zwischen meinen einzelnen Perioden, und ich weiß oft nicht mehr, wo ich mein Auto geparkt habe. Außerdem entdecke ich ein neues Gefühl von befreiender Unabhängigkeit, worauf ich in Kapitel 2 noch genauer eingehen werde. Über dieses Phänomen haben viele meiner Patientinnen berichtet, aber ich konnte es erst richtig nachvollziehen, als es mir selbst auch so ging.

Der zweite Grund meiner Leidenschaft für dieses große Thema liegt darin begründet, dass ich aufzeigen möchte, wie natürlich und vollkommen in Ordnung diese Phase im Leben einer Frau ist. Denn ich habe auf meinen Social-Media-Seiten eine kleine Umfrage durchgeführt und gefragt: »Haben Sie Angst vor der Menopause?« Diese Frage beantworteten 64 Prozent der Frauen mit »Ja«. In den Kommentaren schrieben sie, sie fürchteten sich – verständlicherweise – vor den Symptomen, aber auch vor dem Stigma der Menopause. Letzteres ist zwar ebenfalls verständlich, aber sehr traurig. Wie kann die Gesellschaft einen normalen, natürlichen Prozess, der 51 Prozent der Bevölkerung betrifft, noch immer so stigmatisieren?

Über dieses Stigma sprechen wir in Kapitel 2, in dem ich – hoffentlich – für neue Sichtweisen sorgen werde. Ich werde Sie auch dazu einladen, die Menopause als einen vom Altern losgelösten Prozess anzusehen. Denn die Perimenopause findet zwar parallel zum Altern statt, dennoch ist sie ein eigenständiger Prozess, der eher einer Art zweiten Pubertät gleicht. Dieses Konzept der »zweiten Pubertät« werden wir in den Kapiteln 1, 2 und 4 behandeln, in denen ich Argumente dafür liefere, dass die Menopause sich aus evolutionärer Sicht betrachtet wahrscheinlich als nützliche Anpassungsmaßnahme entwickelt hat, um den Menschen eine längere Lebenserwartungszeit zu ermöglichen. Die Menopause als nützliche Anpassungsmaßnahme zu betrachten, ist nur einer von vielen Wegen, einen Sinn hinter dem Prozess zu finden und über das kollektive Narrativ hinauszusehen, die Menopause habe ihre Ursache nur darin, dass die Menschen zu lange leben.

Wie dieses Buch zu verwenden ist

In den ersten vier Kapiteln geht es darum, den Prozess der Perimenopause zu verstehen, sowohl aus emotionaler als auch biologischer Sicht. Darin beschreibe ich auch, wie wichtig ein regelmäßiger Eisprung ist. Wenn es Ihnen kurios vorkommt, genau dann mehr über den Eisprung zu erfahren, wenn Sie kurz davorstehen, überhaupt nie wieder einen Eisprung zu haben, sollten Sie wissen, dass der ausbleibende Eisprung der Grund für die meisten Symptome ist. Um die Symptome zu verstehen und zu wissen, wie Sie sie behandeln können, müssen Sie damit anfangen, den Eisprung zu verstehen.

In den letzten sechs Kapiteln des Buches spreche ich über Behandlungsmöglichkeiten. Basierend auf den neuesten Forschungsergebnissen und meiner 25-jährigen Erfahrung mit meinen Patientinnen, werde ich ernährungsbezogene und hormonelle Behandlungsstrategien für Symptome aufzeigen, die von starken Perioden über Gewichtszunahme und Angstzuständen bis hin zu Nachtschweiß reichen. Wir beginnen mit dem Kapitel »Allgemeine Gesundheitsförderung«, in dem es um das Nervensystem und Ernährung geht, und sprechen dann ausführlich über Hormontherapie, ehe wir jedes Symptom einzeln betrachten und ich erkläre, wie man diese sowohl mit konventionellen als auch naturheilkundlichen Methoden behandeln kann.

Bitte lesen Sie das Buch von vorne nach hinten, denn ich lasse in jedes Kapitel wichtige Themen einfließen. So enthalten die Kapitel 5 und 8 zum Beispiel eine ausführliche Beschreibung der sogenannten Insulinresistenz, die für fast jeden Aspekt der Perimenopause und der Menopause von Bedeutung ist. In Kapitel 7, dem »Hirnkapitel«, werden Sie alles über Hitzewallungen lernen, und in Kapitel 10 bespreche ich langfristige Probleme, wie Scheidentrockenheit, kognitive Probleme und Knochengesundheit.

Infoboxen

Durch das ganze Buch hindurch werden Sie Definitionen, Tipps und Hinweise, Patientengeschichten und Spezialthemen finden.

 ***Definition***

In den Definitionsboxen finden Sie einfache Erklärungen der Fachbegriffe. Diese Erklärungen finden Sie auch im Glossar am Ende des Buches.

Unter Tipps und Hinweise sind jeweils zusätzliche nützliche Informationen zu finden.

Lara – Es liegt immer mehr Zeit zwischen den einzelnen Perioden

Die Geschichten über meine Patientinnen, die ich hier als anschauliche Beispiele aufführe, beruhen auf deren tatsächlichen Erfahrungen und Erlebnissen. Selbstverständlich habe ich die Namen und auch persönliche Details geändert.

Spezialthema bedeutet: Hier geht es tiefer ins Detail

Spezialthemen liefern Ihnen zusätzliche, tiefergehende Informationen.

Tipps für ein Arztgespräch

Manchmal werden Sie die Hilfe Ihres Arztes oder Ihrer Ärztin benötigen, sei es für eine Diagnose oder die Verordnung einer angemessenen medikamentösen Behandlung. Ich möchte, dass Ihr Arztgespräch so produktiv wie möglich abläuft, darum will ich Ihnen hiermit einige Stichworte und Hinweise für das Gespräch mitgeben.

Sind die Empfehlungen evidenzbasiert?

Bei allen Empfehlungen zu Ernährung, Lebensweise und Nahrungsergänzungsmitteln verweise ich, wann immer möglich, auf eine wissenschaftliche Studie. Insgesamt sind es mehr als 350 Studien, die viele meiner Empfehlungen stützen. Habe ich keinen solchen Verweis genannt, dann weil bislang keine Forschungsergebnisse zu dem Thema veröffentlicht wurden. Dies ist beispielsweise bei manchen pflanzlichen Arzneimitteln der Fall, aber auch bei Konzepten wie etwa die Rolle der Mastzellaktivierung und des Histamins bei perimenopausalen Stimmungsschwankungen. Ich hoffe, dass Forschende sich eines Tages auch mit diesen Behandlungsmöglichkeiten und Konzepten befassen, doch bis dahin möchte ich, dass Sie dennoch von einem umfassenderen Bild profitieren können. Wenn das bedeutet, der wissenschaftlichen Forschung voraus zu sein, dann soll es so sein.

Meine Empfehlungen basieren vor allem auf den Genesungsgeschichten von Tausenden meiner Patientinnen. Die meisten Empfehlungen sind einfach und sicher umzusetzen. Sollte es Vorsichtsmaßnahmen geben, so führe ich sie auf. Ich bitte Sie dennoch, sich mit Ihrem Arzt oder Ihrer Ärztin oder in einer Apotheke über mögliche Wechselwirkungen mit anderen Medikamenten oder Ihrem Gesundheitszustand zu besprechen. Dies gilt auch für den Fall, dass Sie schwanger sind oder stillen. Schauen Sie immer auf den Verpackungen oder Beipackzetteln nach Vorsichtshinweisen und Anweisungen zur Dosierung. Ich weise darauf hin, dass ich nicht dafür bezahlt wurde, bestimmte Produkte aufzuführen. Letztlich sollten Sie selbst sich für ein Nahrungsergänzungsmittel entscheiden, das Sie problemlos beziehen können und das nicht allzu teuer ist.

In Kapitel 6 werden wir ausführlich über Hormontherapie in der Menopause sprechen. Meine Angaben sind so aktuell wie möglich. Man muss jedoch bedenken, dass die wissenschaftlichen Erkenntnisse sich ständig ändern, und es einmal heißt »Hormone sind eine gute Prävention«, dann wieder »nur zur Symptombeseitigung zu verwenden« – um schlussendlich dann doch wieder als »gute Prävention« zu gelten und so weiter. Meine Beobachtungen haben mir gezeigt, dass eine Östrogen- und Progesterontherapie bei einigen Beschwerden helfen können. Deshalb gebe ich einen Überblick zu den neuesten Forschungsergebnissen und den allgemeinen Konsens darüber sowie ergänzend dazu die Erfahrungen meiner Patientinnen.

Für dieses Buch habe ich die Forschungsergebnisse meiner Kollegin Jerilynn C. Prior herangezogen, einer kanadischen Professorin für Endokrinologie und Autorin des Buches Estrogen's Storm Season: Stories of Perimenopause (zu Deutsch: Sturmzeit des Östrogens: Geschichten von der Perimenopause), auf deren Arbeit ich insbesondere im Kapitel über die Hormontherapie eingehe. Sie ist eine starke Verfechterin der Behandlung mit Progesteron, mit oder ohne Kombination mit Östrogen. Im gesamten Buch werden Sie auf ihre Zitate und Erkenntnisse stoßen.

Meine Ausbildung und mein beruflicher Hintergrund

Für meinen ersten Universitätsabschluss mit dem Bachelor of Science (BSc) der Universität Calgary erstellte ich eine wissenschaftliche Abhandlung über das Futtersuchverhalten männlicher und weiblicher Fledermäuse. Diese Arbeit in Evolutionsbiologie war der Beginn meiner großen Liebe zu Wissenschaft und Natur und hat den Weg zu meiner Arbeit mit meinen Patientinnen geebnet. So sehe ich den Körper als logisch reagierendes System an, das genau weiß, was es tut, wenn es die richtige Unterstützung durch Ernährung und natürliche Behandlungsformen erfährt.

Nach meinem Abschluss in Biologie studierte ich Naturheilkunde am Canadian College of Naturopathic Medicine (CCNM) in Toronto, Kanada. Dies ist eines von sieben anerkannten Colleges für naturheilkundliche Medizin in Nordamerika, von denen es in Kanada zwei und in den USA fünf gibt. Die ersten beiden Studienjahre ähneln stark dem regulären Medizinstudium, aber in den letzten beiden Jahren durchläuft man Hunderte Lehrstunden im Bereich der Ernährungs- und Kräutermedizin sowie eine klinische Ausbildung an einer ambulanten Klinik. 1997 absolvierte ich die Lizenzprüfungen des North American Board of Naturopathic Examiners (NABNE).

Meine ersten Praxisjahre verbrachte ich in Pincher Creek, Alberta, Kanada. Das war noch in den 1990ern, eine interessante Zeit für Naturheilkundler, denn sogar grundlegende Dinge wie Probiotika wurden damals noch als etwas sehr Merkwürdiges angesehen. »Gute Bakterien?«, fragte mich eine Kollegin. »Was für ein Schwachsinn!« Außerdem waren die 1990er eine etwas furchteinflößende Zeit, was Frauengesundheit anbelangte. Viele meiner Patientinnen erhielten hochdosierte Anti-Baby-Pillen, mussten sich routinemäßigen Hysterektomien unterziehen oder wurden mit einem altmodischen Mittel zur Hormontherapie namens Premarin behandelt. Als ich nach besseren Lösungen für meine Patientinnen suchte, entdeckte ich, dass natürliche Behandlungsmethoden sogar bessere Ergebnisse erzielten, als ich erwartet hatte. Beispielsweise halfen Ernährung und Nahrungsergänzungsmittel bei Symptomen wie etwa Hitzewallungen und die Therapie mit bioidentischen Hormonen (auch körperidentische Hormone genannt) war eine gut geeignete und sichere Alternative zur konventionellen Hormonersatztherapie (HRT). Diese Behandlung ist nun als sogenannte menopausale Hormontherapie (MHT) bzw. nur Hormontherapie bekannt.

25 Jahre sind seitdem vergangen, und die Behandlung mit bioidentischen Hormonen ist nun die Standard-Hormontherapie der Schulmedizin. Die Umstellung auf die Behandlung mit bioidentischen Hormonen hat länger gedauert als ich dachte, aber irgendwann war es so weit, sodass Ihnen nun die »natürlichen Hormone« als eine von mehreren Möglichkeiten zur Verfügung stehen, die Ihr Arzt oder Ihre Ärztin Ihnen routinemäßig verschreiben kann. Damit Sie auch tatsächlich die sicherere und natürlichere Form der Hormontherapie erhalten, sollten Sie sich dazu Kapitel 6 durchlesen.

Nachdem ich zunächst im ländlichen Alberta praktiziert hatte, zog ich nach Sydney, Australien, wo ich fast zwanzig Jahre lang meine Praxis hatte, ehe ich mich endgültig in Christchurch in Neuseeland niederließ. Derzeit lebe ich in Neuseeland, reise aber häufig nach Australien, um dort Vorträge zu halten und den Kontakt zu meinen Patientinnen in Sydney aufrecht zu halten.

Ich bin Mitglied des Scientific Advisory Council for the Centre for Menstrual Cycle and Ovulation Research (Wissenschaftlicher Beirat des Zentrums für Menstruationszyklus- und Ovulationsforschung), der 2002 von Jerilynn C. Prior an der University of British Columbia gegründet wurde, sowie der Endometriose Special Interest Group (Endometriose-Interessenvereinigung) in Neuseeland. Außerdem bin ich im Redaktionskomitee der Vital Link, dem offiziellen Magazin für naturheilkundliche Medizin der Canadian Association of Naturopathic Doctors.

Ich möchte mich bei meinen vielen Tausend Patientinnen während all dieser Jahre bedanken. Danke, dass Sie mir Ihre Gesundheit und Ihre Geschichten anvertraut haben. Dieses Buch ist Ihnen gewidmet.

Lara Briden

Teil eins

Die Perimenopause und die Menopause verstehen

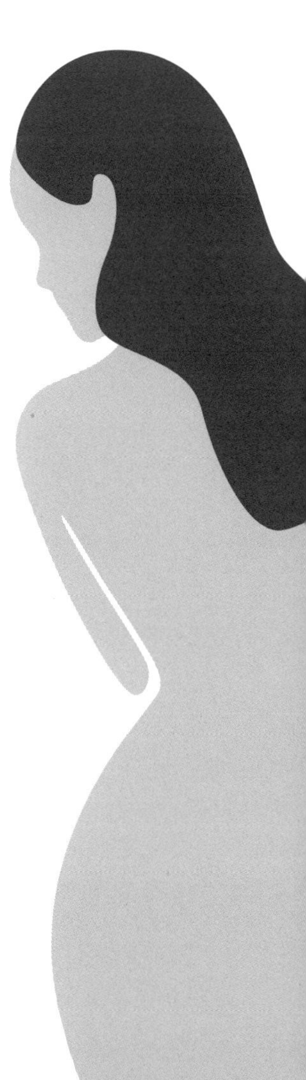

Man braucht im Leben nichts zu fürchten, man muss es nur verstehen. Jetzt ist es an der Zeit, mehr zu verstehen, damit wir weniger fürchten.

~ Marie Curie ~

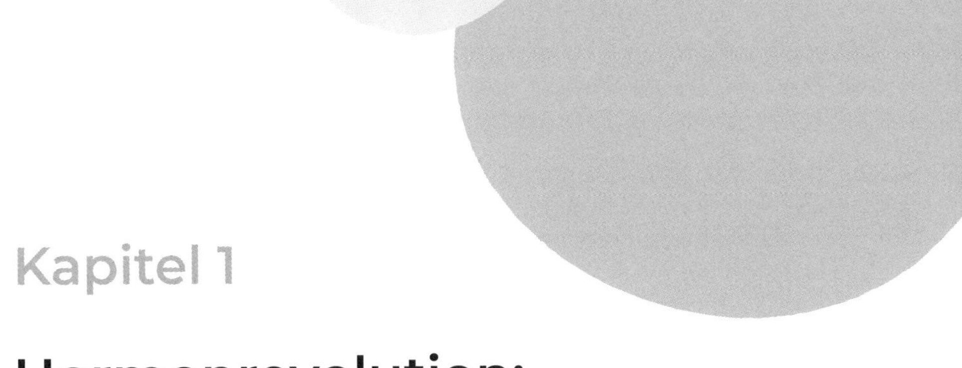

Kapitel 1

Hormonrevolution: Warum nach der zweiten Pubertät alles anders ist

Sie halten dieses Buch in den Händen, weil Sie das Gefühl haben, Ihr Körper und möglicherweise auch Ihr Leben verändern sich.

Das bilden Sie sich nicht ein. Denn mit Ende dreißig oder Anfang vierzig verändert sich tatsächlich etwas in Ihrem Körper und vor allem in Ihrem Gehirn. Das kann verwirrend, frustrierend und befreiend zugleich sein. Bei dieser Veränderung handelt es sich nicht um ein einmaliges Ereignis, sondern um einen Prozess, der Perimenopause genannt wird und zwei bis zwölf Jahre vor dem Ende Ihrer Regelblutung einsetzt. Die Perimenopause unterscheidet sich von der Menopause, die ein Jahr nach Ihrer letzten Regelblutung beginnt und als Lebensphase bezeichnet werden kann, nicht als Prozess. Dieses Buch handelt also vom Prozess der Perimenopause und der Lebensphase der Menopause. Beides zusammen umfasst einen Zeitraum von mehr als vier Jahrzehnten. Nun – was benötigen Sie, um dieses wichtige, neue Kapitel Ihres Lebens zu verstehen?

Zuallererst müssen Sie wissen, dass die oftmals damit einhergehenden Symptome (sofern Sie welche haben) normalerweise vorübergehend sind. Zwar gehen nicht alle Symptome der Perimenopause vorbei, aber viele. Und wenn Ihnen dies bewusst ist, sind Sie bereits gut davor bewahrt zu denken: »O mein Gott, so wird es mir für den Rest meines Lebens gehen.« So wird es nicht für immer bleiben; auch das geht vorüber.

Als nächstes müssen Sie wissen, dass es sich bei der Perimenopause nicht um chaotische »Hormonschwankungen« handelt, sondern um eine Abfolge von Ereignissen, zu deren Beginn ein niedriger Progesteronspiegel auf einen vorübergehend hohen Östrogenspiegel trifft, und an deren Ende ein niedriger Östrogenspiegel und einige gravierende Veränderungen des Insulinstoffwechsels stehen. Wenn Sie diesen Prozess als eine Abfolge beschreibbarer Ereignisse verstehen, können Sie die richtige Behandlungsmethode finden.

Letztlich müssen Sie auch wissen, dass die Perimenopause und die frühen Jahre der Menopause ein kritisches Zeitfenster für Ihre Gesundheit generell sind, selbst wenn Sie keinerlei Symptome haben. Mit »kritischem Zeitfenster« meine ich eine sensible Phase oder einen Moment, während der bzw. während dem kleinere gesundheitliche Probleme sich zu größeren, dauerhaften Gesundheitsproblemen im späteren Leben entwickeln können, wenn sie nicht angegangen werden. Das Gute an so einem Kipppunkt ist, dass er sich auch als Gelegenheit anbietet, kleine Veränderungen im Alltag einzuführen, die sich für Ihre zukünftige Gesundheit auszahlen.

Ich fasse zusammen:

- Viele Symptome sind nur vorübergehend.
- Die Perimenopause ist eine Abfolge von Ereignissen.
- Die Perimenopause und die ersten Jahre der Menopause sind ein kritisches Zeitfenster für die Gesundheit.

Das wollen wir uns im Folgenden im Detail anschauen.

Die Perimenopause ist wie eine zweite Pubertät, die vorübergeht

Bei der Perimenopause geht es nicht ums Altern. Wenn Sie 35 oder sogar noch jünger sind, sind Sie eindeutig noch jung. Und auch wenn Sie 50 sind, geschieht die Perimenopause zwar gleichzeitig mit dem Altern, aber sie wird nicht durch das Altern hervorgerufen. Stattdessen ist die Perimenopause eine Abfolge von hormonellen Ereignissen und Veränderungen, die eher der Pubertät oder einer zweiten Pubertät gleichen. Schauen Sie sich bitte die folgende von der Endokrinologin Jerilynn C. Prior erstellte Abbildung des Östrogen- (Estradiol-) und Progesteronspiegels im Laufe des Lebens an.

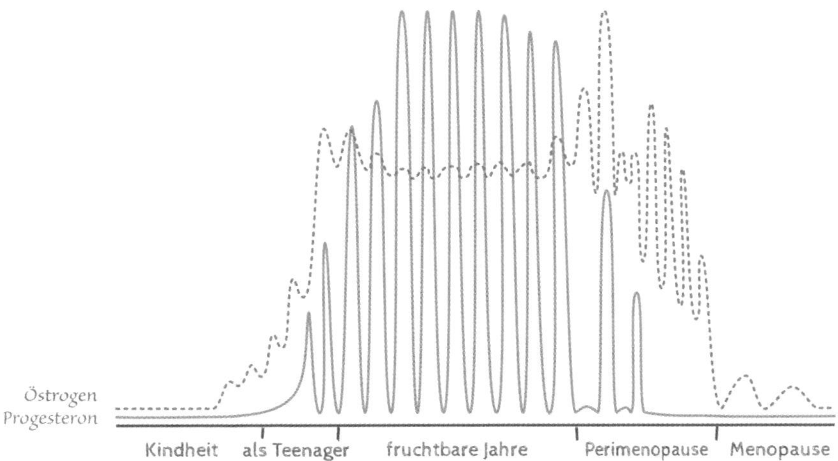

Abbildung 1 — Die Hormone im Laufe des Lebens. Aus dem Buch von JC Prior, »Perimenopause Lost—Reframing the End of Menstruation.«

Der Östrogenspiegel ist während der Kindheit niedrig und in den Teenagerjahren hoch und schwankend, insbesondere im Vergleich zu Progesteron, dem »Perioden erleichternden Hormon«, das niedrig ist, bis sich regelmäßige Zyklen eingestellt haben. Hohes Östrogen in Kombination mit niedrigem Progesteron ist sowohl in der ersten als auch der zweiten Pubertät der Fall, wobei das Progesteron in der ersten Pubertät langsam gebildet und in der zweiten Pubertät langsam verloren wird. Hohes Östrogen zusammen mit niedrigem Progesteron ist der Grund, warum Sie als Teenager möglicherweise starke Regelblutungen hatten, und weshalb Sie sie leider vielleicht auch in Ihren Vierzigern erneut haben. Im Laufe der zweiten Pubertät verlieren Sie irgendwann das Östrogen, bis der Östrogenspiegel mit der Menopause ähnlich niedrig ist wie in der Kindheit.

Dieser Prozess der hormonellen Veränderung kann zehn Jahre dauern, was bedeutet, dass die Symptome zehn Jahre lang anhalten können, aber nicht für immer bleiben. Darum sollten Sie sich zweimal überlegen, ob Sie eine Diagnose, wie beispielsweise chronische Erschöpfung oder Fibromyalgie, als dauerhaft akzeptieren.

Fibromyalgie

Fibromyalgie ist eine Krankheit, bei der man unterschiedlichste chronische Schmerzen hat und verstärkt auf Druckschmerzen reagiert. Typischerweise betrifft sie Frauen im Alter zwischen 40 und 60 Jahren.

Prior spricht über die sogenannte perimenopausale Fibromyalgie in ihrem Buch »Estrogen's Storm Season« und führt sie auf vorübergehende perimenopausale Schlafstörungen zurück:

»Aufgrund der Schlafstörungen werden manche Frauen sehr schmerzempfindlich und müde. Bei manchen von uns wird in der frühen Perimenopause das chronische Erschöpfungssyndrom oder Fibromyalgie diagnostiziert. Wüssten wir, dass unsere Symptome Teil der Perimenopause sind, hätten wir Anlass zur Hoffnung. Doch stattdessen erhalten wir häufig eine Diagnose und werden erwerbsunfähig und verlieren nicht nur unsere Gesundheit, sondern auch unsere Identität und unseren Job.«[1]

Wir werden in Kapitel 8 mehr über Fibromyalgie und die entsprechende Behandlung erfahren.

Andere vorübergehende Symptome der zweiten Pubertät sind starke Regelblutungen, Unterleibsschmerzen, schmerzende Brüste, Migräne, Nachtschweiß und vor allem: Angst und Depressionen. Laut den meisten Forschungsarbeiten steigt das Risiko für Angst und Depressionen mit der Perimenopause,[2] und sinkt dann mit der Menopause wieder. Mit anderen Worten: Falls Sie es schaffen, einfach durchzuhalten – oder sich mit den Behandlungsmethoden in Kapitel 7 zu helfen –, ist es gut möglich, dass Sie mit Mitte fünfzig feststellen, dass Ihre Stimmung so gut ist wie in jungen Jahren, und manchmal sogar besser. Das besagen mehrere Studien, unter anderem Forschungsarbeiten der University of Melbourne, die zu dem Schluss kamen, dass der Großteil der Frauen über 60 sich »sehr gut«[3] fühlt, sowie die Beobachtungen der US-amerikanischen Psychologin Mary Pipher, die sagt, dass »eine Frau in ihren Siebzigern wahrscheinlich glücklicher ist als jemals zuvor.«[4] Professorin Prior sagt, Frauen müssten wissen, dass »die Perimenopause in eine ruhigere und angenehmere Lebensphase mündet, die zurecht Menopause genannt wird.«[5]

Nicht jedes Symptom in Ihren Vierzigern kann auf die Perimenopause zurückzuführen sein. Bei Weitem nicht. Symptome wie Schmerzen und Erschöpfung können auch an einem zugrundeliegenden Gesundheitsproblem liegen, darum sollten Sie auf jeden Fall Ihren Arzt oder Ihre Ärztin aufsuchen. Unbedingt im Auge behalten sollte man Schilddrüsenerkrankungen, die unabhängig von der Perimenopause bestehen, aber durch diese verschlechtert werden können – oder sogar fälschlicherweise für die Perimenopause gehalten werden können, weil sich die Symptome so stark ähneln. Die Überlappungen von Schilddrüsenerkrankungen und Perimenopause werden wir in Kapitel 8 besprechen.

Bislang haben wir uns angeschaut, wie viele Symptome der zweiten Pubertät wahrscheinlich nur vorübergehend sind. Schauen wir uns im Folgenden die Perimenopause als eine Abfolge von Ereignissen an.

Die Perimenopause ist eine Abfolge von Ereignissen

Die Perimenopause beginnt damit, dass das Progesteron abnimmt. Zu irgendeinem Zeitpunkt in unseren Vierzigern oder späten Dreißigern bilden wir weniger Progesteron, selbst wenn die Periode noch regelmäßig kommt. Warum das so ist, erfahren Sie in Kapitel 3, doch jetzt reicht es erst einmal, zu akzeptieren, dass das so ist und zu einer Reihe von Symptomen führen kann, wie beispielsweise Angst, Brustschmerzen, Herzrasen, Nachtschweiß, häufige Migräne, und verrückte, starke Regelblutungen. Da die perimenopausalen Symptome größtenteils von Progesteronverlust herrühren und nicht von abnehmendem Östrogen, ist Progesteron möglicherweise die bessere Behandlungsweise, nicht Östrogen.

Wenn der Progesteronspiegel sinkt, kann es sein, dass der Östrogenspiegel höher als je zuvor steigt; er kann sogar dreimal so hoch liegen. Dies kann zu Symptomen wie gereizter Stimmung, Brustschmerzen und starken Regelblutungen führen. Symptome eines hohen Östrogenspiegels kommen sowohl von den direkten Auswirkungen des Hormons als auch den indirekten Auswirkungen von Östrogen auf die Mastzellen und auf Histamin. Das werden wir uns in den Kapiteln 4 und 5 noch anschauen. Hitzewallungen in der Perimenopause werden durch die Östrogenschwankungen und den Abfall von hoch zu tief hervorgerufen. Laut JC Prior bedeutet das, dass – solange man noch seine Periode hat – Hitzewallungen eher eine Reaktion auf Progesteron als auf Östrogen sind.

Nach Ihrer letzten Periode bewegen Sie sich schließlich, auf dem Terrain des niedrigeren Östrogenspiegels. Ich betone ausdrücklich »niedriger«, nicht zu verwechseln mit einem Östrogenmangel, denn man kann keinen »Mangel« an etwas haben, wenn man den Hormonspiegel hat, der für die jeweilige Lebensphase normal ist. Wir werden später sehen, dass Sie auch in dieser Zeit noch einiges an Östrogen bilden, wobei der Spiegel schwankt, was wiederum bedeutet, dass viele der Symptome vom Absinken des Spiegels kommen. Symptome der Wechseljahre wie Schlaflosigkeit, Gedächtnisprobleme und Scheidentrockenheit können auf eine Therapie mit Östrogen plus Progesteron ansprechen.

Ihr neuer Zustand, bestehend aus verringertem Östrogen und sehr niedrigem Progesteron, kann auch zu einer Veränderung der Insulinsensitivität führen, die als Prädiabetes oder Insulinresistenz bekannt ist.

Insulinresistenz

Bei einer Insulinresistenz reagiert der Körper weniger empfindlich auf das Hormon Insulin, was zu einem chronisch (dauerhaft) erhöhten Insulinspiegel führt. Andere Namen für diese Krankheit sind Hyperinsulinämie, Metabolisches Syndrom oder Prädiabetes. Sie spielt eine wichtige Rolle bei der Gewichtszunahme im Bauchbereich und vielen anderen Menopausensymptomen.

Eine Insulinresistenz zu erkennen und umzukehren, ist ein entscheidender Teil Ihrer Menopausen-Reise. Die Gründe dafür werde ich in den Kapiteln 4, 5, 7 und 8 erläutern, in denen ich auch die Bedeutung der relativen Testosterondominanz erklären und Behandlungsstrategien wie Intervallfasten vorstellen werde.

Intervallfasten

Intervallfasten, auch intermittierendes Fasten genannt, ist eine Ernährungsform, bei der täglich zwischen Fasten- und Essensperioden abgewechselt wird.

Die Abfolge der Ereignisse während der Perimenopause sieht so aus:

1. niedrigeres Progesteron,
2. hohes und stark schwankendes Östrogen,
3. niedrigeres Östrogen,
4. mögliche Insulinresistenz.

Im Durchschnitt dauert der gesamte natürliche Wandel während der Perimenopause rund sieben Jahre. JC Prior unterteilt sie in die folgenden vier Phasen und die Menopause, was wir uns in Kapitel 4 noch genauer ansehen werden:

1. sehr frühe Perimenopause mit noch regelmäßigen Zyklen,
2. früher Übergang zur Menopause, ab dem Beginn unregelmäßiger Zyklen,
3. später Übergang zur Menopause, ab dem Zeitpunkt, an dem zwischen zwei Zyklen mindestens sechzig Tage liegen,

4. späte Perimenopause, welche die zwölf Monate nach der letzten Periode umfasst,

und die Menopause, also die Lebensphase, die ein Jahr nach der letzten Periode beginnt.

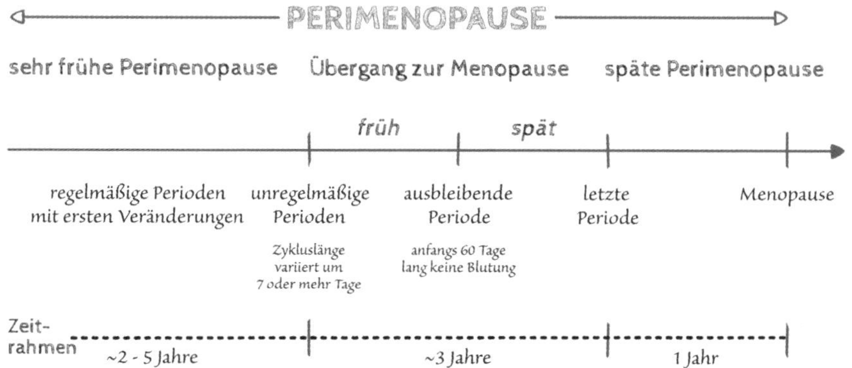

Abbildung 2: Die vier Phasen der Perimenopause

Wenn Sie die Menopause erreichen, ehe Sie 45 sind, oder aufgrund einer Operation oder Medikamenten in die Menopause kommen, durchleben Sie diese vier Phasen nicht, sondern befinden sich direkt im Zustand des niedrigen Östrogenspiegels. Ein so plötzlicher Übergang kann zu stärkeren Symptomen führen und benötigt fast immer eine Therapie mit Östrogen sowie Progesteron, worüber wir ebenfalls in den Kapiteln 4 und 6 sprechen werden.

Falls bei Ihnen eine partielle Hysterektomie (Entfernung der Gebärmutter) vorgenommen wurde, Sie Ihre Eierstöcke aber behalten haben, durchleben Sie dennoch die vier natürlichen Phasen der Perimenopause und haben jahrelang einen »versteckten Zyklus«, was bedeutet, dass jahrelang das Östrogen hoch ist und Sie »prämenstruelle« Symptome haben, wie zum Beispiel Stimmungsschwankungen, Brustschmerzen und sogar Endometrioseschmerzen – allerdings keine Blutung, die zeigt, was da vor sich geht. Das kann eine verwirrende Zeit sein, weil Sie oder Ihr Arzt bzw. Ihre Ärztin fälschlicherweise annehmen könnten, dass Sie in der Menopause sind, und deswegen versucht wird, die Symptome eines hohen Östrogenspiegels mit Östrogen zu behandeln.

Das ist meiner Patientin Rita passiert.

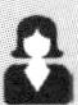

Rita – noch nicht in der Menopause

Rita war 48, als sie mich um Hilfe bat, weil sie »Menopausen-Symptome« hatte, darunter gereizte Stimmung und monatliche Migräneattacken.

»Ungefähr zweimal im Monat bekomme ich schlimme Kopfschmerzen«, erklärte mir Rita. »Und ungefähr zur gleichen Zeit schwellen meine Brüste an. Meine Ärztin hat mir ein Östrogenpflaster verschrieben, aber das scheint meine Stimmung und Kopfschmerzen nur noch zu verschlimmern.«

Ich schaute mir ihre Unterlagen an und las, dass sie sich drei Jahre zuvor einer Hysterektomie unterzogen hatte.

»Sie haben noch einen Zyklus«, sagte ich.

»Aber ich habe keine Blutung«, widersprach Rita.

»Das liegt nur daran, dass Sie keine Gebärmutter mehr haben, die bluten kann«, erklärte ich ihr. »Aber Ihre Eierstöcke produzieren noch jede Menge Östrogen, weshalb Sie jeden Monat Kopfschmerzen haben.«

Wir untersuchten, wie hoch der FSH-Wert bei Rita war. Dabei handelt es sich um ein Hypophysenhormon, das die Menopause anzeigen kann. Bei Rita lag der Wert im normalen, nicht-menopausalen Bereich.

»Ich denke, Sie haben noch einige Jahre mit regelmäßigen Zyklen vor sich«, sagte ich. »Ich würde gern eine Behandlung probieren, die besser zum hohen Östrogenspiegel der Perimenopause passt.«

Rita begann mit der Einnahme von Magnesium und Progesteron – meinen beiden Lieblingsbehandlungen in der Perimenopause – und fühlte sich deutlich besser.

»Das sollte momentan gut funktionieren«, erklärte ich ihr. »Bis Sie näher an der Menopause sind. Dann kann es entweder sein, dass Sie sich gut fühlen, oder dass Sie Symptome eines niedrigeren Östrogenspiegels verspüren, wie zum Beispiel Hitzewallungen und Scheidentrockenheit. Wenn das der Fall ist, können wir überlegen, ob Sie es mit einer Östrogentherapie ausprobieren können.«

Über den FSH-Test werden wir in Kapitel 3 genauer sprechen, dennoch möchte ich kurz etwas dazu sagen. FSH steht für follikelstimulierendes Hormon und wird von der Hypophyse bildet, um mit den Eierstöcken zu kommunizieren. Wenn Sie noch nicht in der Menopause sind, liegt Ihr FSH-Wert normalerweise unter 40 IU/L, wobei dieser Wert auch schwankt, sodass er manchmal höher liegen kann. Weil der FSH-Wert in der Perimenopause so stark schwankt, messen die meisten Ärzte ihn nicht. Ich ordne den FSH-Test dennoch an, um eine mögliche frühe Menopause zu entdecken oder um einen nicht-menopausalen Zustand wie bei Rita zu untersuchen.

Sollten Sie eine Hysterektomie gehabt haben und nicht genau wissen, was da los ist, sollten Sie auf diese Dinge achten:

- Sie können noch immer einen Zyklus haben, insbesondere wenn Sie ein monatliches Muster an Symptomen erkennen, wie zum Beispiel Kopfschmerzen, Stimmungsschwankungen oder Schmerzen. Falls Sie ein paar Nächte lang schlecht schlafen, kurz bevor eigentlich Ihre Periode kommen sollte, kann das der Hinweis auf einen versteckten Zyklus sein.
- Sollten Sie den Tag ausmachen können, an dem Ihre Stimmungs- oder Schlafsymptome wieder verschwinden, dann ist das »Tag eins« Ihres versteckten Zyklus.
- Durch Temperaturmessung (Kapitel 3) könnten Sie genau bestimmen, ob und wann Sie einen Eisprung haben und wann die prämenstruelle Phase beginnt.

Sie können dies auch mit Ihrem Arzt oder Ihrer Ärztin besprechen.

Tipps für ein Arztgespräch

- Klären Sie, ob es sich bei Ihren Symptomen um prämenstruelle Symptome handeln könnte.
- Fragen Sie nach einer Messung Ihres FSH-Wertes um zu sehen, ob Sie bereits in der Menopause sind.

Denken Sie daran, dass wir uns hier mit einigen Schlüsselkonzepten beschäftigen. Bislang haben wir uns angeschaut, inwieweit die Perimenopause eine Art zweite Pubertät und darum von vorübergehender Natur ist, und dass sie Abfolge von Ereignissen ist. Jetzt schauen wir uns an, inwiefern die Perimenopause ein kritisches Zeitfenster ist.

Die Perimenopause ist ein kritisches Zeitfenster für Ihre allgemeine Gesundheit

Wie zuvor erklärt, ist ein kritisches Zeitfenster eine sensible Phase oder ein Kipppunkt, an dem sich kleinere gesundheitliche Probleme (sofern sie nicht angegangen werden) zu größeren gesundheitlichen Problemen entwickeln können. Kritische Zeitfenster sind Zeiten des körperlichen Wandels, wie zum Beispiel Kindheit, Pubertät, Schwangerschaft und die Zeit nach der Entbindung – all das sind Phasen, in denen man anfälliger für neue Krankheiten ist. Manche Wissenschaftler beschreiben solche Zeiträume auch als körperliche »Kipppunkte«, bei denen kleine gesundheitliche Störungen sich auf eine Art und Weise ausweiten können, wie es nicht der Fall wäre, wenn sie zu einer Zeit auftreten würden, in der der Körper nicht ohnehin schon Veränderungen durchläuft, die ihn belasten.[6 7]

Das Konzept des kritischen Zeitfensters umfasst jeden Aspekt der Gesundheit. Zum Beispiel ist laut Daten der US-amerikanischen Study of Women's Health Across the Nation (SWAN) die Perimenopause eine riskante Zeit für das Auftreten von Herzerkrankungen. Die Studie bezeichnet diese Phase als ein »kritisches Zeitfenster, um diesen vorzubeugen.«[8] Das kardiovaskuläre Risiko rührt zu einem großen Teil von der Entwicklung hin zu einer Insulinresistenz, worauf ich noch weiter eingehen werde, was glücklicherweise aber durch einfache Veränderungen in der Ernährung und durch Sport verbessert werden kann.

Des Weiteren kann das Immunsystem betroffen sein, das sich in der Perimenopause grundlegend umbaut, wie wir noch sehen werden. Darum ist die Perimenopause (genau wie die Phase nach der Entbindung)[6] eine riskante Zeit, in der sich Autoimmunerkrankungen entwickeln oder verschlimmern können. Bestes Beispiel ist die Hashimoto-

Thyreoiditis, über die wir in Kapitel 8 sprechen werden. Darin werde ich Ihnen auch Strategien liefern, wie Sie Ihr Immunsystem während seines Umbauprozesses schützen können.

Schließlich ist die Perimenopause auch eine riskante Zeit für das Gehirn, und zwar in ähnlicher Weise wie Kindheit, Pubertät, Schwangerschaft und die Zeit nach der Entbindung. Während all diesen Zeiten findet eine Neukalibrierung des Gehirns statt, vom Prinzip her eine Art »Software-Update«. Wenn das Update gut läuft, unterscheidet sich das Ergebnis zwar etwas vom vorigen Zustand, aber man verfügt noch immer über eine gesunde Gehirnfunktion. Kommt es beim Update-Prozess hingegen auch nur zu einer kleinen Störung, kann das Ergebnis ein größeres gesundheitliches Problem sein, als wenn die gleiche Störung während einer körperlich stabilen Phase aufgetreten wäre. Ein Beispiel ist das leicht erhöhte Risiko für den Beginn ernsthafter psychischer Probleme während der Pubertät und des frühen Erwachsenenalters[9] und dann wiederum in der Perimenopause.[10] Insgesamt ist das Risiko für ernsthafte psychische Erkrankungen allerdings gering; machen Sie sich also keine Sorgen. Mit diesem Beispiel will ich nur zeigen, dass sowohl die erste als auch die zweite Pubertät wichtige Zeiten des »neurologischen Wandels« sind.[7]

Ein weiteres Beispiel für den Neukalibrierungsprozess des Gehirns ist der leichte Abbau der kognitiven Fähigkeiten während der Perimenopause, der für gewöhnlich vorübergehend ist, sich im späteren Verlauf des Lebens aber auch zu Demenz ausweiten kann. Laut der Neurowissenschaftlerin Lisa Mosconi ist es so, dass Alzheimer bei Frauen mit der Menopause beginnt.[11] Das bedeutet nicht, dass Alzheimer durch die Perimenopause verursacht wird, sondern diese ist vielmehr ein »Trigger« als die Ursache. Mosconi betont, dass die Perimenopause die Zeit ist, in der sich das Risiko im Gehirn manifestiert, wenn eine Frau aus irgendeinem Grund für Alzheimer prädisponiert ist. Über Kognition und Demenzprävention werden wir in den Kapiteln 7 und 10 sprechen.

Zusammengefasst lässt sich also sagen, dass die Perimenopause vorübergeht, sie aus einer Abfolge von Ereignissen besteht und ein für die Gesundheit kritisches Zeitfenster ist. Mit diesem Buch halten Sie einen Leitfaden in den Händen, der Sie durch diesen Veränderungsprozess navigiert, damit Sie sicher und glücklich im stabilen letzten Drittel Ihres Lebens ankommen.

Wie schlimm wird es?

An diesem Punkt fragen Sie sich wahrscheinlich, wie schlimm die Symptome der Perimenopause werden. Falls Sie Horrorgeschichten von Ihren Freundinnen gehört haben, machen Sie sich vielleicht Sorgen. Doch welche Erfahrungen Sie selbst machen werden, hängt von mehreren Faktoren ab.

Sollten Sie vor 45 oder aufgrund einer chirurgischen oder medikamentösen Therapie in die Wechseljahre kommen, ist das Risiko für Symptome und langfristige gesundheitliche Einschränkungen am größten. Auf diese besonderen Situationen werde ich im Laufe des Buches immer wieder zu sprechen kommen.

Bei einem natürlichen perimenopausalen Übergang liegt die Wahrscheinlichkeit für starke Symptome bei 25 Prozent. Wahrscheinlicher ist es also, dass Sie nur leichte oder gar keine Symptome haben. Sollten Sie keine Symptome haben, sollten Sie sich über dieses große Glück freuen, aber dennoch nicht vergessen, dass Sie sich in einem kritischen Zeitfenster befinden und darum ein paar Jahre lang besonders auf Ihre Gesundheit achten sollten.

Sollten Sie starke Symptome haben, liegt das an einer Kombination aus Ihrer Genetik, Ihrem allgemeinen Gesundheitszustand und auch der Intensität Ihrer Periode vor der Perimenopause. Schauen wir uns diese Punkte jetzt einmal an.

Genetik

Die Genetik bestimmt sowohl den Zeitpunkt der Menopause als auch die Art und Schwere der Symptome bis zu einem gewissen Grad. Fragen Sie falls möglich Ihre Mutter und ältere Schwestern, ob sie unter starken Perioden, Nachtschweiß oder Schlafproblemen litten. Deren Erfahrung mit der Perimenopause kann Ihnen ein Einblick in das geben, was Sie möglicherweise erwartet. Darum sage ich immer zu meiner jüngeren Schwester: »Ich gehe zuerst und sage dir dann, wie es ist.«

Zum Glück sind die Gene nur ein Teil der Geschichte. Genauso wichtig ist die sogenannte Genexpression, die durch Ernährung, Bewegung und Unterstützung eines gesunden zirkadianen Rhythmus modifiziert werden kann. Auf diese Themen komme ich in den nächsten Kapiteln zu sprechen.

Ihr allgemeiner Gesundheitszustand

Die Perimenopause ist wie ein Barometer der Gesundheit, denn sie kann zugrundeliegende gesundheitliche Probleme aufdecken oder verschlimmern. Sollten Sie beispielsweise bereits gestresst sein und nicht gut schlafen, kann die perimenopausale Neukalibrierung Ihres Gehirns dazu führen, dass an Schlaf kaum noch zu denken ist. Wenn Ihnen die Minerale Jod und Zink fehlen, kann sich dieser Mangel durch das Auf und Ab des Östrogens dadurch zeigen, dass Sie unter Brustschmerzen beziehungsweise Scheidentrockenheit leiden. Und schließlich kann es sein, dass, falls Sie bereits zu einer leichten Insulinresistenz tendieren, der Übergang zum niedrigen Östrogen bei Ihnen zu einer ausgewachsenen Insulinresistenz und Gewichtszunahme im Bauchbereich führt.

Die Perimenopause als »Gesundheitsbarometer« zu betrachten bedeutet, dass die beste Behandlung Ihrer Perimenopausensymptome häufig die ist, die Sie ohnehin benötigt hätten.

Die Intensität Ihrer Periode vor der Perimenopause

Wenn die Periode bei Ihnen immer eine leichte Sache war, dann können Sie wahrscheinlich davon ausgehen, dass Sie auch gut durch die Perimenopause kommen. Denn symptomfreie Perioden sind ein guter Hinweis darauf, dass alles gut funktioniert, darunter auch die Fähigkeit Ihres Körpers, Östrogen abzubauen oder zu verstoffwechseln (Kapitel 9), und die Möglichkeit Ihres Gehirns, sich an das normale Auf und Ab der Hormone anzupassen (Kapitel 7).

Hatten Sie hingegen schwierige Perioden, verläuft bei Ihnen möglicherweise auch die Perimenopause schwieriger, denn dieselben Probleme, die Ihre Perioden beeinträchtigten, beeinträchtigen später auch Ihre Perimenopause. Ein Beispiel ist ein gestörter Östrogenstoffwechsel, der zu starken Perioden während der fruchtbaren Jahre und sogar zu noch stärkeren Perioden in der Perimenopause beitragen kann. Ein weiteres Beispiel ist die Empfindlichkeit gegenüber Neurosteroidveränderungen, was bedeutet, dass das Gehirn empfindlich auf die sich verändernden Hormonspiegel reagiert, was sowohl die prämenstruelle als auch die perimenopausale Stimmung beeinflussen kann.

Und letztlich kann es sein, dass Sie, falls Sie noch die Pille oder eine kombinierte Anti-Baby-Pille nehmen, von einem »Östrogen-Entzug« betroffen sind, wenn Sie diese absetzen. Das ist meiner Patientin Bronwyn passiert.

Bronwyn und das Absetzen der Pille

»Meine Hitzewallungen sind furchtbar«, erzählte mir Bronwyn. »Sie setzten mit aller Macht ein, als ich die Pille absetzte. Und meine Haut wird immer trockener.«

»Möglicherweise waren Sie schon eine Zeit lang in der Menopause«, erklärte ich ihr. (Bronwyn war damals 53.) »Das wurde durch die Pille nur maskiert, weil Sie Fake-Perioden hatten, und die Hitzewallungen durch ein starkes synthetisches Östrogen verhindert wurden. Leider macht Östrogen süchtig, weshalb Sie jetzt unter einem Östrogenentzug leiden.«

Bronwyn schaute mich ungläubig an. »Wie lange dauert denn ein Östrogenentzug?«, wollte sie wissen.

»Schwer zu sagen«, musste ich zugeben. »Mindestens ein paar Monate.«

Ich sprach mit Bronwyn über Magnesium, Sport und ein paar andere Methoden, um sich an den niedrigeren Östrogenspiegel zu gewöhnen, aber zu diesem Zeitpunkt war sie schon mit den Nerven am Ende.

»Vielleicht sollte ich einfach wieder die Pille nehmen«, schlug sie vor.

»Wenn Sie wieder Östrogen einnehmen wollen, dann sind Sie mit einer Hormontherapie besser dran«, erklärte ich ihr. »Die modernen Hormontherapien arbeiten mit bioidentischen Hormonen, weshalb sie sanfter und sicherer sind als Medikamente zur Empfängnisverhütung.«

Bronwyn entschied sich für eine bioidentische Progesteronkapsel und ein Östrogenpflaster, was sie irgendwann ausschleichen zu können hoffte.

Sogenanntes bioidentisches Östrogen bzw. bioidentisches Progesteron sind identisch mit den körpereigenen Hormonen, weshalb es zu weniger Nebenwirkungen kommt als bei Empfängnisverhütungsmitteln oder älteren Formen der Hormontherapie, wie zum Beispiel konjugierten equinen Östrogenen, die in den 1990ern beliebt waren. Ein anderer Ausdruck für Hormone, die mit den körpereigenen identisch sind, ist »körperidentisch«. Im Grunde ist der einzige Unterschied zwischen »körperidentisch« und »bioidentisch«, dass »körperidentisch« manchmal der bevorzugte konventionelle Begriff ist, während »bioidentisch« häufig der traditionelle Ausdruck für patientenindividuelle, durch einen Apotheker ausgegebene Hormonrezepturen ist und noch aus der Zeit stammt, als man nur durch diese patientenindividuelle Herstellung Hormone herstellen konnte, die mit den körpereigenen Hormonen identisch waren. Moderne bioidentische Produkte sind über jeden Arzt bzw. jede Ärztin und jede Apotheke zu beziehen und werden allgemein als sicherer angesehen als die Behandlung mit nichtbioidentischen Hormonen (siehe Kapitel 6).

Waren Sie überrascht, als ich Bronwyn erklärte, dass die Abbruchblutung nur eine Pseudomenstruation ist und Östrogen »süchtig« macht? Auf diese Themen werden wir in den nachfolgenden Kapiteln noch genauer eingehen, unter anderem in einem Abschnitt in Kapitel 3 mit dem Titel »Was bedeutet die Pille für die Perimenopause?«. Zunächst genügt es zu wissen, dass Bronwyn unter starken Symptomen litt, weil sie direkt von der Pille zur Menopause übergegangen war und deshalb nicht schrittweise die vier Phasen der Perimenopause durchlaufen konnte.

Ist eine Hormontherapie immer die Antwort?

In den beiden Fallgeschichten, die wir bislang gesehen haben, entschieden sich meine Patientinnen für eine Hormontherapie, was zwar häufig der Fall, aber nicht die Regel ist. Rita nahm Progesteron für ihre Perimenopausensymptome, was meiner Meinung nach alles ist, was sie brauchte. Bronwyn nahm sowohl Progesteron als auch Östrogen, und zwar größtenteils, weil sie in der schwierigen Situation war, ein hochdosiertes synthetisches Östrogen abzusetzen. Wie wir in den nächsten Kapiteln sehen werden, benötigen manche meiner Patientinnen keine Hormontherapie, sondern kommen sehr gut mit einfacheren, hormonfreien Behandlungsformen aus.

Ihre Entscheidung bezüglich einer Hormontherapie hängt von vielen verschiedenen Faktoren ab, unter anderem davon, was Sie selbst bevorzugen. Wenn Sie sich mit dem Gedanken an eine Hormontherapie nicht wohlfühlen, ist das vollkommen in Ordnung, da es auch andere Behandlungsmöglichkeiten gibt. Ebenso ist es in Ordnung, wenn Sie sich für eine Hormontherapie entscheiden (und Ihr Arzt oder Ihre Ärztin diese für unbedenklich hält). Wie wir in Kapitel 6 sehen werden, ist die moderne Hormontherapie sicherer als die »alten« Hormonersatzformen der 1990er.

Was danach kommt und wie man sich langfristig gut fühlt

Ihr unmittelbares Ziel ist, sich während einer manchmal schwierigen Übergangsphase wohlzufühlen. Je nachdem, wie Ihre Situation geartet ist, kann es für dieses Wohlgefühl nötig sein, Ihre Ernährung oder Ihre Lebensweise zu verändern und/oder Nahrungsergänzungsmittel zu nehmen oder eine Hormontherapie durchzuführen. Denken Sie daran, dass viele dieser Maßnahmen möglicherweise nur vorübergehend notwendig sind. Wenn Sie tiefer in die Lebensphase der Menopause eintauchen, sollte Ihre Gesundheit sich stabilisieren, und dann stellen Sie vielleicht fest, dass Sie keine Nahrungsergänzungsmittel oder Hormontherapie mehr benötigen, um gegen Probleme wie Nachtschweiß, Stimmungsschwankungen oder Schlafstörungen anzukämpfen.

Stattdessen bemerken Sie dann vielleicht mildere, konstante Symptome wie Blasenprobleme und Scheidentrockenheit, worüber wir in Kapitel 10 mehr erfahren werden. Im letzten Kapitel »Was danach kommt« werde ich Ihnen noch Strategien an die Hand geben, um für eine langfristige Gesundheit von Knochen, Herz und Hirn zu sorgen.

Sind Sie bereit für Ihre Reise in die Menopause? Lassen Sie uns mit den emotionalen und sozialen Aspekten dieses wichtigen Lebensereignisses beginnen.

Kapitel 2

Stigma, Freiheit, Trauer und alles, was dazwischen liegt

Welche Gefühle ruft die Vorstellung der Menopause bei Ihnen hervor? Oder was rufen die Erfahrungen in Ihnen hervor, die Sie bislang gemacht haben, falls Sie schon weiter auf dem Weg sind? Oftmals unterscheiden sich die Erfahrungen stark von dem, was man zuvor erwartet hat, wenn die Menopause schließlich eintritt, wie es bei mir der Fall war. Außerdem können Ihre Erfahrungen ohnehin anders sein als das, was andere Frauen beschreiben. Aber das ist vollkommen in Ordnung.

Wenn man diesem Kapitel einen Hauptgedanken zuordnen müsste, dann, dass es nicht das eine richtige Gefühl gibt, das einen beim Übergang in die Menopause begleiten sollte. Sie können sich darüber freuen, darüber traurig sein oder Sie können eine Mischung aus beidem verspüren. Sie dürfen fühlen, was Sie nun einmal fühlen, und Sie brauchen sich nicht zu entschuldigen und auch nicht zu erklären. Wir werden sogar noch sehen, dass die Freiheit, sich nicht entschuldigen und anderen Menschen nicht mehr gefallen zu müssen, eine der besten Begleiterscheinungen der zweiten Pubertät sein kann.

Gern möchte ich damit anfangen, was ich als den »Elefanten im Zimmer« bezeichne: das Stigma der Menopause und die Scham, die manche deshalb empfinden.

Stigma und Scham

Wenn es Ihnen nichts ausmacht, dass Sie in die Menopause kommen und Sie keinerlei unangenehme Empfindungen dabei, können Sie dieses Kapitel überspringen. Wenn Sie allerdings mit dem Stigma der Menopause konfrontiert werden oder auch nur eine Spur von Scham dabei empfinden, sollten wir darüber sprechen, um dieses Gefühl letztlich ganz zu vertreiben.

Die Menopause ist nichts, wofür man sich schämen muss. Ich weiß das, Sie wissen das. Doch leider ist es noch immer so, dass andere, wenn wir ihnen davon erzählen, häufig verlegen oder unbeholfen reagieren. Und wenn wir nicht aufpassen, kann es gut sein, dass wir dieses Gefühl unbewusst übernehmen.

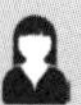

Sonia – zu viele Informationen

Sonia ist Ärztin und Ende vierzig. Sie arbeitet in einer Uniklinik mit stressigem Alltag, und man könnte sagen, dass sie in jeder Hinsicht auf dem Höhepunkt ihrer Karriere ist.

Eines Tages sagte Sonia während der Kaffeepause mit ihren Kollegen nebenbei: »Puh, ich schwitze so, ich habe gerade eine Hitzewallung.« Die Männer in der Gruppe sagten alle sofort: »Sonia! Zu viele Informationen!« Dann lachten sie verlegen und wechselten schnell das Thema. Die anderen Frauen in der Gruppe waren jünger als Sonia und schwiegen.

Die Scham, die Sonia daraufhin überrollte, war in vielerlei Hinsicht schlimmer als die Hitzewallung im Moment zuvor. Sie hatte in einer Gruppe Kollegen zusammengesessen, mit denen sie sonst immer locker reden konnte, doch jetzt hatte sie die Erfahrung gemacht, dass ihre Hitzewallungen für die anderen äußerst unangenehm waren. Aber warum? Eine Hitzewallung fällt nicht in die Kategorie der intimen Körperfunktionen, wie Sex oder sogar eine Menstruationsblutung. Stattdessen ist eine Hitzewallung nur das Gefühl, dass einem heiß wird, was jedem passieren kann, und worüber wahrscheinlich auch männliche Kollegen problemlos wie beiläufig reden würden.

Sonia dachte in den folgenden Wochen viel über die Situation nach und fand, es war ihr absolutes Recht, eine beiläufige Bemerkung zur Menopause zu machen. Das nächste Mal, als sie eine Hitzewallung bekam, erwähnte sie diese Tatsache mutig. Und als ihre Kollegen zusammenzuckten, erwiderte sie: »Leute, also ehrlich! Ihr seid Ärzte!«

Für mich beinhaltet diese Geschichte mehrere interessante Aspekte, unter anderem die kühne Art und Weise, wie Sonia sich bei der zweiten Gelegenheit behauptete. Außerdem fand ich es interessant, dass die jüngeren Frauen schwiegen, was meiner Meinung nach daran lag, dass sie spürten, dass das »M-Wort« mit einem Stigma behaftet ist, weshalb sie damit lieber nichts zu tun haben wollten. Das Interessanteste an der Geschichte ist aber vielleicht, dass Sonia darauf hinwies, sie seien doch alle Ärzte und müssten es besser wissen. Wenn die Menopause sogar unter sachkundigen Medizinern mit einem Stigma behaftet ist, welche Hoffnung gibt es dann für andere Berufszweige?

Auch laut der British Medical Association ist die Menopause bei Ärzten mit Vorurteilen belastet. Diese Vereinigung befragte über 2000 Ärztinnen und stellte fest, dass viele zwar Symptome der Perimenopause hatten, aber nur wenige mit ihren Kollegen oder Vorgesetzten darüber sprechen wollten, aus Angst, ausgelacht oder verhöhnt zu werden.[12]

Eine der Befragten erklärte: »Hätte ich meine Perimenopausensymptome erwähnt, wäre ich stigmatisiert worden, und man hätte gedacht, ich könne nicht mehr vernünftig denken oder wäre nicht mehr leistungsfähig.«

Erfrischenderweise sagte jedoch Michelle Obama, ihr Ehemann Barack sei von den Perimenopausensymptomen, über die sie und einige seiner weiblichen Kabinettsmitglieder berichtet hatten, unbeeindruckt gewesen. »Das ist in Ordnung«, sagte Barack seinen Kollegen. »So leben wir nun mal.«[13]

Offen über die Perimenopause zu sprechen, ist der beste Weg, um auf dieses Stigma zu reagieren und dazu beizutragen, dass die Situation der Frauen auch am Arbeitsplatz als normal angesehen wird. Auch im persönlichen Umfeld ist es hilfreich, wie ich kürzlich bei einer Unterhaltung mit meinem Neffen, der Anfang zwanzig ist, feststellte. Wir saßen mit Familienmitgliedern zusammen; größtenteils waren Frauen anwesend, aber auch ein paar Männer. Als jemand mich zu meiner Arbeit befragte, fiel das Wort »Menopause« und als Antwort machten die anwesenden Männer einen dezenten Witz über »zu viele Informationen«. Zuerst lachten wir Frauen mit ihnen und bestätigten dadurch also das Tabu, doch dann beschloss ich, freundlich darauf hinzuweisen, dass die Menopause tatsächlich ein interessantes Thema und ganz und gar nicht unangebracht für eine gemischtgeschlechtliche Gruppe sei. In dem Moment antwortete mein junger Neffe ernst: »Oh, interessant.« Und dann fragte er schließlich: »Was genau ist denn die Menopause?«

Mein Neffe gab zu, dass er nur wusste, dass die Menopause irgendetwas mit dem Altwerden zu tun hatte, aber nicht wusste, dass sie das Ende der Periode bedeutete, wenn die Frau noch relativ jung ist, und dass er überhaupt keine Ahnung hatte, dass es seine Mutter und Tante in ihren Vierzigern betreffen könnte. Ich erklärte ihm die interessanten Aspekte der Menopause aus evolutionärer Sicht (was wir uns noch genauer anschauen werden), und mein Neffe hörte sich aufmerksam (zumindest schien es so) all die Informationen an, denn er ist ein nachdenklicher junger Mann, der sich für die Welt interessiert.

Wenn wir die Menopause entstigmatisieren, indem wir über sie sprechen, fühlen wir uns besser und zuversichtlicher. Das kann sogar zu einer Verringerung der körperlichen Symptome führen, was darauf schließen lässt, dass Scham zumindest zu einem Teil die körperlichen Symptome verschlimmert.

Naila – es bedeutet, dass ich alt bin

Ich arbeitete mit Naila an ihren Hitzewallungen, die sich nach einem Monat der Behandlung von vier Hitzeattacken am Tag auf nur ein paar wenige pro Woche verringert hatten. Sie schlief gut und litt nicht unter Nachtschweiß. Bislang nahm sie Magnesium und Taurin (Kapitel 7), und wir besprachen, welche Behandlung noch weiter nötig war.

»Ich bin offen dafür, weitere Therapieoptionen auszuprobieren, auch eine Hormontherapie«, sagte ich. »Aber zuerst möchte ich herausfinden, welches das Hauptsymptom ist, das sich in Ihren Augen verbessern muss. Sind es noch immer die Hitzewallungen?«

Sie nickte, ja, es seien die Hitzewallungen.

»Es sind nur ein paar Hitzewallungen in der Woche«, merkte ich an. »Und Hitzewallungen sind harmlos. Sind sie denn so stark?«, wollte ich wissen. »Oder anderweitig unangenehm?«

In dem Moment sammelten sich Tränen in ihren Augen, und ich wusste, wir waren beim entscheidenden Punkt angelangt.

»Es bedeutet, dass ich alt bin«, sagte sie, woraufhin ich mich im Stuhl zurücklehnte, innerlich aber betroffen war. Sogar die gelegentlichen Hitzewallungen wühlten Naila auf, weil sie für sie ein Zeichen dafür waren, dass sie alt wurde.

»Ich habe das Gefühl, als sei mein Leben vorbei«, fuhr sie fort, »dass ich keine Frau mehr bin.«

Daraufhin erklärte ich ihr, sie sei immer noch eine Frau und hätte wahrscheinlich noch ein jahrzehntelanges, aktives Leben vor sich. »Die Menopause bedeutet nicht, dass man alt wird«, erklärte ich ihr. »Obwohl Sie natürlich auch älter werden, aber das tun wir alle.«

Naila beschloss, mit ihrer Ärztin über eine Östrogentherapie gegen die Hitzewallungen zu sprechen, was meiner Ansicht nach aber eher den Grund hatte, dass sie emotional nicht mehr an diese Veränderung erinnert werden wollte. Ich glaube, sie hoffte auch, dass das Östrogen auf irgendeine Weise eine Anti-Aging-Wirkung hätte.

Ob eine Östrogentherapie (d. h. Estradiol) eine »Anti-Aging-Wirkung« hat, wird noch immer stark diskutiert. Estradiol verbessert zwar die Dicke und Elastizität der Haut, was – zumindest in der Theorie – bei lokaler Anwendung Falten verringern soll. Üblicherweise jedoch wird Östrogen nicht zu diesem Zweck verschrieben, und es gibt kaum Studien, die den Einsatz für kosmetische Zwecke unterstützen.[14] Wie Sie in den kommenden Kapiteln noch sehen werden, bin ich generell eine Befürworterin der Östrogentherapie, auch was seine Anti-Aging-Wirkung anbelangt, aber Sie sollten unbedingt wissen, dass es viele andere Methoden gibt, um das biologische Altern zu verlangsamen, darunter auch all die offensichtlichen Strategien wie gesund essen, Sport treiben und – am allerwichtigsten – nicht rauchen.

Hinweis: In diesem Kapitel geht es um die verschiedenen emotionalen Reaktionen auf die Menopause, die normalerweise altersentsprechend mit 45 bis 55 eintritt. Eine frühe oder durch eine Operation hervorgerufene Menopause ist eine andere Situation, auf die man verständlicherweise mit negativeren Gefühlen reagieren kann. In Kapitel 4 gehe ich auf diesen Punkt genauer ein.

Sich mit dem Älterwerden arrangieren

Erstens: Mit fünfzig ist man noch nicht alt. Damit will ich auch nicht sagen, dass es schlecht ist, alt zu sein, denn das ist eine natürliche Entwicklung, die das Leben mit sich bringt, aber das ist ein Thema für ein eigenes Buch. In diesem Buch geht es um die Perimenopause und die Menopause, was bedeutet, dass Sie ungefähr im Alter zwischen vierzig und sechzig sind und daher noch Jahrzehnte Zeit haben, bis Sie alt sind. Die fälschliche Gleichsetzung der Menopause mit einem hohen Alter wird auch dadurch verstärkt, dass in den Medien bei Artikeln über die Menopause häufig Bilder alter Menschen – quasi mit einem Gehstock – verwendet werden. Kein Wunder also, dass mein Neffe dachte, die Menopause hätte »irgendwas mit dem Altern« zu tun.

Zweitens: Es ist erlaubt, älter zu werden. Mit fünfzig ist man zwar noch nicht alt, aber auch nicht mehr wirklich jung. Die meisten von uns sehen mit fünfzig nicht mehr aus wie mit dreißig, und da frage ich mich: Warum sollten wir das überhaupt? Jedes Mal, wenn wir eine Frau dafür loben, wie jung oder zumindest noch nicht alt sie aussieht, verstärken wir den weit verbreiteten und beklemmenden Glauben, dass das Altern etwas Schlechtes sei und Frauen alles tun müssten, um jung und attraktiv zu bleiben, was natürlich unmöglich ist und was wir gar nicht erst versuchen sollten. Stattdessen bleiben wir stark, wenn es uns möglich ist, gesund, wenn wir Glück haben, und sexuell aktiv, wenn uns das Spaß macht. Für nichts dieser aufgezählten Dinge ist es notwendig, ein bestimmtes Äußeres zu haben.

Ich persönlich hatte große Angst davor, nicht mehr jung auszusehen. Doch ich finde, diese Eitelkeit können wir uns verzeihen. Denn in unserer Kultur wird uns ständig gesagt, dass eine Frau eine glatte Haut und eine gelenkige Figur haben muss. Trotz meiner Angst, mein jugendliches Aussehen zu verlieren, geschah etwas Überraschendes: Ich wurde fünfzig und merkte plötzlich, dass es mich nicht mehr so sehr kümmerte, jung auszusehen, wie es noch zuvor der Fall gewesen war. Es ist mir wichtig, gesund zu sein, was meist automatisch dazu führt, dass man etwas jünger aussieht. Ich achte auch darauf, gepflegt zu sein und schöne Dinge zu tragen, und ja, ich färbe meine Haare, auch wenn ich Frauen bewundere, die ihr natürliches Grau behalten. Aber ich gebe mich nicht mehr dem ständigen Kampf gegen das Altern hin, denn ich habe wahrlich Besseres zu tun. Es hat etwas Erleichterndes, sich vom ständigen Bedürfnis zu verabschieden, immer hübsch auszusehen, das viele von uns als junge Frauen verspürten.

Die Lexikografin Erin McKean hat das wunderbar ausgedrückt: »Schönheit schuldet man niemandem. Nicht deinem Freund/Ehemann/Partner, nicht deinen Mitarbeitern, vor allem nicht irgendwelchen Männern auf der Straße. Du schuldest sie nicht deiner Mutter, nicht deinen Kindern, nicht der Zivilisation. Schönheit ist keine Miete, die man für die Nutzung eines als »weiblich« gekennzeichneten Raumes bezahlt.«[15] Im selben Social-Media-Kontext sagte McKean weiterhin: »Ich sage damit nicht, dass du nicht hübsch sein sollst, wenn du es möchtest.« Anders ausgedrückt: Man schuldet niemandem Schönheit, aber man schuldet auch niemandem Un-Schönheit, auch nicht der Menopause. Ihr Aussehen gehört allein Ihnen, und Sie können damit machen, was immer Sie wollen oder können, solange Sie sich nicht vom unrealistischen Druck, so hübsch zu bleiben wie in Ihren Zwanzigern, tyrannisieren lassen.

Für mich war es eine große Erleichterung, die Vorstellung gehen zu lassen, noch genauso hübsch wie in jungen Jahren sein zu müssen, und dies ist Teil eines größeren, langfristigen Projekts, nämlich sich auch von Perfektionismus zu verabschieden. Die amerikanische Buchautorin Brené Brown schrieb einmal: »Perfektionismus ist der Glaube, dass – wenn wir perfekt leben, perfekt aussehen und uns perfekt verhalten –, wir den Schmerz des Vorwurfes, des Verurteiltwerdens und der Scham minimieren können. Er ist ein Schutzschild. Ein zwanzig Tonnen schweres Schutzschild, das wir mit uns herumschleppen, weil wir glauben, es würde uns schützen, während dieses Schutzschild uns in Wahrheit jedoch davon abhält, zu kämpfen.«[16] Falls Sie die Menopause auch so empfinden, dass Sie ein zwanzig Tonnen schweres Schutzschild abnehmen können, das das Selbstbewusstsein Ihrer gebärfähigen Jahren war, dann erhaschen Sie auch einen Blick auf das, was ich als die »Kümmer' dich einen Sch*«-Freiheit der Menopause bezeichne.

Freiheit und Unsichtbarkeit

Zwar berichteten mir Patientinnen davon, welche Freiheit sie durch die Menopause erfahren hätten, aber so richtig glauben konnte ich es nicht. Ich fing an, diese Aussage zu verstehen, als ich vor ein paar Jahren mit meiner Schwester einen Wanderurlaub verbrachte. Meine Schwester ist jünger als ich, aber für ihr Alter schon sehr weise. Sie machte mich auf eine kleine Gruppe glücklich wirkender Frauen in ihren Fünfzigern aufmerksam, an denen wir auf dem Wanderweg vorbeikamen.

»Sie haben ein Geheimnis«, beobachtete meine Schwester. »Ihre Kinder sind erwachsen, und sie sind hier ohne ihre Ehemänner. Sie können in diesem Moment einfach sie selbst sein.« Mir waren die älteren Frauen nicht aufgefallen, bis meine Schwester mich auf sie aufmerksam gemacht hatte, was in meinen Augen nach schon Bände spricht über die Unsichtbarkeit älterer Frauen – was meiner Meinung nach mit der Freiheit der Menopause zusammenhängt. Unsichtbarkeit und Freiheit sind zwei Seiten ein und derselben Medaille.

Erstens geht es bei der menopausalen Unsichtbarkeit größtenteils darum, dass man für Männer, insbesondere jüngere Männer, weniger sichtbar ist, als in früheren Jahren – was wohl eher für Heterosexuelle eine Rolle spielt. Durch die menopausale Unsichtbarkeit kann es auch schwieriger sein, im Beruf gehört und ernst genommen zu werden, vor allem, wenn man sich nicht die Haare färbt. So ungerecht das auch ist, es stimmt tatsächlich, wenn man mit Männern zusammenarbeitet oder in den Medien auftritt. Freundinnen erzählen mir immer wieder, es sei leichter, in von Frauen dominierten Berufszweigen graue Haare zu haben, was Sinn ergibt, und alles könne sich mit der neuen »Grey-Hair-Bewegung« in den sozialen Medien ändern. Je öfter wir starke, erfolgreiche, grauhaarige Frauen sehen, desto eher sehen wir bei Frauen graue Haare als elegant oder vornehm an, so wie es auch bei Männern der Fall ist.

Die menopausale Unsichtbarkeit bringt einige positive Aspekte mit sich. Was Männer anbelangt, sinkt die Wahrscheinlichkeit ungewollter Aufmerksamkeit von irgendwelchen Männern auf der Straße. »Unter dem Radar ungewollter männlicher Blicke zu fliegen, ist wohl für absolut niemanden ein Problem«, sagte die frühere Journalistin der Cosmopolitan Sam Baker.[17]

Wenn es Ihnen wie mir geht, dann fühlen Sie sich möglicherweise auch weniger abgelenkt von potenziellen romantischen Partnern, was Ihnen Raum gibt, sich anderen Dingen zuzuwenden. Es ist eine Freiheit, sich nicht mehr so stark mit Sex zu beschäftigen, wie es in jüngeren Jahren der Fall war, aber das bedeutet nicht, dass Sie keinen Sex mehr haben, wenn Sie welchen haben möchten – entweder mit einem Partner oder mit sich selbst.

Denn auch in der Menopause werden Sie ein sexuelles Wesen sein, auf welche Art auch immer es Ihnen Spaß bereitet, und das ist auch der Fall, wenn Ihre Libido steigt (was passieren kann), gleichbleibt oder abnimmt. Wenn Ihre Libido oder Ihr Wunsch nach Sex nachlassen, dann ist das in Ordnung. Das bedeutet nicht, dass etwas mit Ihnen nicht stimmt, sondern kann nur eine Reaktion auf perimenopausale Schlafstörungen, einen sinkenden Östrogenspiegel oder einfach nur sexuelle Langeweile nach einer 20- oder 30-jährigen Ehe sein. Über die Lust sprechen wir noch in Kapitel 10, wo wir uns auch mit Behandlungsmöglichkeiten für Scheidenschmerzen, -trockenheit und -prolaps beschäftigen werden. Die Autorin Lisa Renee beschreibt in ihrem Blog Open Letter to Women über Sex in der Perimenopause sehr zutreffend: »Sie werden feststellen, dass Sex entweder umwerfend oder nicht-existent ist, wobei die Betonung wahrscheinlich eher auf Letzterem liegt.«[18] Dem kann ich eindeutig zustimmen.

Ein weiterer positiver Aspekt der menopausalen Unsichtbarkeit ist, dass Sie nicht mehr gefragt werden, ob Sie Kinder haben. Das ist eine willkommene Veränderung, wenn Sie, wie ich, keine eigenen Kinder haben. Möglicherweise finden Sie es sogar gut, wenn Sie eigene Kinder haben, denn jetzt werden Sie als Sie selbst gesehen und nicht mehr ständig in die Kategorie »Mutter« oder »nicht Mutter« einsortiert.

Die neue Freiheit besteht darin, nicht mehr von fremden Männern angeglotzt zu werden; sich nicht mehr mit Sex beschäftigen zu müssen; nicht mehr über seinen Fortpflanzungszustand ausgefragt zu werden. Das sind nur ein paar der Privilegien auf der »Freiheitsseite« der Unsichtbarkeits-Freiheits-Medaille. Es gibt aber auch noch die unglaubliche Freiheit davon, sich wie früher darum zu kümmern, anderen zu gefallen. Das Bedürfnis, anderen zu gefallen, das Sie in Ihren fortpflanzungsfähigen Jahren hatten, rührt zumindest teilweise von den Hormonen Östrogen und Progesteron her, die wohl dazu führen, dass Frauen freundlicher, sanfter und aufopfernder sind. Um mit dem zurechtzukommen, was die britische Journalistin Caitlin Moran als die »Arschigkeit kleiner Kinder« bezeichnet, werden Frauen »durch einen Schuss warmen Östrogens beschwipst und gelassen« und können daher auch mit der »Arschigkeit« aller anderen besser umgehen. Bis die Menopause einsetzt, so schreibt Moran, und plötzlich ist »keine weibliche Vergebung mehr übrig.«[19]

Wenn Sie keine »weibliche Vergebung« mehr übrighaben, dann sind Sie in dem Stadium Ihres Lebens angekommen, an dem es Ihnen endlich leichter fällt, Nein zu sagen. Kein unerbittliches Nein, denn Sie haben natürlich noch Verantwortlichkeiten, insbesondere, wenn Sie noch kleinere Kinder zu Hause haben. Es ist mehr das häufigere Nein, weil Sie langsam begreifen, dass es nicht Ihre Aufgabe ist, die Bedürfnisse aller anderen über Ihre zu stellen. Hoffentlich bedeutet das Neinsagen, dass Sie mehr Zeit mit dem verbringen können, was Ihnen Spaß macht und – was noch wichtiger ist – weniger Zeit damit, sich dafür zu entschuldigen oder zu rechtfertigen. Meine Patientinnen in der Menopause berichten darüber, dass sie mehr Zeit mit Aktivitäten wie Reisen, ehrenamtliche Tätigkeiten, Singen, eine Promotion, Laufen oder Krafttraining verbringen. »Für mich geht es in der Menopause darum, stark zu werden«, erklärte eine Patientin, die Stunden mit ihrem Trainer damit verbringt, Gewichte zu heben.

Meine Leidenschaft ist das Laufen. Entweder im örtlichen Park, wenn nicht mehr Zeit da ist, oder auf Wanderungen, manchmal auch mehrtägige, wenn es mir möglich ist. Ich bin gern draußen und spüre dann, wie so vieles von mir abfällt. Wenn ich wandere, dann gibt es nur mich in meinem Körper mit den Füßen auf dem Boden, und dann ist es unwichtig, dass ich eigentlich noch E-Mails beantworten oder endlich einen neuen Blog-Eintrag schreiben sollte. Das Laufen war schon mein Akt der Rebellion, als ich noch ein Mädchen war und die bezaubernde Beschreibung von Lizzie Bennet in Jane Austens Stolz und Vorurteil gelesen hatte: »Zwei, drei Meilen oder vier oder wie viele es nun sein mögen, knöcheltief im Matsch herumzulaufen und dazu noch allein – ganz allein! Was kann sie sich nur dabei gedacht haben! Ich kann es mir nur so erklären, dass sie ihre eingebildete Selbständigkeit zur Schau stellen wollte, die in Wirklichkeit nur einen bäuerlichen Mangel an Anstand beweist!«

Diese Worte stammten von Miss Bingley, die natürlich kritisch gemeint waren, aber unabsichtlich einen Zustand der »eingebildeten Selbstständigkeit« beschrieb, der für diejenigen unter uns, die gern allein sind und »knöcheltief im Matsch stecken« sehr verlockend ist. Als ich diese Passage zum ersten Mal las, fand ich die Vorstellung, allein auf dem Land zu sein, sehr schön, und seitdem habe ich in diesem Zeitvertreib viel Trost und Vergnügen gefunden. Erst jetzt, Jahrzehnte später, habe ich begriffen, dass diese Worte zu einem authentischen

Teil meiner Selbst sprachen, der bereit ist, zu seiner halbwilden Art zurückzukehren.

Rückkehr in die Mädchenzeit

Die tasmanische Schriftstellerin Bonnie Mary Liston beginnt ihren wunderbaren Essay mit dem Titel »The Wildness of Girlhood« (zu Deutsch: Die Wildheit der Mädchenzeit)[20] mit einem Zitat der britischen Schriftstellerin Emily Brontë: »Wäre ich wieder ein Mädchen, kühn, halb wild, frei!« Dann beschreibt sie neunjährige Mädchen, die über eine »seltsame Mischung aus Wut und Freude« verfügen. Sie spricht von den Mädchen, die verrückt nach Pferden oder auch Wölfen oder Hexen sind, und wissen, dass sie genau wie diese wilden Kreaturen sind. Sie verschwinden nach draußen, verstecken sich in Bäumen, stecken ihre Hände in den Dreck und brauen Tränke aus Matsch und Stöcken. Sie entfliehen in komplexe, nur in ihrer Fantasie existente Welten, die entweder mit anderen kleinen Mädchen geteilt werden oder einsame Königreiche sind.

»Natürlich geht das vorbei«, schreibt sie, denn wir wachsen aus dem Alter heraus, in dem wir wild sind, und gehen direkt in die Pubertät über, in der wir eine Wut auf uns selbst, auf unsere Körper, auf unsere Mütter und auf alle möglichen anderen Dinge haben. Wir seien wieder ein Teil der Welt und würden manchmal ganz und gar vergessen, dass wir eigentlich wild sind.

Listons Beschreibung von Mädchen entspricht auch den Erkenntnissen der Harvard-Psychologin Emily Hancock, die meint, Mädchen würden irgendwann im Alter zwischen 8 und 10 ihr wahres Selbst herauskristallisieren.[21] Anschließend, so Hancock, käme die Pubertät und Mädchen würden oftmals den Druck der weiblichen Geschlechterrolle verspüren. »In der Pubertät müssen die Mädchen ihre Jeans gegen einen Rock eintauschen und ihre Unabhängigkeit gegen die Rolle der Frau«, schreibt sie und folgert dann, dass dieser Prozess mit der Menopause wieder umgewandelt werden könne, wenn die Frauen die Möglichkeit haben, sich mit ihrem inneren Mädchen zu verbinden und ihr verlorenes Selbstgefühl zurückzufordern. »Indem sie sich auf ihr inneres Mädchen zurückbesinnen, sind [Frauen in der Menopause] auf dem Weg, ihre Unabhängigkeit und Identität zurückzuerobern.«[22]

Mich wieder mit meinem neunjährigen Ich zu verbinden, war ein vollkommen unerwarteter, aber bezaubernder Teil des Perimenopausen-Übergangs. Ich bekam dadurch die Erlaubnis, mehr zu laufen und mich meinen Verpflichtungen zu entziehen – weitaus mehr als ich erwartet hätte.

»Ich habe heute einfach keine Lust, Gemüse zu kochen«, sage ich jetzt manchmal zu meinem Ehemann. Es ist ein Akt der Rebellion, weil ich normalerweise darauf bestehe, zu dem Fleisch und den Kartoffeln, die mein Mann kocht, immer noch eine Portion grünes Gemüse hinzuzugeben.

»Jeder kann machen, was er möchte«, sage ich. »Keiner von uns ist hier der Chef.« »Du benimmst dich wieder wie ein Kind«, neckt mich mein Mann, der dann manchmal einfach das Gemüse kocht oder zustimmt, dass wir keines essen. Natürlich empfehle ich Ihnen nicht, regelmäßig auf Gemüse zu verzichten, denn es ist schließlich gesund. Ich lade Sie nur dazu ein, sich ab und an nicht um lästige Aufgaben wie Gemüse schneiden oder die Spülmaschine einräumen zu kümmern und stattdessen einen Spaziergang oder etwas anderes zu machen, was Ihnen Freude bereitet. Möglicherweise stellen Sie fest, dass die Befreiung von Pflichten und die Rückbesinnung auf Ihr neunjähriges Ich bei Ihnen zu mehr emotionaler Energie, Enthusiasmus und mehr »menopausalem Schwung« führt.

Einen Eindruck von diesem menopausalen Schwung bekam ich, als ich eines Tages eine lange Wanderung mit meinem Ehemann machte. Er wollte umkehren, weil es spät war und wir bereits fünf Stunden gelaufen waren. »Oh, lass uns weitergehen«, drängte ich ihn. »Den ganzen Weg bis nach oben.« Zufällig trafen wir auf ein anderes Paar unseres Alters, das in der gleichen Situation war: Der Mann schwächelte, und die Frau in der Menopause wollte unbedingt weiterlaufen. Mein Mann machte eine Bemerkung zu der Energie von Frauen in ihren Fünfzigern. »Wann kommt mein Menopausen-Upgrade?«, fragte er.

Das japanische Wort für Menopause lautet *kounenki*, was sinngemäß übersetzt so etwas wie »Erneuerungsjahre« oder »Energie« bedeutet. Und wenn es ein Energie-Upgrade in der Menopause gibt, dann rührt es sicherlich von der Wiederauferstehung des inneren Mädchens her, das ein Phänomen zu sein scheint, das in vielen Kulturen auftritt. In ihrer Untersuchung der traditionellen Chichimila-Kultur im mexikanischen Yucatan berichtet die Anthropologin Yewoubdar Beyene, viele befragte Frauen fühlten sich mit der Menopause wieder »jung und frei«, denn diese Lebensphase bedeute, man könne wieder zu dem Zustand zurückkehren, in dem man war, ehe man die Lasten und Restriktionen der fortpflanzungsfähigen Jahre zu tragen hatte.[23]

Sollten Sie sich bislang noch nicht wieder »mädchenhaft« oder »jung und frei« gefühlt haben, dann ist das natürlich in Ordnung. Schließlich wird noch eine Menge anderer Dinge geschehen.

Trauer

Laut Trauerexperte David Kessler ist Trauer Veränderung, doch meistens eine, die wir nicht wollen. In seinen Augen ist Trauer die Anerkennung dieser Veränderung, aber auch der Verlust einer Verbindung. Und tief im Herzen ist Trauer Liebe; eine Liebe zu etwas, das wir hatten, das aber nun nicht mehr da ist.[24] Kessler erklärt, dass es Makro-Trauer gibt, beispielsweise beim Verlust eines geliebten Menschen, aber auch Mikro-Trauer, wie im Falle einer Scheidung oder einer anderen Lebensveränderung.

Die Menopause ist eine Lebensveränderung, eine Mikro-Trauer und letztlich auch die Liebe zur Jugend, die nun vorbei ist. So sehr wir uns einfach damit »abfinden« und uns nicht in negativen Gedanken ergehen möchten, ist es ebenfalls wichtig, diese Trauer, die wir am Ende unserer fortpflanzungsfähigen Jahre verspüren können, zumindest anzuerkennen. Ich weiß genau, was er meint. Zum einen bin ich traurig, dass ich das Ende meiner fortpflanzungsfähigen Jahre erreicht habe und nun keine eigenen Kinder mehr bekommen kann. Ich bin auch traurig über das Ende meiner Jugend, weil ich mich in vielerlei Hinsicht noch immer jung fühle, aber weiß, dass ich es in Wahrheit nicht mehr bin, und es ist eine Erleichterung, genau dies auszusprechen. Es ist sogar eine noch größere Erleichterung, wenn man andere hört, die dasselbe sagen, so wie Schauspielerin Gillian Anderson, die meinte, Perimenopause und Menopause sollten als Übergänge zelebriert werden, da sie dies ja schließlich seien. Und wenn man diese Phasen nicht feiert, dann solle man sie zumindest akzeptieren, anerkennen und würdigen.[25]

Kurz gesagt: Es ist vollkommen in Ordnung, traurig zu sein. Traurig, dass Sie nicht mehr jung sind, traurig, dass Sie Ihre Stellung in einer Gesellschaft verlieren, die jüngere Frauen mehr wertschätzt, traurig, dass es zu spät sein könnte, all die Dinge zu tun, die Sie tun wollten. Dabei ist es für viele Dinge noch nicht »zu spät«, für manche hingegen schon; Gelegenheiten sind verstrichen, genauso wie sie für uns alle verstrichen sind.

Man hat ein Recht darauf, traurig zu sein, weil die Kinder erwachsen geworden sind, oder Trauer zu verspüren wegen der Kinder, die man verloren hat oder die nie auf die Welt kamen. Genauso wie es vollkommen okay ist, traurig wegen all der Beziehungen zu sein, die sich im Laufe des Lebens verändern oder die man verliert.

Die Menopause ähnelt dem Beginn des Herbstes, der eine wunderschöne und produktive Jahreszeit ist. Sie bedeutet aber auch die zweite Hälfte des Lebens und daher die Zeit, in der Sie – vielleicht erstmals – begreifen, dass das Leben endlich und kostbar ist. Die Autorin Germaine Greer schrieb dazu: »Wenn eine fünfzigjährige Frau zu sich selbst sagt: ›Jetzt ist die beste Zeit überhaupt‹, dann meint sie das insbesondere deshalb, weil sie weiß, dass sie nicht für immer lebt.«[26]

Der Weg durch die Trauer besteht laut David Kessler darin, einen Sinn zu finden: »Wir glauben immer, wir müssten die Trauer schmälern. Doch in Wahrheit geht es darum, selbst größer zu werden.« Ich liebe diese Aussage. Größer zu werden, fühlt sich wie die Freiheit an, über die wir in diesem Kapitel bereits gesprochen haben. Wie Germaine Greer beschreibt, kann alles damit anfangen, dass wir realisieren, dass sich alles um einen selbst dreht, wenn man jung ist. Und man, wenn man älter wird und an seine Grenzen kommt, langsam begreift, dass sich eben nicht alles um einen selbst dreht, und dass diese Erkenntnis der Beginn der Freiheit sein kann.

Das Leben dreht sich nicht um Sie. Die Menopause aber auch nicht. Stattdessen sind das Leben und die Menopause Teil einer größeren und ständigen Erfahrung von vielen Generationen von Frauen.

Die Bedeutung der Menopause aus Sicht der Evolution

Nur Menschen und einige Walarten durchleben eine Menopause. Die meisten anderen Tiere, darunter auch langlebende Säugetiere wie Afrikanische Elefanten und Menschenaffen, sind bis kurz vor dem Ende ihres Lebens fortpflanzungsfähig. Die Menopause ist, mit anderen Worten, ziemlich einzigartig oder, aus Sicht der Evolutionsbiologie, ziemlich merkwürdig.

»Es ist merkwürdig, dass Frauen und Wale über die Menopause hinaus leben«, meint die Harvard-Anthropologin Bridget Alex[27], und die meisten Wissenschaftler geben ihr recht. Warum hören wir auf, uns fortzupflanzen, wenn wir erst die Hälfte oder höchstens zwei Drittel unserer Lebensdauer erreicht haben? Das erfordert eine Erklärung, die bis vor Kurzem lautete, dass wir nun länger leben und daher unsere Eierstöcke überleben. Aber stimmt das überhaupt? Oder ist die menschliche Langlebigkeit älter als wir dachten?

Früher hatten die Menschen eine relativ kurze Lebenserwartung. Viele starben jung an Infektionen oder Verletzungen, Frau starben oft bei der Entbindung. Lebenserwartung ist ein statistisches Konstrukt und etwas anderes als Lebensdauer, also der Zeitraum, über den das biologische Leben in der Lage ist, zu existieren. Nehmen wir als Beispiel zwei Menschen, von denen eine vor ihrem ersten Geburtstag verstirbt, die andere erst mit siebzig. Ihre durchschnittliche Lebenserwartung beträgt 35 Jahre, aber die beobachtete Lebensdauer ist siebzig Jahre.

Aktuelle archäologische Funde zeigen, dass einzelne Menschen antiker Gesellschaften das Glück hatten, erst spät zu sterben und tatsächlich bis zu siebzig oder achtzig Jahre oder sogar noch älter wurden. Laut Stanford-Historiker Walter Scheidel hat sich die Lebensdauer der Menschen – im Gegensatz zum statistischen Konstrukt der Lebenserwartung – nur wenig verändert.[28]

Wenn also zumindest ein paar Frauen damals siebzig oder achtzig Jahre alt wurden, kommen wir wieder zu der Frage: »Warum soll man sich irgendwann ab 45 nicht mehr fortpflanzen?«. Könnte es sein, dass die Menopause an sich etwas Vorteilhaftes ist und nicht nur zufällig dadurch entsteht, dass man zu lang lebt?

Die Historikerin Susan Mattern von der University of Georgia ist der Meinung, die Menopause sei sowohl für die Menschheit als auch für einzelne Frauen vorteilhaft, die versuchen, ihre Gene weiterzugeben (denn so funktioniert die Evolution). In ihrem Buch The Slow Moon Climbs: the Science, History, and Meaning of Menopause (zu Deutsch: Der Mond steigt langsam: Wissenschaft, Geschichte und Bedeutung der Menopause) vertritt Mattern die These, dass sich die längere menschliche Lebenszeit als Reaktion der natürlichen Selektion auf bestimmte Merkmale entwickelt hat, die es Frauen ermöglichen, Jahrzehnte im nicht mehr fortpflanzungsfähigen Zustand zu verbringen.[29] Sie meint, weil langlebige Frauen im nicht mehr fruchtbaren Zustand für ihre Familiengruppen so nützlich waren, konnten sie ihre langlebigen Gene an ihre Nachkommen weitergeben, was zu einer längeren Lebensdauer sowohl bei Frauen als auch Männern führte. Somit profitierten die männlichen Nachkommen vom Selektionsdruck auf ein weibliches Merkmal.

Eine solche Analyse ist auch Teil der sogenannten Großmutterhypothese, die es schon länger gibt, aber erst in letzter Zeit mehr und mehr in die Diskussion kommt. Bei der Hypothese geht es darum, dass es zu irgendeinem Zeitpunkt im Laufe der menschlichen Evolution für Frauen vorteilhafter gewesen sein muss, ihre Ressourcen in die Unterstützung ihrer bereits existierenden Kinder und Enkel zu stecken, anstatt weiter neue Nachkommen zu gebären. Außerdem geht man bei der Großmutterhypothese davon aus, dass Frauen, die nicht mehr im gebärfähigen Alter waren, dennoch von Wert für ihre Familiengruppen waren. Studien über heutige Sammlervölker, wie zum Beispiel das indigene Volk der Tsimane im bolivianischen Amazonasgebiet und das Volk der Hadza in Tansania, haben gezeigt, dass die Produktivität älterer Frauen bei der Nahrungssuche hoch ist, ihren Höhepunkt mit 50 erreicht und bis zum Tod hoch bleibt. Am wichtigsten ist wohl, dass Frauen in der Menopause den Großteil ihrer gesammelten Nahrung mit anderen teilen und jedem Enkel schätzungsweise 500 zusätzliche Kalorien am Tag zukommen lassen.[30] Laut Kristen Hawkes, Anthropologin an der University of Utah werden die Frauen der Hadza für gewöhnlich mindestens siebzig oder achtzig und versorgen ihre soziale Gruppe mit mehr Nahrung als jüngere Frauen oder Männer es tun. Die Wissenschaftsautorin Natalie Angier meint, ältere Frauen seien alles andere als eine Belastung für ihre Gemeinschaft, und die Hadza würden sich wohl eher Sorgen machen müssen, wenn sie ihre alten Frauen nicht hätten.[31]

Dank der Unterstützung der Frauen, die nicht mehr im gebärfähigen Alter waren, konnten junge Frauen mehr Babys in kürzerem Abstand bekommen, wodurch sich menschliche Gruppen von Hungersnöten und anderen Krisen besser erholen konnten, so Susan Matterns Schlussfolgerung. Die Menschen konnten außerdem aufgrund der Nahrung, der Kinderfürsorge und der Weisheit der Großmütter größere Gehirne entwickeln und in allen Teilen der Welt gut leben.

Wenn Sie eine Großmutter sind oder hoffen, eine zu werden, haben Sie vielleicht schon persönlich die Erfahrung gemacht, wie es sich anfühlt, wenn einem diese Rolle entzogen wird. Ich selbst bin zwar keine Großmutter, aber es tröstet mich, zu wissen, dass ich von einer langen Reihe an Großmütter abstamme, die für ihre Gemeinschaften äußerst nützlich waren. Ich schöpfe auch Kraft aus dem Wissen, dass die körperlichen Veränderungen, die ich in den Wechseljahren erlebe, wahrscheinlich der Ausdruck von Generationen erfolgreicher Anpassung sind und nicht nur der Zufall eines zu langen Lebens.

Hinweis: Die historischen Umstände, unter denen die Menopause sich entwickelte, unterscheiden sich stark von unserer modernen Lebenssituation und der relativ geringen Anzahl an Schwangerschaften. Es ist eine evolutionäre Fehlanpassung, die möglicherweise der Grund für einige der modernen Symptome der Menopause sind, über die Frauen von Sammlervölkern nicht berichten können. Mehr darüber lesen Sie in Kapitel 4.

Die Menopause aus Sicht der Evolution zu betrachten ist ein Weg, alles aus einer größeren Perspektive zu sehen und so einen Weg durch seine Trauer zu finden. Es gibt zahlreiche andere emotionale und spirituelle Wege, um diese Erfahrung neu zu gestalten, darunter auch, sich um Enkel oder andere Kinder zu kümmern, in der Gemeinde zu helfen oder seinen Blick auf ehrenamtliche Tätigkeiten oder größere Projekte zu richten. Mein persönliches Anliegen ist es, mein Wissen mit Frauen zu teilen und somit deren Leben zu verbessern. Dadurch spüre ich ein mütterliches oder großmütterliches Gefühl für all die jungen Frauen, die von meinen Lehren profitieren.

Weitere Wege, dem Leben einen neuen Sinn einzuhauchen, können das Schreiben von Gedichten oder der Einsatz für die Umwelt sein, oder auch einfach nur, Zeit in der Natur zu verbringen und für das Leben dankbar zu sein. Schließlich ist es zwar häufig der Fall, dass man mit 50 noch am Leben ist, aber dennoch ist es keine Selbstverständlichkeit; nur neun von zehn Menschen erreichen dieses Alter überhaupt.

Alles, was dazwischen liegt

Wie schon zu Beginn des Kapitels erwähnt, existiert der eine richtige Weg nicht, um den emotionalen Übergang in die Menopause am besten zu meistern. Die Erfahrungen unterscheiden sich so stark wie die Frauen selbst, und genauso soll es auch sein.

Für die Recherche zu diesem Kapitel führte ich eine formlose Umfrage in meinen Social-Media-Accounts durch und bat Frauen, zu beschreiben, wie sie sich beim Gedanken an die Menopause fühlten beziehungsweise welche Erfahrungen sie bereits gemacht hatten. Hier sind ein paar ihrer Antworten:

»Ich liebe meinen monatlichen Zyklus und zelebriere ihn sogar regelrecht. Ich bin traurig, diesen bald nicht mehr zu haben und mich nicht mehr wie eine Frau zu fühlen.«

»Ich bin sehr erleichtert, dass meine Periode nun der Vergangenheit angehört.«

»Das Stigma ist am schlimmsten, die Menopause an sich ist weniger schlimm.«

»Dankbar, dass mir die Periode nicht mehr zu schaffen macht.«

»Ich freue mich darauf, mich um all den Periodenkram nicht mehr kümmern zu müssen und auch keine Angst mehr zu haben, schwanger zu werden.«

»Ich finde, die Wissenschaft sollte diese Reise so angenehm und symptomfrei wie möglich machen.«

»Das ist so wie bei einer Geburt. Niemand möchte darüber reden, weil es eine schmutzige und chaotische Angelegenheit ist.«

»Dadurch, dass Frauen, die ich bewundere, offen über die Menopause gesprochen haben, habe ich nun weitaus weniger Angst davor.«

»Ich fühle mich jetzt unsichtbar. Wenn ich einen Raum betrete, werde ich nicht mehr so wahrgenommen, wie es der Fall war, als ich jung und hübsch war.«

»Dadurch, dass ich meine jugendliche Schönheit verloren habe, die mir viele Privilegien beschert hat, habe ich nun viel größeres Mitgefühl mit anderen.«

»Ich bin dankbar, dass ich Kraft durch Zeit in der Natur tanken kann.«

»Der Verlust meiner Libido fühlt sich wie ein Verlust der Vitalität an.«

»Ich versuche, die Menopause anzunehmen.«

»Jeder Tag, an dem ich am Leben bin, ist definitiv ein Geschenk, aber ich bin auch traurig, dass ich manchmal das Gesicht nicht erkenne, das mich aus dem Spiegel anschaut.«

»Ich bin froh, dass es mit meinen Endometrioseschmerzen bald vorbei ist.«

»Ich bin froh, dass ich den Menschen endlich nicht mehr gefallen muss.«

»Ich trauere um meine Jugend, insbesondere, wenn ich sehe, wie sich mein Äußeres verändert. Aber ich denke, ich habe mich selbst gefunden und weiß, was ich vom Leben erwarte, und ich habe endlich das Selbstvertrauen, um genau das zu tun.«

»Ich habe Angst, weil ich noch keine Kinder habe.«

»In meinen Vierzigern habe ich mich immer wieder gefragt, wie ich mich fühlen würde, wenn ich schwanger würde. Diese Gefühle haben mir keine Angst gemacht, aber ich verspürte Wehmut über das, was hätte sein können.«

»Ich habe Angst und bin traurig, weil ich keine Kinder bekommen konnte. Wer wird mich später unterstützen?«

»Es war ein harter, manchmal verrückter Weg. Aber ich beschwere mich nicht, denn das gehört zum Frausein und zum Leben nun einmal dazu. Meine beste Freundin konnte das nicht durchmachen, denn sie starb an Brustkrebs.«

»Ich bin nervös, weil ich überhaupt nichts über die Wechseljahre weiß.«

»Ich mache mir häufig Gedanken darüber, wie die Leute mich sehen.«

»Ich kümmere mich nicht mehr so sehr darum, was die Leute denken – und das ist eine große Erleichterung!«

»Mein Körper fühlt sich fremd an. Ich trauere um die Leichtigkeit, die ich einmal hatte, und um meine Rolle als junge Mutter.«

»Ich bin neugierig und habe vor, die Wechseljahre als die nächste große Übergangsphase anzusehen.«

»Ich sehe, wie mein jüngeres Ich verschwindet.«

»Ich kann es nicht erwarten, die lästige Periode und die damit verbundenen Schmerzen und Stimmungsschwankungen endlich loszuwerden – ich kann wirklich nur sagen: her damit!«

»Ich habe Angst, weil für meine Mutter die Wechseljahre sehr schlimm waren. Aber ich freue mich auch darauf, nicht mehr schwanger werden zu können.«

»Halleluja! Bei mir ist die Menopause nicht so furchtbar, wie alle anderen sie dargestellt haben.«

»Ängstlich.«

»Definitiv klüger jetzt, ich nehme all den Blödsinn nicht mehr ernst.«

»Ich kann es nicht erwarten.«

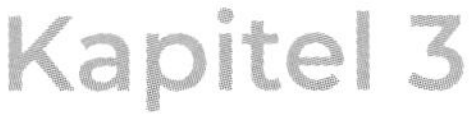

Kapitel 3

Ein Hoch auf den Eisprung: Der Nutzen natürlicher, ovulatorischer Menstruationszyklen

Mit Beginn der Menopause ist das Ende Ihrer Menstruationszyklen erreicht. Doch bis dahin sollten Sie versuchen, so lange einen Zyklus zu haben, wie es geht. Warum ist das so? Weil natürliche Menstruationszyklen gut für Sie sind.

Überrascht Sie das? Vielleicht hatten Sie bislang den Eindruck, Menstruationszyklen seien nur dafür da, Babys zu bekommen, und sobald das abgeschlossen ist, könnte Ihnen Ihre Periode egal sein. In Wahrheit ist der Menstruationszyklus aber nicht nur dafür da, Babys zu machen; er ist auch dafür da, Hormone zu bilden.

Mit jedem Menstruationszyklus produzieren Sie einen großen Schwall Östrogen (Estradiol) in den Tagen vor dem Eisprung, und einen noch größeren Schwall Progesteron in den zwei Wochen nach dem Eisprung.

Das sieht so aus:

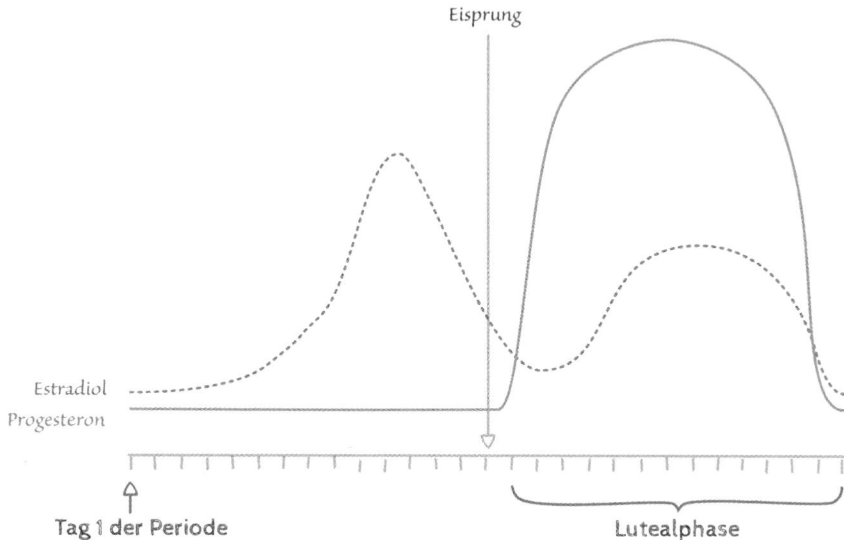

Abbildung 3: Ovulatorischer Menstruationszyklus

Wie Sie sehen können, ist der Eisprung das zentrale Ereignis des Menstruationszyklus. Die zweiwöchige Phase nach dem Eisprung wird als Lutealphase bezeichnet.

 ***Lutealphase***

Die Lutealphase ist der idealerweise zwei Wochen umfassende Zeitraum zwischen dem Eisprung und dem ersten Tag der Menstruationsblutung. Benannt ist sie nach dem Corpus luteum, der sogenannte Gelbkörper, ein nach dem Eisprung entstehender Zellcluster, der Progesteron bildet. Das ist der einzige Zeitpunkt im Zyklus, zu dem eine Frau hohe Progesteronspiegel produziert.

Das führt uns zu einigen weiteren Definitionen.

 ***Ovulatorischer Zyklus***

Ein ovulatorischer Zyklus ist ein Menstruationszyklus, in dem ein Eisprung stattfand und Progesteron gebildet wurde.

 ***Anovulatorischer Zyklus***

Ein anovulatorischer Zyklus ist ein Menstruationszyklus, in dem kein Eisprung stattfand, sodass auch kein Progesteron gebildet wurde.

Bei einem anovulatorischen Zyklus gibt es keine Lutealphase, weshalb er so aussieht:

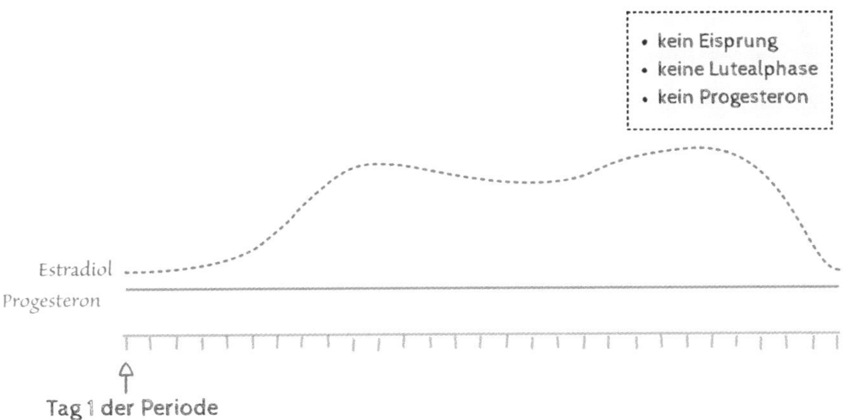

Abbildung 4: Anovulatorischer Zyklus

Bei einem anovulatorischen Zyklus bildet man zwar Östrogen, aber man hat keinen Eisprung, weshalb kein Progesteron gebildet wird. Bei einer zu kurzen Lutealphase hat man zwar einen Eisprung, bildet aber nicht ausreichend Progesteron, weil die Lutealphase kürzer als zehn Tage ist.

Anovulatorische Zyklen und kurze Lutealphasen sind in der Perimenopause häufig der Fall und führen möglicherweise zu Problemen wie starke Blutungen, längere Blutungen als gewöhnlich, Endometriumhyperplasie (Volumenzunahme der Gebärmutterschleimhaut) und

Gebärmutterpolypen. Anovulatorische Zyklen werden manchmal auch anovulatorische Blutung, dysfunktionale uterine Blutung oder Östrogendominanz genannt, worüber wir noch in Kapitel 9 sprechen werden.

Wichtig zu diesem Zeitpunkt ist zu wissen, dass ein gesunder Menstruationszyklus ein ovulatorischer Zyklus ist, der aus Östrogen und im Anschluss Östrogen plus Progesteron besteht. Die beiden Hormone arbeiten eng zusammen und haben gemeinsam vielfältige Nutzen.

Königin Östrogen

Estradiol (auch: Östradiol) ist das Östrogen, das Ihr Körper vor dem Eisprung bildet. Es ist nicht das einzige Östrogen, das Sie produzieren, denn es werden auch Estron im Fettgewebe sowie einige Östrogen-Metabolite im Darm gebildet. Aber Estradiol ist Ihr stärkstes und bestes Östrogen, das zusammen mit Progesteron viele wichtige Aufgaben erledigt, unter anderem baut es Muskelmasse und Knochen auf und sorgt für ein gesundes Gehirn und Herz.

Hinweis: Östrogen ist der Oberbegriff für alle Arten von Östrogenen, darunter auch das körpereigene Estradiol sowie Phytoöstrogene (Pflanzenöstrogene) und der synthetisch hergestellte Arzneistoff Ethinylestradiol, der für die Verhütungspille verwendet wird.

Estradiol ist auch für einen gesunden Stoffwechsel und die Fähigkeit, Fett um die Hüfte herum zu verlieren, wichtig. Die Vorteile für den Stoffwechsel rühren in erster Linie daher, dass es (zusammen mit Progesteron) die Insulinsensitivität steigert und dazu beiträgt, Insulinresistenz und Diabetes zu verhindern. Wegen des Östrogens weisen Frauen im gebärfähigen Alter eine bessere Insulinsensitivität auf als Männer und sind daher weniger gefährdet, eine Insulinresistenz oder Diabetes zu entwickeln. Durch den Verlust des Östrogens in der Menopause entfällt dieser »Östrogen-Vorteil« und das Risiko von Insulinresistenz und der Gewichtszunahme im Bauchbereich steigt.

Estradiol trägt auch zur Muskelstärke bei und steigert die Lust, sich zu bewegen und den Körper zu trainieren.[32] Außerdem kann es sogar als natürlicher Appetitzügler agieren. Darum fühlt man sich in den Tagen vor dem Eisprung (wenn der Estradiolspiegel hoch ist) weniger hungrig, aber umso hungriger an den Tagen kurz vor der Periode (wenn der Estradiolspiegel wieder sinkt).

Ohne übertreiben zu wollen, muss ich sagen, dass Östrogen wunderbar ist. Ich mag die Beschreibung von Natalie Angier, die schreibt, Östrogen sei wie Schokolade, denn dieses Nahrungsmittel sei sozusagen der universelle Inbegriff dessen, was jeder gern isst. Sie meint, kaum ein Mensch würde Schokolade hassen, und ebenso würde kaum ein Teil des Körpers Östrogen hassen oder es schlicht und einfach ignorieren. So gut wie jedes unbedeutende Organ möchte einen Happen davon haben.[31]

Der potenzielle Nachteil von Östrogen ist, dass es das Brustgewebe stimuliert und die Gebärmutterschleimhaut verdickt, was zu starken Perioden führen kann, insbesondere in der frühen Perimenopause, wenn man mehr als gewöhnlich Östrogen bildet. Diese ungewollte stimulatorische Wirkung tritt nur ein, wenn man nicht genug Progesteron als Ausgleich bildet.

Schwester Progesteron

Progesteron ist das Hormon, das man nach dem Eisprung bildet, und interessanterweise bildet man deutlich mehr Progesteron als Östrogen. Das mag bei einem Blick auf die Blutwerte nicht so wirken, weil die Hormone in unterschiedlichen Einheiten gemessen werden: pmol (= Pikomol) für Östrogen und nmol (= Nanomol) für Progesteron. Ein Beispiel: Ein guter Spitzenwert für Progesteron ist 80 nmol/l (Nanomol pro Liter), was 100-mal mehr ist als der durchschnittliche Spitzenwert für Estradiol in Höhe von 800 pmol/l (0,8 nmol/l). Meine Abbildung des ovulatorischen Zyklus ist nicht maßstabsgerecht, denn wenn sie es wäre, wäre der Östrogenspiegel im Vergleich zum Progesteron so niedrig, dass er wie eine flache Linie aussehen würde. Die meisten Arten der hormonellen Verhütung unterdrücken den Eisprung, sodass auch das Progesteron komplett unterdrückt wird.

Progesteron hat viele gute Auswirkungen; am wichtigsten ist, dass es die Gebärmutterschleimhaut stark ausdünnt, sodass es in dieser Hinsicht also ein Gegenspieler des Östrogens ist, das die Gebärmutterschleimhaut verdickt. Somit kann Progesteron dazu beitragen, starke Blutung zu verhindern. Ein weiterer Nutzen von Progesteron ist, dass es das Gehirn beruhigt und somit Angst reduziert und den Schlaf fördert.[33] Progesteron reduziert auch Entzündungen, normalisiert das Immunsystem, wirkt knochenstärkend, schützt das Herz, verbessert den Grundumsatz und kann vor Brustkrebs schützen.[34]

Mit der Perimenopause hat man irgendwann keinen Eisprung mehr, sodass man sämtliches Progesteron verliert. Das steht in starkem Kontrast zum Östrogen, das in der Perimenopause hoch und in der Menopause nur mäßig niedrig ist, da man durch das Enzym Aromatase weiterhin Östrogen bildet.

Aromatase

Aromatase ist ein Enzym, das Androgene in Östrogene umwandelt.

Androgen

Ein Androgen ist ein Hormon, das männliche Eigenschaften fördert. Beispiele sind Testosteron und das Steroidhormon DHEA (Dehydroepiandrosteron).

Über Aromatase, DHEA und Östrogen sprechen wir in den kommenden Kapiteln noch. Für den Moment müssen Sie nur wissen, dass Östrogen das Hormon ist, das Sie nur teilweise verlieren; Progesteron ist das Hormon, das Sie vollständig verlieren.

Der Eisprung fördert die Gesundheit

Frauen sind ihr Leben lang den Wirkungen von Östrogen und Progesteron auf ihren Organismus ausgesetzt, wovon sie profitieren – sogar noch Jahre, nachdem Sie die Menopause erreicht haben und weniger Östrogen und gar kein Progesteron mehr bilden. Zu diesem Schluss kamen Forschungen, die eine längere »reproduktive Lebensspanne« (Jahre, in denen man schwanger war oder ovulatorische Zyklen hatte) mit einem geringeren langfristigen Risiko sowohl für Herzerkrankungen[35] als auch Demenz[36] in Verbindung brachten. Bestätigt wurde dies durch eine kürzlich erschienene Analyse der umfangreichen »Nurses' Health Study«, in der herausgefunden wurde, dass Frauen länger leben, wenn sie regelmäßige, natürliche Menstruationszyklen hatten.[37] Als ich die frühere Verfechterin der reproduktiven Gesundheit, Laura Wershler, fragte, was sie für das Wichtigste vor der Menopause hält, sagte sie, der Schlüssel zu einer gesunden Perimenopause und Menopause sei »alles zu tun, um so lange wie möglich ovulatorische Menstruationszyklen zu haben«. JC Prior bestätigt, dass »regelmäßige Menstruationszyklen mit durchweg normalem Eisprung während der Jahre vor den Wechseljahren Osteoporose, Brustkrebs und Herzerkrankungen verhindern«. Das schreibt sie zum größten Teil dem Progesteron zu.[38] Progesteron stärkt die Knochen Zyklus um Zyklus, schützt die Brüste und unterstützt insgesamt eine gesündere, widerstandsfähigere Physiologie.

Darum ist jeder ovulatorische Zyklus wie eine Einzahlung auf das Konto der langfristigen Gesundheit. (Dies gilt allerdings nicht für Zyklen mit Gestagen-Präparaten der Anti-Baby-Pillen.).

Gestagene sind kein Progesteron

Gestagene sind Wirkstoffe, die Progesteron ähnlich sind. Sie tragen Namen wie Levonorgestrel, Drospirenon und Norethisteron. Doch auch wenn sie eine ähnliche Wirkung wie Progesteron haben, können sie Gegenteiliges auslösen. Die Begriffe Gestagen und Progesteron kann man deshalb nicht einfach austauschen. Ein gutes Beispiel ist der empfängnisverhütende Wirkstoff Levonorgestrel, das in vielen Anti-Baby-Pillen und Spiralen (Intrauterinpessaren) verwendete Gestagen.

 ***Intrauterinpessar***

Ein Intrauterinpessar, auch Spirale genannt, ist ein kleines, meist T-förmiges Medizinprodukt zur Empfängnisverhütung, das in die Gebärmutter eingesetzt wird, um eine Schwangerschaft zu verhindern oder die Regelblutung zu erleichtern.

Vergleicht man in der folgenden Abbildung die rechte mit der linken Seite, erkennt man, dass es sich bei Levonorgestrel um ein anderes Molekül handelt.

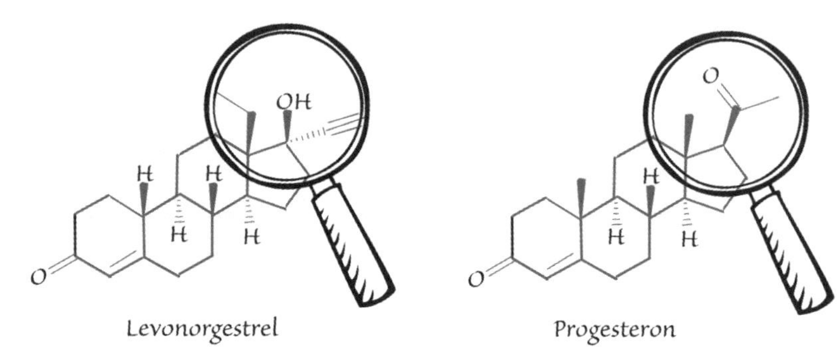

Abbildung 5: Progesteron vs. Gestagen

Levonorgestrel hat andere Auswirkungen auf den Körper als Progesteron. Levonorgestrel und Progesteron ähneln sich lediglich darin, dass beide den Aufbau der Gebärmutterschleimhaut und dadurch starke Perioden verhindern. Bei den meisten der anderen Wirkungen unterscheidet sich Levonorgestrel von Progesteron und wirkt manchmal sogar entgegengesetzt zu Progesteron.

Das beste Beispiel für einen gegenteiligen Effekt ist, dass Levonorgestrel Akne und Haarverlust verursachen kann, während diese beiden Symptome durch Progesteron verbessert werden. Levonorgestrel kann diese Nebenwirkungen verursachen, weil es Testosteron im Blut von seinem Transportprotein verdrängt; freies Testosteron kann seine androgene Wirkung besser entfalten als gebundenes. Durch diese vermehrte Testosteronwirkung werden auch andere Nebenwirkungen begünstigt. So kommt es vermehrt zu Stimmungsschwankungen, einem erhöhten Brustkrebsrisiko und Gewichtszunahme. Auf diese Punkte werde ich noch eingehen, wenn wir uns in den kommenden Kapiteln die Rolle von Androgenen bei der Fetteinlagerung in der Bauchhöhle anschauen.

 **Hinweis: Progesteron und Estradiol** haben positive antiandrogene Wirkungen.

Levonorgestrel ist nur ein Beispiel für ein Gestagen. Nicht alle Gestagene sind Androgene, können aber stattdessen andere Nebenwirkungen haben, wie zum Beispiel Bluthochdruck oder Stimmungsschwankungen. Manche Gestagene können sogar die Form des Gehirns verändern,[39] was Sinn ergibt, wenn man bedenkt, dass Progesteron normalerweise gut für das Gehirn ist.

Kurz gesagt: Gestagene sind nicht mit Progesteron gleichzusetzen.

Progesteron	Gestagene
gut für die kardiovaskuläre Gesundheit	können Bluthochdruck verursachen
fördert das Haarwachstum	können zu Haarausfall führen
hat anti-androgene Eigenschaften	können androgen oder testosteronähnlich sein
allgemein gut für Psyche und Schlaf	können zu Angst und Depressionen führen
kann das Brustkrebsrisiko verringern	können das Brustkrebsrisiko steigern

Tabelle 1: Progesteron versus Gestagene

Viele Nebenwirkungen hormoneller Verhütungsmittel und konventioneller Hormontherapien liegen an den Nebenwirkungen der Gestagene, worauf ich in Kapitel 6 eingehen werde. Wenn Sie nach einer Methode zur Empfängnisverhütung suchen, schauen Sie sich die verschiedenen nicht-hormonellen Methoden an, auf die ich später im Kapitel genauer eingehen werde.

Haben Sie noch einen Zyklus oder sind Sie schon in der Menopause?

Ich hoffe, Sie nun überzeugt zu haben, dass ein natürlicher Zyklus und ein Eisprung wichtig sind. In der Theorie könnten Sie fast bis zu Ihrer letzten Periode einen Eisprung haben; in der Praxis haben Sie aber wahrscheinlich immer mehr anovulatorische Zyklen. In der Menopause haben Sie schließlich gar keinen Eisprung mehr und bilden auch kein Progesteron, jedoch noch etwas Östrogen durch das Enzym Aromatase, das Androgenen in Östrogene umwandelt.

Was uns zu der Frage bringt: »Haben Sie noch einen Zyklus, oder sind Sie schon in der Menopause?«

Wenn Sie bereits in der Menopause sind, können Sie diesen Abschnitt überspringen und direkt bei Kapitel 4 weiterlesen. Denken Sie aber daran, dass eine Hysterektomie oder ein anderes Verfahren, durch das Sie keine Blutung mehr haben, nicht automatisch bedeutet, dass Sie in der Menopause sind.

Wenn Sie noch nicht in der Menopause sind (oder sich nicht sicher sind), ist es wichtig zu wissen, ob Sie noch einen Zyklus haben und Östrogen und möglicherweise Progesteron bilden können. Die Frage ist, ob Sie erstens Ihre Periode wieder bekommen können, und zweitens, ob Sie eher von einer Progesteron- oder Östrogentherapie profitieren können (Kapitel 6).

Um herauszufinden, ob Sie noch einen Zyklus haben können, sind ein paar einfache Fragen erforderlich:

- Haben Sie noch eine Periode?
- Falls nicht, liegt Ihr follikelstimulierendes Hormon oder FSH im nicht-menopausalen Bereich? (Der FSH-Wert schwankt während der Periode und wird daher nicht routinemäßig getestet.)
- Falls Ihr FSH-Wert im nicht-menopausalen Bereich liegt, wodurch wird Ihr Eisprung behindert?

Haben Sie Ihre Periode?

Davon ausgehend, dass Sie noch eine Gebärmutter haben, ist eine Periode das erste offensichtliche Anzeichen dafür, dass Sie noch einen Zyklus haben und möglicherweise auch einen Eisprung hatten. Ich sage bewusst »möglicherweise«, weil Sie auch einen anovulatorischen Zyklus gehabt haben könnten. Es ist definitiv möglich, eine Blutung ohne Eisprung zu haben (anovulatorischer Zyklus), aber das

Gegenteil ist nicht möglich. Es kann also nicht sein, dass Sie einen Eisprung hatten, ohne dass es zu einer Blutung kam, mit Ausnahme von Situationen wie Schwangerschaft, Endometriumablation (Kapitel 9), Hysterektomie oder Hormonspirale, worüber wir im Laufe dieses Kapitels noch sprechen werden. Denken Sie an die Geschichte von Rita in Kapitel 1. Sogar nach einer partiellen Hysterektomie kann man noch einen versteckten hormonellen Zyklus haben, der zu prämenstruellen Symptomen führt; es gibt nur keine Blutung, die zeigt, was los ist.

Wenn Sie keine Periode mehr haben, ist die Frage, warum das so ist. Ist es die Menopause oder etwas anderes? Um dies herauszufinden, müssen Sie zu Ihrem Arzt oder Ihrer Ärztin gehen und möglicherweise auch einen Bluttest machen, um den FSH-Wert zu bestimmen.

Liegt Ihr FSH-Wert im nicht-menopausalen Bereich?

Wenn Sie noch nicht in der Menopause sind, sollte der FSH-Wert unter 40 IU/L liegen.

 **Hinweis: Ein einmalig erhöhter FSH-Wert** reicht nicht aus, um die Menopause zu bestätigen.

Wie ich in Kapitel 1 erklärt habe, schwankt der FSH-Wert üblicherweise stark, weshalb er meist nicht für die Beurteilung der Perimenopause eingesetzt wird. Allerdings kann ein FSH-Test helfen, um entweder eine frühe Menopause zu erkennen oder ob die ausbleibenden Perioden an etwas anderem liegen als der Menopause. Mit anderen Worten: Wenn Ihr FSH-Wert mehrfach unter 40 liegt, und insbesondere, wenn er unter 20 ist, liegen Ihre ausbleibenden Perioden nicht an der Menopause, sondern an etwas anderem, das den Eisprung verhindert.

Es gibt zahlreiche mögliche Gründe, aus denen Menstruation und Eisprung behindert werden können, unter anderem eine Schilddrüsenerkrankung oder zu hohes Prolaktin. Es ist Aufgabe Ihres Arztes oder Ihrer Ärztin, herauszufinden, was los ist.

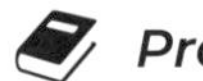 ***Prolaktin***

Prolaktin ist ein Hypophysenhormon, welches eine wichtige Rolle beim Stillen spielt, und den Eisprung unterdrücken kann, wenn der Spiegel zu hoch ist.

Wenn Sie nicht in der Menopause sind und andere Probleme ärztlich ausgeschlossen wurden, kann das Ausbleiben der Periode entweder daran liegen, dass Sie zu wenig essen, was allerdings bei Frauen über 40 seltener ist, oder Sie am Polyzystischen Ovarialsyndrom (PCOS) leiden. Beides werde ich erklären, und dann schauen wir uns an, welche Erfahrungen Julie gemacht hat, die dachte, sie sei in der Menopause, in Wahrheit aber an PCOS litt.

Mangelernährung oder hypothalamische Amenorrhö

Hypothalamische Amenorrhö oder HA bedeutet ein Ausbleiben der Periode (Amenorrhö) aufgrund des Hypothalamus, der hormonellen Kommandozentrale im Gehirn. HA ist für gewöhnlich das Resultat von Krankheit, Stress, übermäßigem Sport und/oder Mangelernährung. Es handelt sich dabei nicht um eine Fehlfunktion, sondern der Hypothalamus trifft die kluge Entscheidung, den Eisprung quasi auszuschalten. HA ist wahrscheinlicher, wenn man jünger als 30 ist, kann aber aufgrund von Krankheit, starkem Stress, übertriebenem Sport und/oder Mangelernährung in jedem Alter auftreten.

Ausbleibende Perioden können das Ergebnis zu weniger Kalorien oder zu weniger Kohlenhydrate sein,[40] weshalb man vorsichtig sein sollte, wenn man sich an eine kohlenhydratarme oder Keto-Diät hält, worauf ich noch zu sprechen kommen werde.

Das Polyzystische Ovarialsyndrom (PCOS)

Das Polyzystische Ovarialsyndrom, kurz auch PCOS genannt, ist eine Hormonstörung, die zu unregelmäßigen Menstruationszyklen, anovulatorischen Zyklen oder gar keinen Menstruationszyklen führen kann. Charakterisiert wird die Störung durch anormal hohe Spiegel von Testosteron oder anderen Androgenen sowie Symptome wie Akne, Hirsutismus (Gesichtsbehaarung), Gewichtszunahme im Bauchbereich und Insulinresistenz. Wie die hypothalamische Amenorrhö tritt das PCOS häufiger bei jüngeren Frauen auf, zumindest in seiner klassischen Form, kann aber auch ältere Frauen betreffen. Bei einer am PCOS erkrankten Frau in ihren Vierzigern wird man bei der Ultraschalluntersuchung wahrscheinlich keine polyzystischen Ovarien entdecken, wie wir noch besprechen werden. Stattdessen kommt es wahrscheinlich zu Insulinresistenz, hohen Androgenspiegeln und anovulatorischen Zyklen, die zu langen oder starken Monatsblutungen führen. Möglich ist aber auch, dass überhaupt kein Zyklus stattfindet, wie es bei meiner Patienten Julie der Fall war.

Julie – PCOS, nicht die Menopause

Mit 42 lag bei Julie immer mehr Zeit zwischen den Perioden, bis sie schließlich sechs Monate lang gar keine Periode hatte. Ihr Zyklus war schon immer lang gewesen, aber noch nie so schlimm, weshalb sie dachte, es handele sich um eine frühe Menopause.

Julie suchte ihren Arzt auf, der ein paar Blutuntersuchungen machte, unter anderem den FSH-Wert, der unter 12 IU/L und somit im nicht-menopausalen Bereich lag. Er ließ auch einen Ultraschall des Beckens machen, der eine verdickte Gebärmutterschleimhaut, aber normale Eierstöcke ergab.

»Sie sind nicht in einer zu frühen Menopause«, erklärte ihr Arzt. »Ich bin nicht sicher, was los ist, aber Sie sollten die Anti-Baby-Pille nehmen, um Ihre Periode zu regulieren.«

Julie war mit der Antwort nicht zufrieden, weshalb sie für weitere Untersuchungen zu mir kam.

»Ich habe noch nie die Pille genommen«, sagte sie. »Warum sollte ich jetzt damit anfangen?«

»Sie benötigen etwas, um die Gebärmutterschleimhaut wieder abzubauen«, erklärte ich ihr. »Aber das muss nicht die Pille sein. Außerdem ist eine Pillenblutung keine richtige Periode und übertüncht nur das zugrundeliegende Problem.«

Um zu verstehen, was mit ihr los war, überdachte ich Julies andere Symptome, wie Gesichtsbehaarung und Gewichtszunahme im Bauchbereich. Ich schaute mir auch ihre Insulinwerte an, die zeigten, dass sie eine Insulinresistenz hatte. Die Kombination aus ausbleibenden Perioden, Gesichtsbehaarung, verdickter Gebärmutterschleimhaut und Insulinresistenz ist typisch für die Hormonstörung PCOS.

»Auch wenn es nie diagnostiziert wurde, hatten Sie wahrscheinlich schon Ihr Leben lang das Polyzystische Ovarialsyndrom«, erklärte ich ihr. »Darum waren Ihre Zyklen immer lang, und wahrscheinlich ist das auch der Grund, warum Sie jetzt gar keine Periode mehr haben.«

Julie arbeitete daran, die Insulinresistenz umzukehren (Kapitel 8) und unterzog sich einer zyklischen Progesterontherapie (Kapitel 9), um ihre Gebärmutterschleimhaut auszudünnen und wieder einen Eisprung zu haben.

Innerhalb von vier Monaten hatte sie wieder einen 40-tägigen Zyklus.

Ist Ihnen aufgefallen, dass Julies Eierstöcke beim Ultraschall des Beckens normal aussahen? Das liegt daran, dass der für PCOS charakteristische Ultraschallbefund polyzystischer Eierstöcke in den Vierzigern unwahrscheinlich ist, und zwar aus dem einfachen Grund, weil man in diesem Alter weniger Eizellen oder Follikel hat.

Ultraschall des Beckens

Mit einem Ultraschall des Beckens können Eierstöcke und Gebärmutter genau anschaut werden. Der Ultraschallkopf wird auf den unteren Bauchbereich aufgesetzt und/oder in die Vagina eingeführt.

Bei den sogenannten Zysten des »polyzystischen« Befundes handelt es sich um Eizellen oder Follikel, die für den Eierstock normal sind. Sie unterscheiden sich von anormalen Eierstockzysten, über die wir noch in Kapitel 9 sprechen werden.

Es ist möglich, an der Hormonstörung PCOS zu leiden, ohne polyzystische Eierstöcke zu haben. Gleichzeitig kann man auch polyzystische Eierstöcke haben, ohne an der Hormonstörung PCOS zu leiden.

Hinweis: PCOS kann mit einer Ultraschalluntersuchung weder diagnostiziert noch ausgeschlossen werden.

Tipps für ein Arztgespräch bei Ausbleiben der Periode

- Klären Sie, ob das Ausbleiben Ihrer Periode andere Gründe haben könnte als die Menopause.
- Klären Sie, ob das Ausbleiben der Periode auf das polyzystische Ovarialsyndrom zurückzuführen sein könnte. Ein Test auf Insulinresistenz wäre hier hilfreich?« (Lesen Sie dazu auch den Abschnitt über Insulinresistenz auf Seite 120.)

Pillenblutungen sind keine Periode

Wie ich auch zu Julie sagte, ist eine Pillenblutung keine Periode. Das ist eine wichtige Feststellung.

Eine echte Periode ist die Blutung am Ende eines ovulatorischen Menstruationszyklus; eine Pillenblutung ist sozusagen eine Entzugsblutung von den Verhütungsmitteln. Es gibt keinen medizinischen Grund, unter der Pille jeden Monat zu bluten, also hätte es keinen Sinn ergeben, wenn Julie die Pille genommen hätte, um ihren Zyklus zu »regulieren«, weil die Pille das gar nicht kann. Und in Julies Fall hätte die Pille ihre PCOS leider maskiert und möglicherweise ihre zugrundeliegende Insulinresistenz verschlimmert. Sie hätte nicht die Gelegenheit gehabt, wieder einen Eisprung zu haben und Progesteron zu bilden, was insbesondere in den Jahren vor der Menopause so wichtig ist.

Der einzige Vorteil der Pille in Julies Fall wäre gewesen, dass dadurch die Gebärmutterschleimhaut wieder abgebaut und eine Störung namens Endometriumhyperplasie verhindert worden wäre. Zu den Nicht-Pillen-Methoden, um eine Endometriumhyperplasie zu verhindern, gehören die Hormonspirale, eine zyklische Progesterontherapie

(Kapitel 9) und/oder die Wiederherstellung des Eisprungs, um Progesteron zu bilden und die Gebärmutterschleimhaut abzubauen.

An dieser Stelle fragen Sie sich vielleicht:

- Was soll ich machen, wenn ich bereits die Pille nehme? Kann ich sie einfach bis zur Menopause weiternehmen? Kann ich damit die Menopause vielleicht sogar umgehen oder verzögern?
- Welche Alternativen habe ich, um eine Schwangerschaft zu verhindern?

Das sind die Themen, die ich im Rest des Kapitels behandeln werde.

Was bedeutet die Pille für die Perimenopause?

Die Pille kann die Menopause weder verhindern noch verzögern, sodass Sie, Pille hin oder her, durch die Perimenopause ungefähr in dem Alter durchmüssen, in dem Ihre Mutter oder andere weibliche Familienmitglieder das ebenfalls mussten. Weil die Pille die Eierstockfunktion unterdrückt und die Follikelzahl reduziert, sorgt sie eher für einen früheren Einsatz der Menopause.

Der Hauptunterschied bei der Einnahme der Pille ist, dass man – wie im Fall von Bronwyn in Kapitel 1 – nicht weiß, wann man in der Menopause ist, weil man weiterhin Pillenblutungen hat. Und wenn Sie bereits in der Menopause sind, wenn Sie die Pille absetzen, können Sie plötzliche und starke Symptome aufgrund des Entzugs des synthetischen Östrogens verspüren. Das kann sich so anfühlen, als würde man von der »Östrogenklippe« direkt in Hitzewallungen fallen. Die Pilleneinnahme in der Vergangenheit wurde sogar mit einem häufigeren Auftreten von Hitzewallungen assoziiert.[41]

Ich rate Ihnen, die Pille so bald wie möglich abzusetzen – am besten, solange Sie noch einen Zyklus haben. Dadurch können Sie eine Zeit lang eigene Hormone bilden und eine schrittweise Abnahme des Östrogens erfahren, anstatt von der Östrogenklippe zu fallen.

Die konventionelle Empfehlung für die Verhütung in der Perimenopause lautet, ungefähr im Alter von 50 auf eine nicht-hormonelle Verhütung, ein Intrauterinpessar oder eine rein Gestagen-haltige Pille umzusteigen und dann abzuwarten, ob man seine Periode wieder bekommt, was bestätigen würde, dass man noch nicht in der Menopause ist, oder die Periode ausbleibt, was darauf schließen lassen würde, dass man in der Menopause ist.[42] Denken Sie daran, dass Sie bei Methoden wie zum Beispiel der Verhütungsspritze oder einer Hormonspirale, möglicherweise keine Periode bekommen, und diese Methoden die Menopause ebenfalls maskieren können.

Schauen wir uns jetzt einmal die rein Gestagen-haltigen und die nicht-hormonellen Verhütungsmethoden an.

Verhütung in der Perimenopause

Während der Perimenopause können Sie noch potenziell fruchtbar sein, weshalb Sie eine Form der Verhütung benötigen. Als Faustregel kann gelten: Wenn Sie älter als fünfzig Jahre sind, sollten sie die nicht hormonellen Verhütungsmaßnahmen erst dann beenden, wenn Sie seit zwölf Monaten keine Regelblutung mehr hatten. Wenn Sie jünger als fünfzig Jahre sind, sollten sie eine regelfreie Phase von zwei Jahren abwarten. Bei Unsicherheit ist es immer besser, weiter zu verhüten und die Hormonspiegel bestimmen zu lassen, weil die Eierstöcke auch nach längerer Pause wieder aktiv werden können.

Ab 55 brauchen Sie, wenn Sie Ihre Periode nicht mehr haben, keine Verhütungsmittel mehr, egal, wann Sie Ihre letzte Periode hatten.

Hormonelle Methoden

Zu den hormonellen Verhütungsmitteln gehören Kombinationen aus Östrogen und Gestagen, wie zum Beispiel Verhütungspflaster, die Anti-Baby-Pille und der Vaginalring, aber auch reine Gestagenprodukte, wie Mini-Pille, Hormonstäbchen, Verhütungsspritze und Hormonspirale.

Wie wir bereits besprochen haben, maskieren kombinierte Methoden aus Östrogen und Gestagen die Menopause, weil sie Hitzewallungen verhindern und Entzugsblutungen hervorrufen. Verhütungsspritze und Hormonspirale maskieren ebenfalls die Menopause, weil sie die Blutungen stoppen, können aber keine Hitzewallungen verhindern. Im Gegensatz dazu maskieren andere rein Gestagen-haltige Methoden, wie das Hormonstäbchen und eine nur Gestagen enthaltende Pille die Menopause nicht, denn wenn man noch nicht in der Menopause ist, sollte man weiterhin die zufällige Blutung bekommen, die typisch für diese Methoden ist.

Die Hormonspirale wird so häufig verschrieben, dass ich darauf ausführlicher eingehen werde.

Hormonspirale

Die Hormonspirale ist ein Kunststoffkörper, der den empfängnisverhütenden Wirkstoff Levonorgestrel direkt in die Gebärmutter abgibt. Es gibt sie von unterschiedlichen Herstellern (zum Beispiel Mirena oder Jaydess), die sich hinsichtlich der Dosierung und der Jahre, die sie in der Gebärmutter verbleiben können, unterscheiden. Hormonspiralen maskieren die Menopause, weil sie die Menstruationsblutung vollständig unterdrücken, was aber lokal geschieht, ohne dass die Funktion der Eierstöcke vollständig heruntergefahren wird.

Von all diesen Arten der hormonellen Verhütung ist in der Perimenopause die Hormonspirale möglicherweise die beste Wahl, denn:

- sie unterdrückt normalerweise nicht den Eisprung, sodass noch ovulatorische Zyklen und die Bildung von Progesteron stattfinden können
- die Menstruationsblutung kann stark unterdrückt werden, sodass keine starken, heftigen Blutungen mehr stattfinden. Wie wir noch in Kapitel 9 sehen werden, sind Progesteronkapseln eine Alternative, um die Blutung zu verringern.

Zu den Risiken und Nebenwirkungen der Hormonspirale gehören:

- Stimmungsschwankungen, Haarverlust und Hautprobleme aufgrund der testosteronähnlichen Eigenschaften von Levonorgestrel
- Schmerzen beim Einsatz und ein paar Tage danach
- gesteigertes Risiko für Eierstockzysten[43]
- gesteigertes Risiko für Pilzinfektionen.

Unter der Hormonspirale erkennen Sie am leichtesten, ob Sie in der Menopause sind, wenn Sie unter Hitzewallungen und/oder Scheidentrockenheit leiden. Weil die Hormonspirale weder Progesteron noch Östrogen enthält, kann sie nicht gegen diese Symptome wirken. Sie können Ihren Arzt oder Ihre Ärztin bitten, den FSH-Wert zu überprüfen. Aber bedenken Sie, dass der FSH-Wert stark schwankt und somit nur einen Hinweis auf die Menopause, aber nicht deren Bestätigung bedeutet.

Kupferspirale

Eine andere Form der Spirale ist die Kupferspirale, die keine empfängnisverhütenden Wirkstoffe enthält und somit einen normalen Eisprung und die Bildung von Hormonen ermöglicht. Sie neigt dazu, die Perioden zu verstärken, weshalb sie in der Perimenopause nicht so beliebt ist. Aber wenn Ihre Periode ohnehin schon leicht ist, ist sie eine Überlegung wert. Einer der Hauptvorteile der Kupferspirale ist, dass sie nach dem Einsatz fünf bis zehn Jahre im Körper verbleiben kann, und laut Jean Hailes in Women's Health sogar zweimal so lang, wenn sie eingesetzt wird, wenn die Frau schon vierzig oder älter ist.[44] Die Kupferspirale kann auch als Notfallverhütung eingesetzt werden, wenn sie innerhalb von 120 Stunden (fünf Tage) nach dem Geschlechtsverkehr eingesetzt wird.

Die möglichen Nebenwirkungen der Kupferspirale umfassen:

- verstärkte Menstruationsblutung um 20 bis 50 Prozent, insbesondere im ersten Jahr nach Einsetzen. Ein Beispiel: Wenn Sie normalerweise eine Blutung von 50 Milliliter im Monat haben, würde diese dann zwischen 60 und 75 Milliliter liegen. Mit der Zeit kann sich die Menge der Blutung auch wieder verringern.[45]

- gesteigertes Risiko für bakterielle Vaginose (BV),[46] was zu Scheidenausfluss mit fischigem Geruch führt,
- möglicherweise ein höheres Risiko für Angst nach dem Einsetzen der Spirale, was manche Frauen auf eine mögliche Kupfervergiftung zurückführen. Wie in einigen Bereichen der Frauengesundheit gibt es außergewöhnlich wenige Forschungsarbeiten, aber eine Studie fand höhere Kupferwerte im Blut der Kupferspiralennutzerinnen.[47]

Spezialthema: Einsatz und Entfernung der Spirale

Einsatz und Entfernung von Hormon- und Kupferspirale sind ähnlich. Der Einsatz ist ein kurzer Eingriff, der in der Arztpraxis ohne Sedierung oder Vollnarkose erfolgt. Es handelt sich nicht um eine OP, doch der Einsatz einer Hormonspirale kann auch im Rahmen einer anderen gynäkologischen Operation mit Narkose vorgenommen werden, die ohnehin stattfindet.

Die Etfernung der Spirale ist ebenfalls eine schnelle Angelegenheit und kann jederzeit durch Ihren Arzt oder Ihre Ärztin erfolgen. Mir erzählte einmal eine Patientin, sie hätte eine Spirale ausprobieren, sich aber nicht der Situation stellen wollen, ihren Arzt »überzeugen zu müssen, sie wieder zu entfernen«. Nur um das klarzustellen: Sie müssen Ihren Arzt oder Ihre Ärztin nicht überzeugen, denn es ist Ihr Körper. Wenn Sie die Spirale wieder entfernen lassen wollen, wird Ihr Arzt das tun.

Methoden zur Ermittlung der fruchtbaren Tage

Das Herausfinden des fruchtbaren Zeitfensters ist eine weitere Möglichkeit, eine Schwangerschaft zu vermeiden. Sie funktioniert, indem man zuerst herausfindet, an welchen sechs Tagen im Zyklus man fruchtbar ist, und dann in dieser Zeit entweder keinen Geschlechtsverkehr hat, Kondome benutzt oder auf die Methode des »Coitus interruptus« zurückgreift. Modernde Methoden zur Bestimmung der Empfängnisbereitschaft nutzen körperliche Anzeichen wie Zervixschleim, Zervixveränderungen oder Körpertemperatur, und es ist es wert, wenn Sie sich jetzt ein wenig Zeit nehmen, um zu erfahren, auf welch faszinierende Art und Weise die Temperatur einem verraten kann, wie es um Eisprung und Progesteron gestellt ist.

Spezialthema: Messung und Auswertung der Basaltemperatur

Durch die Temperaturmessung kann ein Eisprung erkannt werden, weil das nach dem Eisprung gebildete Progesteron den praktischen Nutzen hat, dass die Basaltemperatur des Körpers um rund 0,3 °C ansteigt. Wenn man also einen fortwährenden Temperaturanstieg in den rund zwei Wochen vor der Periode beobachtet, weiß man ziemlich sicher, dass man einen Eisprung hatte. Korrekt gemessen ist die Temperaturmethode genauso akkurat wie ein Bluttest auf Progesteron.

Die Messung der Basaltemperatur kann ebenfalls verwendet werden, um eine Schwangerschaft zu vermeiden oder festzustellen, ob man einen Eisprung hatte. Dazu wird jeden Morgen die Temperatur unter der Zunge gemessen und das sich daraus ergebende Muster notiert. Steigt die Temperatur regelmäßig an, ist das ein Hinweis auf den Eisprung und den Beginn der Lutealphase. Zehn bis vierzehn Tage später sinkt die Temperatur wieder, was den Beginn der Periode oder – im Falle einer Hormonspirale oder einer partiellen Hysterektomie – einer »versteckten Periode« zeigt.

Ist Ihre Lutealphase kürzer als zehn Tage, hatten Sie eine kurze Lutealphase, wie bereits beschrieben. Können Sie keinen Temperaturanstieg feststellen, hatten Sie in diesem Zyklus keinen Eisprung, können aber in zukünftigen Zyklen einen Eisprung haben.

Wenn Sie die Messung der Basaltemperatur nutzen, um eine Empfängnis zu umgehen, und Ihre Zyklen regelmäßig sind, können Sie auch einen »Zyklus-Tracker« (Zykluscomputer) verwenden, ein am Körper getragener Minicomputer, der anhand von Algorithmen die Berechnung der fruchtbaren Tage übernimmt. Inzwischen gibt es auch zahlreiche Apps, mit denen man den Zyklus genau berechnen kann. Das bevorzugen viele Frauen.

Das Gute an den langen und potenziell anovulatorischen Zyklen der Perimenopause ist, dass Sie möglicherweise mehr »sichere« oder unfruchtbare Tage haben, gleichzeitig aber leider vor der größeren Herausforderung stehen, herauszufinden, wann diese sind. Laut der Ausbilderin für natürliche Verhütung Karen Featherstone können Frauen in der Perimenopause (mit der richtigen Schulung) »längere Phasen der Unfruchtbarkeit genießen, die für einen ungeschützten Geschlechtsverkehr genutzt werden können, ohne dass das Risiko einer Schwangerschaft besteht.«

Kondome für den Mann

Ein Kondom ist ein Latex- oder Gummischutz, der vor dem Geschlechtsverkehr über den Penis des Mannes gezogen wird. Es fängt das ejakulierte Spermium auf und verhindert dessen Eindringen in den weiblichen Körper.

Es handelt sich dabei um eine einfache Barrieremethode, die den zusätzlichen Nutzen hat, gegen sexuell übertragbare Krankheiten zu schützen. Kondome müssen nicht bedeuten, dass man weniger Vergnügen beim Sex hat, denn es gibt neue, angenehmer zu tragende Marken.

Benutzen Sie besser keine Kondome mit Spermiziden, denn diese sind toxisch, wodurch Sie anfälliger für Infektionen, insbesondere Blasenentzündungen, sein können, die ohnehin schon häufiger in der Perimenopause sind.

Coitus interruptus oder unterbrochener Geschlechtsverkehr als Verhütungsmethode

Wird der Coitus interruptus von älteren, erfahrenen Paaren richtig durchgeführt, hat er eine theoretische Versagensquote von nur vier Prozent, was vergleichbar mit Barrieremethoden ist. Mit theoretisch ist die Versagensrate eines Verhütungsmittels gemeint, wenn es korrekt angewandt wurde. Im Gegensatz dazu steht die praktische Versagensrate, bei der menschliche Fehler mit einkalkuliert werden. Die praktische Versagensrate beim Coitus interruptus liegt allerdings bei 28 Prozent.

Hinweis: Ehe Sie zweimal hintereinander Sex haben, sollten Sie Ihren Partner bitten, seinen Penis zu säubern, zu urinieren und jegliches Sperma abzuwaschen, das nach der ersten Ejakulation noch in seinem Penis ist.

Eileiterentfernung der Frau

Was früher als »Eileiterligatur« bezeichnet wurde, bezieht sich nun allgemein auf die Eileiterentfernung, denn durch eine komplette Entfernung der Eileiter sinkt das langfristige Risiko von Eierstockkrebs.[48] Frühere Techniken bewirkten eine dauerhafte Blockade der Eileiter mittels Durchtrennung, Klammerung oder Verätzung. Die Entfernung hingegen erfolgt durch eine so genannte Schlüsselloch-OP unter Vollnarkose.

Offiziell wirkt sich eine Entfernung der Eileiter nicht auf den Eisprung oder das hormonelle Gleichgewicht aus, aber manche Frauen haben hinterher einen niedrigeren Progesteronspiegel, was zu unregelmäßigen oder starken Perioden führen kann.[49]

Vasektomie

Eine Vasektomie ist das Pendant für den Mann zu einer Eileiterentfernung. Bei diesem einfachen Verfahren wird ambulant unter Lokalanästhesie der Samenstrang durchtrennt. Etwa zehn Prozent der Männer leiden anschließend unter dem sogenannten Post-Vasektomie-Schmerzsyndrom.[50]

Eine andere Methode für den Mann, die hoffentlich bald auf den Markt kommt, ähnelt zwar der Vasektomie, ist vermutlich aber vollständig umkehrbar. Dabei wird einmalig ein Gel (Vasalgel) in den Samenleiter (der die Spermien von den Hoden zu den Spritzkanälen leitet) injiziert.[51] Eine ähnliche Technik wurde bereits in Indien klinischen Studien unterzogen.[52]

Ausblick

Ich hoffe, ich konnte Sie davon überzeugen, sich über natürliche, ovulatorische Zyklen in den letzten Jahren, in denen ein Zyklus noch möglich ist, Gedanken zu machen. Wenn Sie ovulatorische Zyklen haben können, profitieren Sie vom vielfältigen Nutzen des Progesterons, das Ihnen den Weg durch die Perimenopause erleichtern kann. Wenn Ihre Symptome zu stark sind, als dass Sie einen natürlichen Zyklus ertragen können, sollten Sie Progesteronkapseln in Betracht ziehen, über die wir in den kommenden Kapiteln noch sprechen werden.

Kapitel 4

Die hormonellen und körperlichen Veränderungen in der zweiten Pubertät

In diesem Kapitel werden wir die körperlichen Veränderungen in der Perimenopause und der Menopause genauer unter die Lupe nehmen und über die vielen verschiedenen Symptome, die daraus entstehen können, sprechen. Wir werden zuerst den natürlichen Perimenopausen-Übergang und seine vier Phasen besprechen. Dann werden wir uns die frühe Menopause und die Menopause durch Medikamente oder eine Operation anschauen. Am Ende gehe ich auch noch einmal kurz darauf ein, warum die Symptome der Menopausen in unserer modernen Gesellschaft möglicherweise schlimmer sind und ob die Menopause eines Tages vielleicht ganz und gar vermeidbar sein wird.

Hier kommt ein kurzer Überblick: Wenn Sie natürliche ovulatorische Zyklen hatten, ist Ihr Ausgangspunkt das monatliche »Östrogen, dann Östrogen plus Progesteron«-Muster, das ich im vorigen Kapitel beschrieben und illustriert habe. Während der ersten wenigen Phasen einer natürlichen Perimenopause werden Sie zu hohem, schwankendem Östrogen mit niedrigem oder gar keinem Progesteron und schließlich, mit Einsetzen der Menopause, zu niedrigem Östrogen und keinem Progesteron übergehen.

Laut JC Prior verlaufen diese Veränderungen in vier Phasen plus der Menopause:

1. Sehr frühe Perimenopause, wenn die Zyklen noch regelmäßig sind,
2. Früher Übergang in die Menopause, ab dem Beginn unregelmäßiger Perioden,
3. Später Übergang in die Menopause, ab dem ersten Zyklus, der mehr als sechzig Tage dauert,
4. Späte Perimenopause, was die zwölf Monate ab der letzten Periode sind,

und die Menopause selbst, was die Lebensphase ist, die ein Jahr nach der letzten Periode beginnt.

Im Laufe des Kapitels schauen wir uns diese Phasen noch einmal an, und ich spreche über Zeitpunkt, Symptome und Zyklusmuster der einzelnen Phasen. Jetzt werfen wir erst einmal einen genaueren Blick auf den Anstieg von Östrogen und die Abnahme von Progesteron, was gleichzeitig in den frühesten Phasen der Perimenopause geschieht, wobei wir bei der Gleichung mit dem Progesteron beginnen.

Verlust von Progesteron

Es ist um einiges leichter, Östrogen zu bilden als Progesteron. Das liegt daran, dass Sie auf Ihrem Weg zum Eisprung Östrogen bilden und, wie wir bei anovulatorischen Zyklen gesehen haben, auch jede Menge Östrogen bilden können, ohne dass es zum Eisprung kommt.

Im Gegensatz dazu bilden Sie Progesteron nur nach dem Eisprung, und leider ist der Eisprung gar nicht so einfach. Sogar als Sie jung waren und aktive Ovarialfollikel hatten, gelang der Eisprung nur schwer. Damals benötigten Sie, um einen Eisprung zu haben, eine gesunde Insulinsensitivität in Kombination mit einer gesunden Schilddrüsenfunktion sowie vielen anderen Faktoren. Ein regelmäßiger Eisprung und ein regelmäßiger Zyklus sind sozusagen ein monatliches Zeugnis des allgemeinen Gesundheitszustandes.

Jetzt in der Perimenopause brauchen Sie all das noch immer (gesundes Insulin, gesunde Schilddrüse und so weiter), werden aber mit der zusätzlichen Herausforderung konfrontiert, dass Ihre Follikel einfach nicht mehr so aktiv oder reagierend sind wie früher. Darum haben Sie jetzt auch anovulatorische Zyklen und bilden weniger oder gar kein Progesteron.

Die Krux liegt hier beim niedrigen oder gar nicht vorhandenen Progesteron. Bildet man kein Progesteron mehr, verfügt aber noch über viel Östrogen (vielleicht sogar mehr Östrogen), können viele Symptome der Perimenopause hervorgerufen werden, darunter Migräne, schmerzende Brüste oder starke Perioden.

Die Kombination aus hohem Östrogen und niedrigem oder gar keinem Progesteron hat viele verschiedene Bezeichnungen, wie zum Beispiel:

- Anovulatorische Zyklen,
- Hormonungleichgewicht,
- Östrogen- und Progesteron-Ungleichgewicht,
- Dysfunktionale uterine Blutungen,
- Ovulationsstörung,
- Östrogen ohne Gegenspieler,
- Östrogendominanz.

Hinweis: Den Ausdruck »Östrogendominanz« wird Ihr Arzt oder Ihre Ärztin eher nicht verwenden. Ärzte sprechen eher von »anovulatorischen Zyklen« oder »anovulatorischen Blutungen«, was auch die Ausdrücke sind, die ich in diesem Buch verwende.

Wie wir in Kapitel 1 gesehen haben, war der letzte Zeitpunkt, zu dem Ihr Östrogen hoch war, Sie aber kein Progesteron bildeten, in der ersten Pubertät, als Ihr Hormonsystem sich noch ausbildete. Damals hatten Sie genau wie jetzt anovulatorische Zyklen, weshalb Sie damals vielleicht auch Symptome von Östrogen ohne Gegenspieler hatten, wie zum Beispiel Migräne oder starke Perioden.

Sie spüren es, wenn Sie immer mehr Progesteron verlieren, weil dieses Hormon viele Bereiche der Gesundheit beeinflusst, darunter auch das Immunsystem und insbesondere das Gehirn. Wenn das Progesteron sinkt, muss der Körper bzw. das Gehirn das System neu kalibrieren. Verläuft dieser Prozess nicht reibungslos, so können sich die im Folgenden aufgeführten Symptome entwickeln.

Stimmungsschwankungen und Schlafstörungen

Der Verlust von Progesteron verändert das Gehirn und das Nervensystem und kann Ihre Fähigkeit, mit Stress umzugehen, verringern.[53] Außerdem steigt dadurch das Risiko für Angst, Depressionen, Gedächtnisverlust und Schlafstörungen, was unbehandelt zu chronischen Schmerzen führen kann. Die Stimmungsschwankungen in der frühen Perimenopause können auch durch Histamin oder Mastzellenaktivierung beeinflusst werden, was ich als Spezialthema im Laufe dieses Kapitels besprechen werde.

Hinweis: Sie sind anfälliger für Stimmungsschwankungen und Schlafprobleme in der Perimenopause, wenn Sie in der Vergangenheit bereits prämenstruelle Stimmungsschwankungen hatten, die meist durch eine Überempfindlichkeit gegenüber Hormonspiegelschwankungen kommen.

Hitzewallungen und Nachtschweiß

Hitzewallungen und Nachtschweiß können schon früh in der Perimenopause einsetzen, wenn Sie noch genug Östrogen, aber kein Progesteron mehr bilden. Leider ist es so, dass wenn die Hitzewallungen früh beginnen (wenn Sie noch eine regelmäßige Periode haben), sie bis zu zehn Jahren lang anhalten können.[54] Setzen Hitzewallungen später ein (nach der letzten Periode), dauern sie meist nur ein oder zwei Jahre.

Die Hitzewallungen in der Perimenopause treten meist kurz vor, während oder nach der Periode auf.[55] In Kapitel 7 gehe ich umfassend auf Hitzewallungen und Nachtschweiß, aber auch deren Mechanismen und Behandlung, ein.

Herzrasen

Mit Herzrasen ist das Gefühl eines stark klopfenden oder flatternden oder auch eines ausgesetzten Herzschlags gemeint. Es ist ein häufiges und beunruhigendes Symptom in der Perimenopause und kann von Hitzewallungen begleitet sein. Vorübergehend kann sich der Puls um bis zu sechzehn Schläge pro Minute steigern.

Herzrasen speziell in Zusammenhang mit der Perimenopause wurde bislang nicht gründlich untersucht. Verursacht wird es JC Prior zufolge höchstwahrscheinlich durch den Verlust des herzstabilisierenden Progesterons und die daraus folgende Verlängerung eines Teils des Herzzyklus (Herzschlag).[56] Sie rät zu Progesteron als Behandlung.

Kommt Ihr Herzrasen nur hin und wieder und auch nur leicht, könnten Sie versuchen, mit Magnesium (Kapitel 5) und Progesteron (Kapitel 6) dagegen anzugehen. Dauert das Herzrasen allerdings länger als ein paar Minuten oder scheint es sich zu verschlechtern, sollten Sie dazu einen Arzt befragen. Andere mögliche Ursachen für Herzrasen sind Stress, Koffein, Herzprobleme und eine Schilddrüsenüberfunktion.

Tipp: Viele der Symptome, über die ich in diesem Kapitel spreche, können auch andere Ursachen haben. Fragen Sie Ihren Arzt oder Ihre Ärztin, ehe Sie davon ausgehen, dass es sich um die Perimenopause handelt!

Tipps für ein Arztgespräch bei Herzrasen

- Klären Sie, ob es sich tatsächlich um Herzrasen handelt, und falls ja, ob es mit der Perimenopause zu tun haben könnte.
- Fragen Sie, ob eine Behandlung mit Progesteron helfen könnte. (Siehe auch Tipps für ein Arztgespräch über Progesteron in der Perimenopause auf Seite 173.)

Migräne

Die Häufigkeit von Migräne kann sich in der Perimenopause steigern,[57] was vorwiegend daran liegt, dass das Gehirn nicht mehr vom beruhigenden Nutzen des Progesterons profitieren kann, und weil die Perimenopause mit hohen und schwankenden Östrogen- und Histaminspiegeln assoziiert wird. Beide tragen entscheidend zu Migräne bei. Behandlungsideen finden Sie in Kapitel 7.

Hinweis: Häufige Migräneanfälle können im Jugendalter auftreten (wenn das Östrogen hoch und das Progesteron niedrig ist) und sich dann in den fortpflanzungsfähigen Jahren bis zu Perimenopause verbessern (wenn das Estradiol steigt und das Progesteron wieder absinkt).

Autoimmunerkrankungen

Eine Autoimmunerkrankung liegt vor, wenn das Immunsystem das körpereigene Gewebe angreift. Manche Formen von Autoimmunerkrankungen sind in der Perimenopause und frühen Menopause häufiger, was an der extremen Umgestaltung des Immunsystems liegt, die eintritt, wenn man zuerst Progesteron und dann Östrogen verliert.[6 58] Die häufigste Autoimmunerkrankung ist die Schilddrüsenerkrankung Hashimoto-Thyreoiditis, über die wir in Kapitel 8 sprechen werden.

Starke Periodenblutungen und Regelschmerzen

Progesteron baut die Gebärmutterschleimhaut ab, verringert die Menstruationsblutung und hilft gegen Regelschmerzen. Darum haben Sie in Zeiten, wenn das Progesteron niedrig ist, eher starke Blutungen und Regelschmerzen (sowohl in der ersten als auch der zweiten Pubertät); weitere Informationen erhalten Sie in Kapitel 9.

Das war die Seite des »abnehmenden Progesterons« unserer Gleichung. Jetzt schauen wir uns das hohe und schwankende Östrogen an.

Hohes und schwankendes Östrogen

Im Gegensatz zu dem, was Sie gehört haben, nimmt das Östrogen in der Perimenopause wahrscheinlich nicht langsam und nach und nach ab. Das kann zwar der Fall sein, was Sie durch eine allmähliche Abnahme der Blutungsmenge während Ihrer Periode merken würden. Wahrscheinlicher ist hingegen, dass Ihr Östrogen Spitzenwerte aufweist, die bis zu dreimal so hoch wie in jüngeren Jahren sind, dann aber stark schwankt. JC Prior beschreibt dies als »großes Eierstockfinale« oder »Feuerwerk«.[59]

Hohes, schwankendes Östrogen kann Symptome eines hohen Östrogenspiegels hervorrufen (starke Perioden, schmerzende Brüste und Reizbarkeit), unter die sich Symptome eines absinkenden Östrogens mischen (Nachtschweiß und Depressionen).

Starke und schmerzhafte Perioden

Östrogen verdickt die Gebärmutterschleimhaut, was in Kombination mit niedrigem Progesteron (siehe oben) zu starken Menstruationsblutungen und Schmerzen führen und gynäkologische Erkrankungen verschlimmern kann, wie zum Beispiel Adenomyose, wobei die Gebärmutterschleimhaut in das Muskelgewebe der Gebärmutter einwächst. Auf all dies kommen wir in Kapitel 9 zu sprechen, wo wir uns auch Wege anschauen, einen gesunden Östrogenstoffwechsel oder eine Entgiftung zu fördern.

Hinweis: Hohes, schwankendes Östrogen kann zu großen Mengen an Fruchtbarkeitsschleim führen. Das ist der Zervixschleim, der normalerweise vor dem Eisprung entsteht. In diesem Fall rührt der Fruchtbarkeitsschleim aber ausschließlich vom anormal hohen Östrogen her und hat meist nichts mit dem Eisprung zu tun.

Schmerzende Brüste

Das Brustgewebe reagiert sehr anfällig auf Östrogen. Wunde oder schmerzempfindliche Brüste an deren Vorderseite sind laut Prior ein klassischer Hinweis auf hohes Östrogen. Sie empfiehlt Frauen in der Perimenopause, die Schmerzempfindlichkeit ihrer Brüste (und damit auch das Vorliegen eines hohen Östrogenspiegels) zu testen, indem sie mit der flachen Hand vorne auf die Brüste drücken und die Schmerzempfindlichkeit mit dem vergleichen, was sie empfinden, wenn sie mit gleichem Druck auf den Oberschenkel drücken.[1] Eine Schmerzempfindlichkeit an den Seiten der Brust oder oben in der Armbeuge (aber nicht vorne an den Brüsten) liegt nicht an hohem Östrogen, sondern ist eher ein normales Anzeichen dafür, dass ein Eisprung stattfand.[60]

Ich habe die Erfahrung gemacht, dass schmerzende Brüste auch ein Anzeichen eines Jodmangels sein können, worauf ich in Kapitel 9 noch zu sprechen komme.

Reizbarkeit

Hohes, schwankendes Östrogen kann auch zu Schlaflosigkeit, Reizbarkeit und sogar richtiggehender Wut führen. Teil des Problems ist die Art und Weise, wie Östrogen die Mastzellen und Histamin stimuliert, was Angst hervorrufen und zu starken Perioden, Migräne, Nesselsucht, Heuschnupfen und anderen Symptomen führen kann.

Spezialthema: Mastzellenaktivierungssyndrom (MCAS) und hohes Histamin

Mastzellen sind Immunzellen, die Prostaglandine, entzündliche Zytokine und Histamin freisetzen, die alle eine große Rolle bei der Frauengesundheit spielen können.

Wahrscheinlich kennen Sie Histamin als das Protein, das an bestimmten Immunreaktionen beteiligt ist und Allergien und Schwellungen hervorrufen kann. Es hat aber noch einige weitere Aufgaben. Beispielsweise reguliert Histamin die Magensäure, stimuliert das Gehirn und bringt die Libido in Schwung, weshalb

Östrogen die Libido verstärkt und Antihistaminika sie reduzieren.

Zuviel Histamin kann folgende Ursachen haben: erstens eine schlechte Ausscheidung durch den Darm oder zweitens das Mastzellenaktivierungssyndrom (MCAS), eine häufige Erkrankung, bei der die Mastzellen zu viel Histamin und andere entzündliche Stoffe freisetzen.[61]

Zu den Symptomen einer Mastzellenaktivierung und hohem Histamin gehören Urtikaria (Nesselsucht), verstopfte Nase, niedriger Blutdruck, Reizbarkeit, Schlaflosigkeit, Migräne, Gelenkschmerzen, Wassereinlagerungen, Tinnitus (Ohrgeräusche), Übelkeit und Durchfall. Mastzellenaktivierung kann auch zu gynäkologischen Problemen beitragen, wie zum Beispiel starken Perioden und Regelschmerzen, zum einen, weil Histamin die Östrogenproduktion stimuliert und zum anderen, weil uterine Mastzellen Prostaglandine und Heparin freisetzen, was zu starken Blutungen führen kann.[62]

Wie bereits gesagt steigert Östrogen Histamin. Das geschieht durch eine direkte Stimulierung der Mastzellen, Histamin freizusetzen, und indem das Enzym Diaminoxidase, das Histamin abbaut, herunterreguliert wird. So wie Östrogen Histamin stimuliert, stimuliert Histamin die Eierstöcke, mehr Östrogen zu bilden. Das Ergebnis kann ein Teufelskreis sein: Östrogen → Histamin → Östrogen → Histamin.

Viele Symptome der sogenannten Östrogendominanz (wie beispielsweise PMS und starke Perioden) können in Wahrheit Symptome von Histamin oder Mastzellenaktivierung sein. Der Beginn perimenopausaler Allergien, über die wir in Kapitel 8 sprechen werden, ist ein weiteres Symptom von hohem Histamin in der Perimenopause.

Für Behandlungsideen lesen Sie bitte die histaminarme Ernährung in Kapitel 5.

Verlust von Östrogen

Wir haben uns das hohe, schwankende Östrogen in den früheren Phasen der Perimenopause angeschaut, das ebenfalls Symptome eines Östrogenentzugs oder -abfalls von hoch nach tief verursachen kann. Kommen wir nun zu dem Gebiet des durchgängig niedrigen Östrogenspiegels, der nach der letzten Periode der Fall ist. Mit »niedrigerem Östrogen« meine ich nicht »kein Östrogen«, denn etwas Östrogen werden Sie immer haben, wenn auch nicht mehr so viel wie zuvor. In der Menopause bilden Sie weiterhin Estradiol, und zwar mit Ihren Eierstöcken (rund 10 Prozent dessen, was Sie früher gebildet haben) sowie mit dem Rest Ihres Körpers durch ein Enzym namens Aromatase. Aromatase wandelt die Androgene Testosteron und Androstendion in die Östrogene Estradiol und Estron um, und zwar in jeder einzelnen Zelle jedes Gewebes.

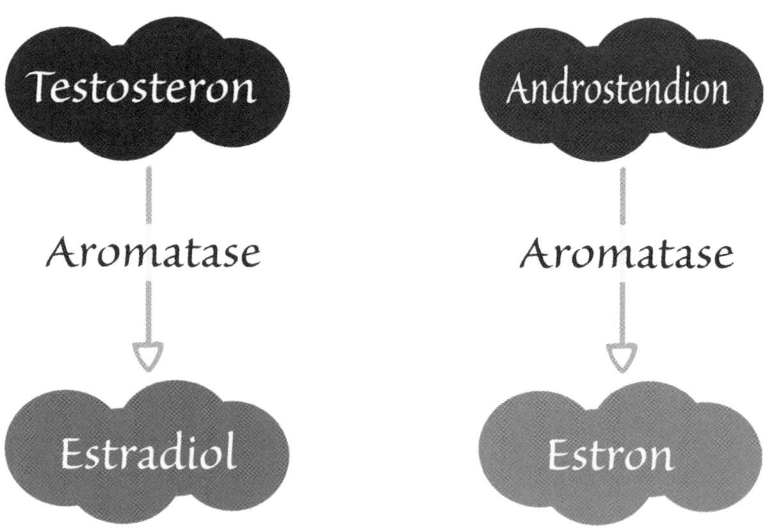

Abbildung 6: Aromatase bildet Östrogen

Durch die lokale Produktion von Östrogen kann Gewebe, wie zum Beispiel Herz und Gehirn, genau so viel produzieren, wie es braucht, aber nicht mehr. Daher wird solches Gewebe mit etwas Östrogen ausgestattet (was essenziell ist), gleichzeitig aber auch vor der Wirkung von zu viel Östrogen geschützt. Eine so stark kontrollierte lokale Produktion von Östrogen heißt Intrakrinologie und ist wichtig für Männer, Frauen und Kinder.

Für Männer und Kinder ist die lokale Intrakrinologie die primäre Östrogenquelle. Bei Frauen im fortpflanzungsfähigen Alter kommt das Östrogen durch die Intrakrinologie erst nach der riesigen Menge Estradiol, die in den Eierstöcken produziert wird. Bei Erreichen der Menopause fällt die Östrogenproduktion durch die Eierstöcke weg, und es übernimmt wieder die Intrakrinologie. In der Menopause erhöht der Körper das Östrogen durch Hochregulierung der Aromataseaktivität[63 64] und durch die Steigerung der Produktion von Androgenen einschließlich Androstendion aus den Eierstöcken und DHEA (Dehydroepiandrosteron) aus der Nebennierenrinde. Durch einen gesunden DHEA-Spiegel (Kapitel 5) können Sie den Prozess der Intrakrinologie unterstützen und für einen gesunden Spiegel an intrazellulärem Östrogen sorgen.

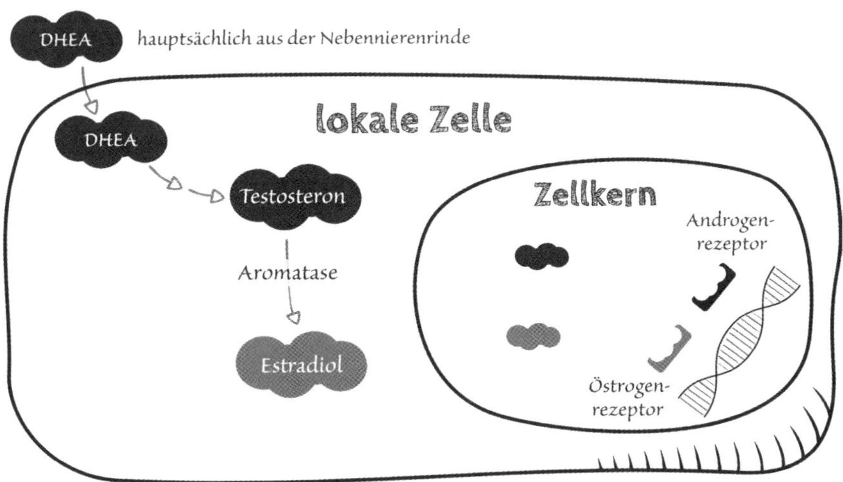

Abbildung 7: Intrakrinologie in jeder Zelle

Hinweis: Weil sich der Großteil des menopausalen Östrogens innerhalb der Zellen befindet, kann man es nicht mittels Bluttests messen.

Ein dritter Weg, wie der Körper Östrogen erhöht, ist die Anpassung der Anzahl und Sensibilität der sogenannten Östrogenrezeptoren, die Andockstellen für Östrogen. Indem die Sensibilität der Östrogenrezeptoren erhöht wird, kann der Körper das Signal des neuen, niedrigeren Östrogenspiegels verstärken. Dieser Prozess der Hochregulierung der Aromatase und der Einstellung der Östrogenrezeptoren kann Monate bis Jahre dauern, was die Dauer der Wechseljahresbeschwerden erklären kann.

Allgemein ist die Hochregulierung der Aromatase eine gute Sache, weil Sie dadurch das Östrogen bekommen, das Sie immer brauchen werden. Gleichzeitig kann eine zu starke Aromataseaktivität in Bauchfettgewebe zu viel eines Östrogens namens Estron produzieren, was in den Wechseljahren einen Risikofaktor für Herzerkrankungen,[65] Myome, Unterleibsschmerzen, anormale Gebärmutterblutungen und Brustkrebs darstellt. Eine hohe Aromataseaktivität im Bauchfettgewebe ist meist durch eine Insulinresistenz begründet und somit ein weiterer Grund, eine Insulinresistenz zu erkennen und umzukehren (Kapitel 5 und 7).

Schauen wir uns nun die Symptome an, die mit einem niedrigeren oder abfallenden Östrogenspiegel assoziiert werden.

Hitzewallungen und Nachtschweiß

Wenn während der Perimenopause Hitzewallungen und Nachtschweiß einsetzen, sind sie das Ergebnis eines niedrigen Progesteronspiegels und eines schwankenden Östrogenspiegels, weshalb sie am besten mit Progesteron behandelt werden. Halten die Hitzewallungen auch noch nach der letzten Periode an, sind sie eher das Ergebnis von weniger (aber noch immer schwankendem) Östrogen und können sich unter einer Therapie aus Östrogen plus Progesteron verbessern. Siehe Kapitel 7.

Stimmungsschwankungen und Schlafprobleme

Wie wir bereits gesehen haben, sind die Stimmungsschwankungen der frühen Phasen der Perimenopause auf niedriges Progesteron, hohes Östrogen und Mastzellenaktivierung oder Histamin zurückzuführen.

Die Stimmungsschwankungen der späteren Phasen der Perimenopause und in den frühen Jahren der Menopause sind auf eine Veränderung des Energiesystems des Gehirns durch einen niedrigeren Östrogenspiegel zurückzuführen. Siehe Kapitel 7.

Scheidentrockenheit

Niedriges Östrogen kann dazu führen, dass die Schleimhaut im Intimbereich dünner wird, auch »vaginale Atrophie« oder »urogenitales Menopausensyndrom« genannt. Dies ist eines der wenigen dauerhaften und nicht nur vorübergehenden Symptome der Menopause. Zu den Symptomen gehören Trockenheit, Schmerzen, Juckreiz, verstärkter Harndrang, Inkontinenz, Prolaps und höhere Anfälligkeit für Blasenentzündungen. Siehe Kapitel 10.

Schmerzen

Schmerzende Muskeln und Gelenke sind ein häufiges Symptom in der Menopause und laut einigen Studien sogar häufiger als Hitzewallungen.[66] Wie in Kapitel 1 beschrieben ist die Diagnose Fibromyalgie in der Perimenopause und den ersten Jahren der Menopause keine Seltenheit, was wahrscheinlich auf einen gestörten Schlaf und den Verlust der natürlichen entzündungshemmenden Eigenschaften von Progesteron und Östrogen zurückzuführen ist. Siehe Kapitel 8 für Behandlungstipps. Natürlich sollten Sie Ihren Arzt oder Ihre Ärztin fragen, wenn Ihre Schmerzen neu aufgetreten oder stark sind, denn es könnte auch etwas anderes dahinterstecken.

Gewichtszunahme im Bauchbereich

Letztlich kann niedriges Östrogen und Progesteron zu einem veränderten Stoffwechsel führen, durch den man im Bauchbereich zunimmt. Dabei sind mehrere Dinge im Gange. Zum einen verliert man die nützlichen anabolen Eigenschaften des Estradiols, was bedeutet, dass die Muskelmasse abnimmt, was wiederum den Stoffwechsel verlangsamt. Außerdem verliert man die entzündungshemmenden, stoffwechselstimulierenden Eigenschaften von Östrogen und Progesteron, was zu Insulinresistenz führen kann. Dies ist ein wesentliches Thema dieses Buches. Durch die

Menopause steigt das Risiko einer Insulinresistenz, und gleichzeitig kann eine Insulinresistenz die Symptome der Menopause verschlimmern. Teil dieses Problems ist der natürliche Übergang zu einem Überschuss an Androgen in der Perimenopause und der Menopause.

Spezialthema: Die »Testosterondominanz« in der Perimenopause und der Menopause

Testosteron kann bei Frauen zu einer Gewichtszunahme im Bauchbereich führen. Genauer gesagt tragen Androgene zur Gewichtszunahme im Bauchbereich und Insulinresistenz bei, wenn sie im Vergleich zu Progesteron und Estradiol hoch sind, denn relativ hohe Androgene heben die normalen insulinsensibilisierenden Eigenschaften von Progesteron und Estradiol auf.[67] Ein relativ hoher Androgenspiegel ist genau das, was in der Perimenopause und der Menopause passiert, wenn zuerst Progesteron und dann Estradiol abfällt, während die Androgene weiterhin konstant bleiben oder sogar leicht erhöht sind.[68] Ich nenne dies Testosterondominanz.

Für die Testosterondominanz in Perimenopause und Menopause sind zwei Mechanismen erforderlich: Der erste ist ein leichter Anstieg der Androgenproduktion, der nur vorübergehend ist, weil die Androgenproduktion generell leicht abfällt, genau wie bei Männern. Hinzu kommt, dass mehr ungebundenes bzw. »freies Testosteron« zur Verfügung steht, weil das sexualhormonbindende Globulin (SHBG) absinkt, das Protein, das Testosteron und Östrogen bindet. Verschiedene Faktoren tragen zu einem Abfall des SHBG bei, darunter ein niedrigerer Östrogenspiegel, eine größere Anfälligkeit für Insulinresistenz und in manchen Fällen auch eine schlechte Schilddrüsenfunktion. Geht man diese Punkte an, kann das SHBG wieder steigen, somit mehr Testosteron binden und den relativen Androgenüberschuss verbessern. Phytoöstrogene (Kapitel 5) können ebenfalls das SHBG steigern.

Das bringt uns zu der frustrierenden, wechselseitigen Beziehung zwischen Androgenen und Insulinresistenz. Diese funktioniert wie folgt: Relativ hohe Androgenspiegel begünstigen eine Insulinresistenz, die wiederum den Androgenspiegel erhöht, da sie das

SHBG reduziert und die auch die Eierstöcke dazu anregt, noch mehr Androgene zu bilden.

Ein Androgenüberschuss fördert die Gewichtszunahme im Bauchbereich, sodass man keine schmale Taille mehr hat, sondern eher quadratischer aussieht und um die Taille runder ist und der Oberkörper breiter wirkt. Außerdem kann das Brustkrebsrisiko zunehmen,[69] [70] und es kann zu einer leichten Form von Hirsutismus (Gesichtsbehaarung) und Haarverlust kommen, was ich in Kapitel 10 erklären werde. Das sind eindeutig keine rosigen Aussichten.

Gleichzeitig ist es wichtig, einen gewissen Androgenspiegel zu haben, da Androgene sich positiv auf Muskeln, Knochen, Stimmung, Libido und die Umwandlung zu Östrogen auswirken.

Menopausale Insulinresistenz und Gewichtszunahme sind wahrscheinlicher, wenn Sie, wie Julie in Kapitel 3, am polyzystischen Ovarialsyndrom leiden bzw. litten, denn Androgenüberschuss und Insulinresistenz sind die Hauptfaktoren für das polyzystische Ovarialsyndrom, das ohne Behandlung in der Menopause weiter fortschreitet. Indem sie in ihren frühen Vierzigern eine Insulinresistenz erkannte und rückgängig machte, konnte Julie den relativen Androgenüberschuss in der Menopause wahrscheinlich verringern. In den Kapiteln 5, 8 und 10 erfahren Sie mehr über die Insulinresistenz und die Gewichtszunahme in der Menopause.

Jetzt sind wir am Ende unserer Übersicht der Veränderungen und Symptome in der Perimenopause und der Menopause angelangt. Wenden wir uns nun der Diagnose zu, damit Sie erkennen können, wo Sie in dieser Übergangsphase stehen.

Diagnose der Perimenopause

Es gibt keine spezielle Blutuntersuchung, um die Perimenopause zu diagnostizieren, und meist ist der Versuch, den Östrogen- und Progesteronspiegel zu messen, die Sache nicht wert. Stattdessen wird die Perimenopause anhand der Symptome und des Allgemeinzustands diagnostiziert.

Laut Prior ist eine Frau mittleren Alters mit regelmäßigen Zyklen wahrscheinlich in der Perimenopause, wenn sie drei der folgenden neun Veränderungen bei sich feststellen konnte:[71]

- neu einsetzende starke und/oder längere Regelblutung,
- kürzere Menstruationszyklen (25 Tage oder weniger),
- neuerdings wunde, geschwollene oder sich knotig anfühlende Brüste,
- neuerdings Durchschlafprobleme,
- stärkere Krämpfe während der Periode,
- neues Auftreten von Nachtschweiß, insbesondere vor der Periode,
- neuerdings oder deutlich stärkere Migräneattacken,
- neuerdings oder stärkere prämenstruelle Stimmungsschwankungen,
- Gewichtszunahme, ohne dass sich Essgewohnheiten oder Sportverhalten verändert hätten.

Mit anderen Worten: Wenn Sie über 35 sind und unter mindestens drei der Symptome auf dieser Liste leiden, sind Sie wahrscheinlich in der Perimenopause.

Die Menopause ist hingegen die Lebensphase, die zwölf Monate nach Ihrer letzten Periode beginnt. Eine frühe oder zu frühe Menopause kann erkannt werden, indem man den FSH-Wert im Blut misst, aber darauf kommen wir noch zu sprechen.

Der Zeitpunkt der Perimenopause

Im Durchschnitt dauert der ganze Vorgang rund sieben Jahre, die sich laut Prior auf vier Phasen verteilen, die wir uns jetzt genauer anschauen werden.

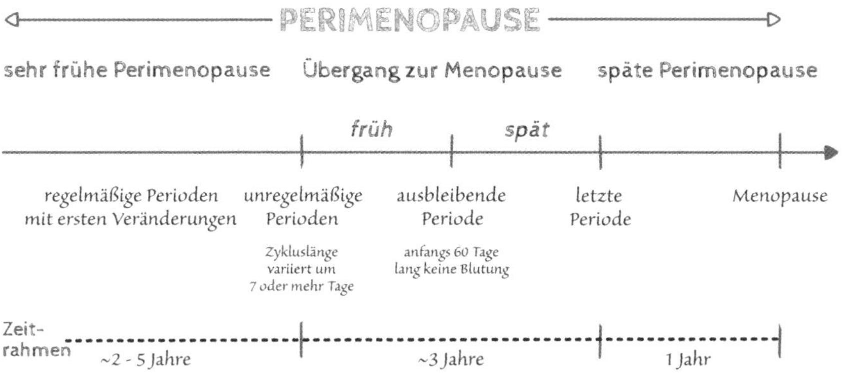

Abbildung 8: Die vier Phasen der Perimenopause

Prior übernahm diese Phasen aus der Zusammenfassung des Workshops »Stages of Reproductive Aging«, der 2011 auf einer Konferenz der North American Menopause Society stattfand.

1. Sehr frühe Perimenopause

In dieser Phase ist Ihr Menstruationszyklus noch regelmäßig, kann sich aber auf 21 bis 26 Tage verkürzen. Wahrscheinlich verfügen Sie über weniger Progesteron als früher, jedoch über mehr Östrogen, weshalb das Risiko für stärkere Perioden, stärkere Regelschmerzen, Migräne und Schlafstörungen steigt. Diese Phase dauert meist zwei bis fünf Jahre.

2. Früher Übergang zur Menopause

Ihr Zyklus wird langsam unregelmäßig und kann, wenn man von Tag eins bis Tag eins rechnet, in der Länge um mehr als sieben Tage variieren.

Hinweis: Tag eins ist der erste Tag des richtigen Periodenflusses.

Wie in der vorigen Phase haben Sie noch wenig Progesteron und hohes, schwankendes Östrogen, aber wenn das Östrogen jetzt sinkt, dann sinkt es noch tiefer als früher, was Hitzewallungen und Nachtschweiß hervorrufen oder verschlimmern kann. Der zeitliche Rahmen zwischen Beginn der unregelmäßigen Zyklen bis zur ersten ausgesetzten Periode beträgt zwei bis drei Jahre.

Hinweis: Der exakte Zeitpunkt der Menopause könnte ab diesem Moment besser durch eine Blutuntersuchung auf das sogenannte Anti-Müller-Hormon (AMH) bestimmt werden. Laut neuesten Forschungsergebnissen haben Frauen über 47, deren AMH-Spiegel unter 0,1 pmol/l liegt, eine Wahrscheinlichkeit von 67 Prozent, innerhalb der nächsten zwölf Monate ihre letzte Periode zu bekommen, und eine 82-prozentige Wahrscheinlichkeit, diese innerhalb der nächsten zwei Jahre zu bekommen.[72]

3. Später Übergang zur Menopause

Jetzt setzt die Periode zum ersten Mal ganz aus oder Ihr Zyklus dauert länger als 60 Tage. Schmerzen der Brüste können sich verbessern, aber Hitzewallungen und Nachtschweiß sich verschlimmern, und ab und an haben Sie möglicherweise noch immer eine starke Periode. Ab diesem Punkt dauert es für gewöhnlich rund vier Jahre, bis Sie in der Menopause sind.

4. Späte Perimenopause

Die späte Perimenopause ist dann, wenn Sie meinen, Ihre letzte Periode gehabt zu haben, und Sie zwölf Monate lang warten, bis Sie sagen können, dass Sie wirklich in der Menopause sind. Das ist auch der Beginn der Umstellung auf niedrigeres Östrogen, weshalb Sie also weniger Symptome eines hohen, schwankenden Östrogenspiegels, wie Migräne und Stimmungsschwankungen, verspüren sollten. Es sei denn, Sie bekommen eine weitere Periode, denn in diesem Fall nimmt Ihr Östrogen wieder zu und manche der Symptome können zurückkehren. Je jünger Sie sind, desto höher ist die Wahrscheinlichkeit, dass Sie noch einmal eine Periode bekommen. Wenn das der Fall ist, müssen Sie wieder von Neuem zu zählen anfangen, bis Sie in der

Menopause sind. Ab diesem Punkt können Hitzewallungen noch ein Jahr oder länger andauern.

Menopause

Letztlich ist die Menopause die Lebensphase, die ein Jahr nach Ihrer letzten Periode beginnt. JC Prior beschreibt dies als »Übergang in die Menopause« und meint, man könne sich über diese Zeit freuen. Die meisten Symptome sollten aufhören, mit Ausnahme derer, über die wir in Kapitel 10 im Abschnitt »Was danach kommt« sprechen werden.

Zusammenfassend kann man sagen, dass die Perimenopause mit verkürzten Zyklen und starken Blutungen beginnt und mit langen Zyklen und leichten Blutungen endet, bis schließlich ein Jahr kommt, in dem keine Blutung mehr stattfindet.

Wie bereits erklärt, treffen diese vier Phasen nur auf die natürlich einsetzende Menopause in Ihren späten Vierzigern und frühen Fünfzigern zu. Sie gelten nicht für die Menopause, die aufgrund einer primären Ovarialinsuffizienz (Eierstockinsuffizienz) früher einsetzt und auch nicht für eine Menopause durch Medikamente oder eine Operation.

Wenn die Menopause früh einsetzt: Primäre Ovarialinsuffizienz oder Menopause

Die Menopause vor dem Alter von 40 ist eine primäre Ovarialinsuffizienz (POI), die auch vorzeitige Ovarialinsuffizienz, vorzeitige Menopause oder frühe Menopause genannt wird. Sie unterscheidet sich insofern von der Menopause, als dass sie auf einer Fehlfunktion der Eierstöcke beruht. POI kann mit stärkeren Symptomen verbunden sein[73] und laut einigen Experten sehr schnell eintreten, ohne dass die vier Phasen durchlaufen werden. Laut JC Prior zeigt sich eine POI oftmals in Phasen mit Stimmungsveränderungen und starken Blutungen, und zwar schon Jahre, bevor die Periode ganz aufhört.

Die primäre Ovarialinsuffizienz betrifft rund eine von 100 Frauen und wird diagnostiziert, wenn zwei Messungen des FSH-Werts einen hohen Wert aufweisen (über 40 IU/L), wobei zwischen den Messungen ein Abstand von mindestens einem Monat liegen muss. Zu den Risikofaktoren gehören Genetik, Autoimmunerkrankungen, Chemotherapie sowie Bestrahlungen. In den meisten Fällen ist die Ursache unbekannt.

Wenn Sie unter einer primären Ovarialinsuffizienz leiden, ist eine Schwangerschaft zwar unwahrscheinlich, aber nicht unmöglich. Eine systematische Überprüfung der Forschungsergebnisse ergab, dass etwa fünf bis zehn Prozent der Frauen mit POI ohne medizinische Intervention schwanger werden.[74]

Was die Behandlung anbelangt, benötigt man wahrscheinlich eine menopausale Hormontherapie, um die Symptome zu lindern und das Langzeitrisiko für Osteoporose, Herzerkrankungen und Demenz zu reduzieren. Auf POI werde ich in Kapitel 6, Menopausale Hormontherapie, noch genauer eingehen.

Sollte das bei Ihnen der Fall sein, brauchen Sie jede Menge emotionale Unterstützung, denn die Diagnose der primären Ovarialinsuffizienz ist verständlicherweise sehr aufwühlend. Gefühle wie Verzweiflung, Schock und Verwirrung sind ganz normal.[75] Sie können bei Ihrem Arzt oder Ihrer Ärztin nach Selbsthilfegruppen fragen.

Menopause durch Medikamente oder eine Operation

Eine durch Medikamente oder eine Operation induzierte Menopause liegt vor, wenn Ihre Eierstöcke aufgrund von Medikamenten oder einer Operation ihre Funktion verlieren. Zu den Hauptursachen gehören Chemotherapie, Bestrahlung oder die chirurgische Entfernung der Eierstöcke im Rahmen einer totalen Hysterektomie (totale Gebärmutterentfernung). Wie wir in der Geschichte von Rita in Kapitel 1 gesehen haben, führt eine chirurgische Entfernung der Gebärmutter hingegen nicht zur Menopause, auch wenn keine Blutung mehr stattfindet.

Eine durch Medikamente oder eine Operation verursachte Menopause ist keine reguläre Menopause. Zum einen kommt es zu einer schnelleren Abnahme der Hormone, was zu ungewöhnlich starken Symptomen, vor allem Hitzewallungen, führen kann. Sie ist auch mit einem ungewöhnlich niedrigen Hormonspiegel verbunden, weil man nicht mehr kontinuierlich mit Östrogen und Androgenen versorgt wird, wie es bei funktionierenden Eierstöcken in der Menopause der Fall ist. Ein niedriger Hormonspiegel kann wiederum das Langzeitrisiko für Osteoporose, Herzerkrankungen und Demenz steigern, was allerdings durch eine Hormontherapie verringert, aber nicht vollkommen ausgeschlossen werden kann. Darum sprechen sich die meisten Experten mittlerweile gegen eine Entfernung der Eierstöcke aus, es sei denn, es besteht ein hohes Risiko für Eierstockkrebs. Bitte besprechen Sie dies mit Ihrem Arzt oder Ihrer Ärztin.

Sind Menopausensymptome eine Nebenwirkung unseres modernen Lebensstils?

Wie wir in Kapitel 2 gesehen haben, ist die Menopause keine neue Angelegenheit. Laut der Historikerin Susan Mattern und ihrem Buch The Slow Moon Climbs: the science, history, and meaning of menopause gibt es die Menopause schon seit Anbeginn der Menschheit und ist möglicherweise sogar die treibende Kraft hinter der Evolution einer längeren menschlichen Lebensdauer.

Doch während die Wechseljahre in allen menschlichen Völkern und Gruppen vorkommen, ist dies bei den Symptome hingegen nicht der Fall. Beispielsweise berichten Frauen heutiger Sammlervölker nicht über viele negative Symptome (oder sogar gar keine) und sehen die Menopause allgemein als ein positives Ereignis an. Viele dieser Frauen leben gesund und glücklich bis ins hohe Alter, was dem Narrativ, der Verlust von Östrogen sei der Anfang von Krankheit und Altersschwäche, ziemlich widerspricht.

Was genau ist da also los? Ist es möglich, dass der Verlust von Östrogen gar keine so große Sache ist, außer, wenn er mit etwas anderem in Zusammenhang steht? Und falls das so ist, was ist denn dann »etwas anderes«? Welcher Aspekt oder welche Aspekte unseres modernen Lebensstils sorgt bzw. sorgen dann für unsere Menopausensymptome? Es gibt mehrere widersprüchliche Faktoren.

Der erste Faktor ist die relativ geringe Anzahl von Jahren, in denen wir schwanger sind oder stillen. Das gilt insbesondere für die Jahre kurz vor der Menopause, wenn die meisten von uns auf gar keine oder nur wenige Schwangerschaften zurückblicken können, die allerdings schon einige Jahre zurückliegen. Im Gegensatz dazu haben Frauen in Sammlervölkern meist weitaus mehr Jahre schwanger oder stillend verbracht, einschließlich der Jahre vor der Menopause. Das bedeutet, dass sie die Menopause nicht als das Aufhören der Periode erfahren, sondern als nahtlosen Übergang vom Zustand mit niedrigem Östrogen während der Stillzeit in den Zustand mit genauso wenig Östrogen während der Menopause, sodass es zu keinen hohen, schwankenden Östrogenspiegeln und anschließendem »Östrogenentzug« in der modernen Menopause kommt.

Eine zweite und eher beunruhigende Möglichkeit ist, dass zumindest einige der Symptome und gesundheitlichen Risiken der Menopause (einschließlich Auswirkungen auf die Stimmung) auf die Freisetzung von toxischem Blei aus den Knochen während des normalen beschleunigten Knochenverlusts in der Menopause zurückzuführen sein könnten.[76] In unserer modernen Welt sammelt sich im Laufe unseres Lebens langsam Blei in den Knochen an, insbesondere bei Frauen, die konstant über viele Jahre einer höheren Belastung ausgesetzt sind, wie es beispielsweise der Fall ist, wenn man in einem Haus lebt, das vor 1960 gebaut wurde.[77] Auch andere Umweltgifte könnten bei den Symptomen und sogar beim Zeitpunkt der Menopause eine Rolle spielen, wurden aber leider bislang nicht genauer untersucht. In Kapitel 5 werde ich Ihnen im Abschnitt Umweltgifte Behandlungswege vorstellen.

Zu den anderen Faktoren, die uns für Menopausensymptome anfälliger machen könnten, gehören alle Probleme unseres modernen Lebens, über die wir in Kapitel 5 sprechen werden, wie zum Beispiel ein gestörter zirkadianer Rhythmus, chronische Entzündungen, ein gestörtes Mikrobiom und an vorderster Stelle Insulinresistenz. Wie wir in diesem Kapitel bereits gesehen haben, steigert die Menopause das Risiko für Insulinresistenz, und gleichzeitig kann eine Insulinresistenz die Symptome der Menopause verschlimmern. Frauen in traditionellen Sammlervölkern ernähren sich mit weniger Kalorien und zuckerarm, weshalb bei ihnen das Risiko einer Insulinresistenz und von Menopausensymptomen geringer ist.

Kann die Menopause hinausgezögert werden?

Die kurze Antwort lautet: nicht zum jetzigen Zeitpunkt. Der Zeitpunkt der Menopause ist in den Genen festgeschrieben. Sie kann durch Krankheit oder Rauchen etwas früher eintreten, aber es gibt keinen bekannten Weg, sie hinauszuzögern.

Das könnte sich natürlich ändern, falls die Medizin einen Weg findet, um die Funktion der Eierstöcke noch ein paar Jahre oder sogar Jahrzehnte länger zu erhalten. Ein solches Szenario ist möglich, denn es sieht eher nicht danach aus, dass den Eierstöcken die Eizellen ausgehen, sondern Stammzellen enthalten, die – zumindest theoretisch – stimuliert werden könnten, um neue Follikel oder Eizellen zu bilden. Diese Theorie besteht schon seit geraumer Zeit und wurde intensiv debattiert, wobei manche Wissenschaftler der Ansicht sind, es gäbe keine Stammzellen in den Eierstöcken, während andere es nur logisch finden, dass dem so ist. So meint der Wissenschaftler Jonathan Tilly zum Beispiel, es gäbe keinen nachvollziehbaren Grund dafür, dass es sich bei Frauen so entwickelt haben sollte, dass sie schon Jahrzehnte, ehe sie schwanger zu werden versuchen, abgestandene Eizellen mit sich herumtragen, während Männer sich so entwickelt haben, dass sie ständig frisches Sperma zur Verfügung haben.[78]

Aus meiner Sicht als Biologin betrachtet denke ich, dass wir Eierstockstammzellen besitzen. Doch was wir damit tun, steht auf einem ganz anderen Blatt. Es entspricht unserer normalen Physiologie, dass der Körper ungefähr mit fünfzig Jahren die Funktion der Eierstöcke abschaltet, was auch nicht durch eine bestimmte Ernährung oder einen anderen Lebensstil verhindert werden kann. Die einzige Methode, um Eierstockstammzellen zu reaktivieren, bestünde in der sogenannten PRP-Technologie (PRP steht für »plättchenreiches Plasma«), die derzeit erforscht wird. Dazu wird ein Isolat an Wachstumsfaktoren aus dem eigenen Blutserum einer Person gewonnen. Bislang wurde diese Methode von einem griechischen Wissenschaftlerteam angewandt, um Eierstöcke zu »verjüngen« und die Fruchtbarkeit wiederherzustellen. In einer Studie wurden dreißig Frauen zwischen 46 und 49 damit behandelt, von denen zwei Drittel wieder einen Menstruationszyklus bekamen und Eizellen bildeten[79] und eine Frau sogar ein Kind gebar.[80]

Eine weitere Technologie, die derzeit genauer untersucht wird, basiert nicht auf Stammzellen, sondern auf dem Eierstockgewebe einer Frau, das eingefroren wird, solange sie noch jung ist, und ihr bei Erreichen der Menopause wieder eingepflanzt wird. Damit könnte man den Wissenschaftlern zufolge die Menopause um zwanzig Jahre hinauszögern. Zurzeit bietet eine Fruchtbarkeitsklinik in Großbritannien an, das Gewebe einzufrieren.[81]

Auch wenn ich diese Techniken hier erwähne, befürworte ich sie nicht unbedingt. Ich bin allerdings auch nicht dagegen, genauso wenig wie ich gegen eine Hormontherapie bin. Ich persönlich würde mich jedoch keiner solchen Methode zur »Menopausenverzögerung« unterziehen, auch nicht, wenn ich noch im dafür geeigneten Alter wäre. Doch wenn sich solche Methoden langfristig als sicher und nutzbringend herausstellen sollten, könnten sie einen Versuch wert sein.

Jetzt haben wir uns angeschaut, was genau in der Menopause geschieht. Darum gehen wir jetzt direkt dazu über, was Sie tun können, um sich wohler zu fühlen.

Teil zwei

Behandlung

Heilung ist eine Frage der Zeit,
manchmal aber auch eine
Frage der Gelegenheit.

~ Hippokrates ~

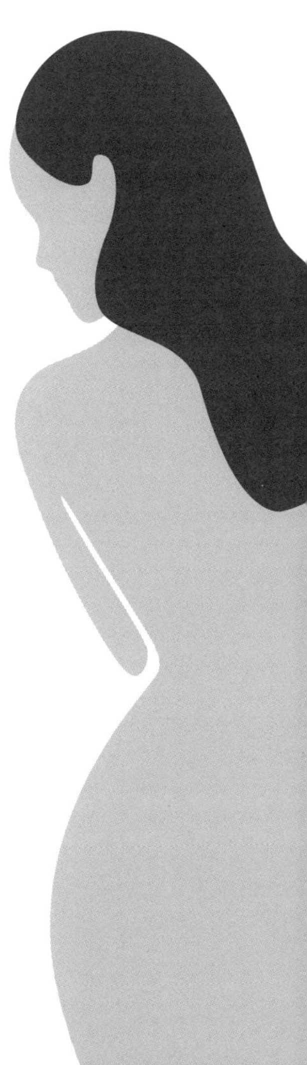

Kapitel 5

Allgemeine Gesundheitsförderung in der Perimenopause und danach

Willkommen im Behandlungsteil des Buches. In den folgenden Kapiteln werde ich zielgerichtete Behandlungsmöglichkeiten für Ihre spezifischen Perimenopausen- und Menopausensymptome darlegen. Ich kann mir vorstellen, dass Sie gern vorblättern würden, aber auch dieses Kapitel ist wichtig, denn die allgemeine Gesundheitsförderung legt den Grundstock für alle anderen Behandlungsmöglichkeiten.

Was meine ich mit allgemeiner Gesundheitsförderung in der Perimenopause und danach? Dabei geht es um all die Möglichkeiten, wie Sie Ihren Körper beruhigen, abkühlen, nähren und stärken können.

Das Nervensystem beruhigen

Zuerst Progesteron und dann Östrogen zu verlieren, kann sich auf Gehirn und Nervensystem destabilisierend auswirken. Um sich an den neuen Zustand anzupassen, müssen beide sich sozusagen neukalibrieren, und dieser Prozess erfordert ein gewisses Maß an allgemeiner Gesundheit und Belastbarkeit.

Darum besteht der erste Schritt der allgemeinen Gesundheitsförderung darin, die Gesundheit und Belastbarkeit Ihres Nervensystems zu stärken. Dadurch fühlen Sie sich nicht nur jetzt besser, sondern verbessern auch Ihre Chancen, langfristig gesund zu bleiben. Erinnern Sie sich daran, dass ich in Kapitel 1 erklärte, dass die Perimenopause ein kritisches Zeitfenster für die Gesundheit im Allgemeinen und das Nervensystem im Speziellen ist? Indem Sie jetzt Ihren Stress regulieren, können Sie später Stimmungsprobleme verhindern.

Um Ihr Nervensystem in den Griff zu bekommen, müssen Sie drei Aspekte Ihres Nervensystems kennen: Ihr vegetatives Nervensystem, Ihre Hypothalamus-Hypophysen-Nebennierenrinden-Achse (HPA-Achse) und Ihren zirkadianen Rhythmus. Diese schauen wir uns jetzt jeweils an.

Das vegetative Nervensystem

Das vegetative Nervensystem ist der Teil des Nervensystems, der für unbewusste Körperfunktionen zuständig ist, wie zum Beispiel Atmung, Verdauung und Herzschlag. Es spielt eine große Rolle bei der Reaktion auf und der Erholung von Stress, je nachdem, welche Hälfte des vegetativen Nervensystems aktiviert ist.

Der Teil, der das Empfinden von Stress steigert, ist das sogenannte sympathische Nervensystem mit seinem wichtigsten Neurotransmitter Adrenalin, das Atmung, Puls und Alarmbereitschaft steigert. Eine gewisse sympathische Aktivität, auch Sympathikotonus genannt, ist positiv, denn dadurch können Sie auf unerwartete Herausforderungen oder Anforderungen reagieren. Ein zu hoher Sympathikotonus hingegen kann zu chronischer Übererregung oder chronischer Anspannung führen, was sich negativ auf Schlaf, Gehirn oder Hormonsystem auswirkt.

Hinweis: Durch Noradrenalin wird die thermoneutrale Zone (optimaler Temperaturbereich) im Gehirn schmaler, was sich auf die Hitzewallungen auswirkt. Mehr darüber in Kapitel 7.

Der Teil des vegetativen Nervensystems, der das Gefühl von Stress reduziert, ist das parasympathische Nervensystem mit dem Hormon Oxytocin und dem Neurotransmitter Acetylcholin. Es beruhigt Atmung, Puls und Alarmbereitschaft. Die parasympathische Aktivität, auch Parasympathikotonus genannt, unterstützt Funktionen des Körpers, die er im Ruhezustand durchführt, wie zum Beispiel Schlaf, gesunde Verdauung und Heilung. Die integrative Gynäkologin Sara Gottfried meint, Erholung entstünde im parasympathischen Nervensystem.[82]

Eine simple Methode, um seinen eigenen Parasympathikotonus zu beurteilen, ist die Messung der Herzfrequenzvariabilität (HFV). Das ist das Ausmaß, in dem die zeitlichen Intervalle von einem Herzschlag zum nächsten variieren. Messen können Sie dieses mit einem Bluetooth-Herzfrequenzmonitor in Kombination mit einer App für Ihr Smartphone.

Eine höhere Herzfrequenzvariabilität ist eine gute Sache, denn sie bedeutet einen höheren Parasympathikotonus. Zwar schlägt das Herz dann weniger regelmäßig, was zunächst ungut klingt, doch tatsächlich bedeutet es, dass das parasympathische Nervensystem die Kontrolle übernommen hat und auf Atmung und andere Reize reagiert, indem der Herzschlag angepasst wird. Eine gesunde Herzfrequenzvariabilität bedeutet, dass Ihr Nervensystem im Zustand der Belastbarkeit ist.

Einer der wichtigsten Akteure bei der Herzfrequenzvariabilität und beim Parasympathikotonus ist der sogenannte Vagusnerv, ein Hirnnerv, der Gehirn und Bauch direkt verbindet. Über ihn läuft die Kommunikation wie in einem Hochgeschwindigkeits-Glasfaserkabel zwischen Gehirn und Körper. Dadurch kann das Gehirn minutiös Ihren körperlichen Zustand überwachen und weiß immer, ob alles in Ordnung ist.

Ernährung und Lebensweise für einen besseren Parasympathikotonus

Ihren Vagusnerv und Ihr parasympathisches Nervensystem können Sie durch einige Maßnahmen beruhigen, die ihnen Signale für Beruhigung und Sicherheit entstehen lassen:

Gehen Sie raus in die Natur. Spaziergänge in der Natur verbessern den Parasympathikotonus sowohl unmittelbar als auch Stunden später während des Schlafs.[83]

Bauen Sie soziale Verbindungen auf. Sei es mit einem Partner, der Familie, Freunden oder einem Haustier, regelmäßige soziale Verbindungen fördern die Freisetzung von Oxytozin, aktivieren den Vagusnerv und verbessern die Herzfrequenzvariabilität.[84]

Probieren Sie eine Atemtechnik aus, bei der man lange ausatmen muss. Durch die bewusste Verlangsamung der Atmung und eine lange Ausatmung wird der Vagusnerv aktiviert und die Kampf-oder-Flucht-Reaktion beruhigt.[85]

Yoga. Eine langsame Ausatmung spielt beim Yoga eine große Rolle, und hat, wie die Autorin Mithu Storoni in ihrem Buch *Stress-Proof: The Scientific Solution to Protect your Brain and Body*[86] erklärt (zu Deutsch: Stressresistent: Die wissenschaftliche Lösung zum Schutz von Gehirn und Körper), noch einige weitere positive Auswirkungen. Positionen, bei denen man die Hände über dem Körper hält, stimulieren die Blutdrucksensoren in Nacken und Brust und signalisieren dem Gehirn, zwischen dem sympathischen und dem parasympathischen Nervensystem umzuschalten. In Kombination mit Stilleübungen führt dies von oben nach unten zu einer Regulierung des vegetativen Nervensystems und der Stressreaktion. Der langsame Stil des traditionellen Hatha-Yogas hat bewiesenermaßen positive Auswirkungen auf die Herzfrequenzvariabilität und den Parasympathikotonus.[87]

Tipp: Vorwärtsbeugen ist besonders gut, um das parasympathische Nervensystem einzuschalten.

Dies ist nur ein Beispiel für viele Techniken, durch die die Gesundheit des vegetativen Nervensystems verbessert werden kann. Andere Methoden sind bittere Nahrungsmittel zu sich nehmen, Massagen, Körperarbeit, Kaltwasserduschen oder -bäder und für gesunde Darmbakterien zu sorgen.

Hypothalamus-Hypophysen-Nebennierenrindenachse (HPA-Achse)

Eng mit dem vegetativen Nervensystem verbunden ist die sogenannte HPA-Achse (HPA ist die Abkürzung für Hypothalamus-Hypophysen-Nebennierenrinden-Achse). Sie ist so etwas wie der Kommunikationskanal zwischen Gehirn (Hypothalamus und Hypophyse) und Nebennieren. Deshalb kann es bei zu hoher Stressbelastung zur Schwächung der Nebennieren kommen, auch Nebennierenschwäche oder Nebennierenerschöpfung genannt. Durch die verringerte Fähigkeit zur Stressbewältigung ist die HPA-Achsenregulation gestört.

Funktioniert Ihre HPA-Achse gut, produzieren Sie nur bei Bedarf höhere Mengen der Stresshormone Cortisol und Adrenalin, die anschließend sofort wieder heruntergefahren werden.

Funktioniert Ihre HPA-Achse hingegen nicht gut, ist Ihr Cortisol- und Adrenalinspiegel chronisch hoch, was zu Depressionen, Schlaflosigkeit, Erschöpfung, verringerter Muskelmasse, geringerer Libido, schlechtem Immunsystem und Insulinresistenz führen kann. Dazu muss gesagt werden, dass all diese Symptome auch mit der Menopause assoziiert werden.

Ein weiterer Zusammenhang zwischen einer Störung der HPA-Achsenregulation und der Menopause besteht darin, dass die Störung der HPA-Achsenregulation mit einem verringerten Spiegel des Nebennierenrindenhormons DHEA assoziiert wird. Sie wissen wahrscheinlich noch aus dem vorigen Kapitel, dass DHEA die Vorstufe für die intrakrine oder lokale Produktion von Östrogen durch Aromatase ist. Darum können Maßnahmen zur Verbesserung der Funktion Ihrer HPA-Achse zur Produktion von Östrogen während der Menopause beitragen.

Eine Störung der HPA-Achsenregulation kann aus chronischem Stress, aber auch Mangel- oder Unterernährung, Krankheit, Schlafmangel und Störung des zirkadianen Rhythmus, zu dem wir noch kommen werden, resultieren. Ebenso kann eine Störung der HPA-Achsenregulation durch die Perimenopause entstehen, da Progesteron normalerweise zur besseren Funktion der HPA-Achse beiträgt.[2]

Wenn Sie also in die Perimenopause kommen, sind Sie womöglich anfälliger für eine Störung der HPA-Achsenregulation in Folge von chronischem Stress und anderen Faktoren. Diese wiederum kann viele Symptome der Perimenopause und der Menopause verschlimmern oder gar verursachen.

Tests auf eine HHN-Achsen-Dysfunktion

Momentan gibt es keine zuverlässige Methode, um eine Störung der HPA-Achsenregulation zu testen. Kürzlich wurden in einer Studie alle möglichen Methoden untersucht, unter anderem die Messung von Kortisol im Speichel, und man kam zu dem Schluss, dass man keine Erschöpfung oder Symptome genau vorhersagen kann.[88] Vielleicht gibt es in Zukunft bessere Testmethoden, aber bis dahin beurteile ich eine HPA-Achsen-Dysfunktion anhand der Symptome Schlaflosigkeit und morgendlicher Müdigkeit.

Ernährung und Anpassung der Lebensweise zur Regulierung der HPA-Achse

Das parasympathische Nervensystem zu aktivieren ist eine hervorragende Methode, um die HPA-Achse zu stabilisieren und zu regulieren. Das umfasst all die Strategien, die ich bereits genannt habe, wie Spaziergänge im Freien, Atemtechniken oder Yoga.

Andere Strategien sind, mehr von dem zu tun, was Ihnen Spaß macht, und einen gesunden zirkadianen Rhythmus zu fördern (siehe unten). Um eine gesunde HPA-Achse zu haben, müssen Sie möglicherweise mehr Zeit für Erholung in Ihren Alltag integrieren, was in unserer rastlosen Welt ohne Pausen zugegebenermaßen schwierig ist. Doch Ihr Körper braucht es, dass Sie einen Gang zurückschalten, und wenn Sie keinen Weg dafür finden, wird Ihr Körper dies irgendwann für Sie übernehmen.

Aus Ernährungssicht ist ein stabiler Blutzucker einer der besten Wege, Ihre HPA-Achse zu stärken. Das bedeutet, dass Sie auf Nachspeisen und Ähnliches besser verzichten, aber zu jeder Mahlzeit, insbesondere zum Frühstück, eine Proteinquelle zu sich nehmen sollten.

Es gibt einige Nahrungsergänzungsmittel, die die HPA-Achse stabilisieren können, darunter Vitamin-B und Magnesium, worauf ich noch zu sprechen komme.

Zirkadianer Rhythmus

Jede Zelle in Ihrem Körper hat eine »Uhr« und läuft nach einem 24-stündigen Zeitplan. Sich an diesen Zeitplan zu halten, ist eine wunderbare Methode, um die Gesundheit allgemein zu stärken und betrifft unter anderem Stoffwechsel, Stimmung, Schlaf, Knochen und natürlich die HPA-Achse.

Die Hauptuhr für all Ihre Körperuhren ist der Teil des Gehirns, der Nucleus suprachiasmaticus genannt wird und vergleichbar ist mit einem Taktmesser, der dafür sorgt, dass alle Uhren in Einklang miteinander sind. Dies geschieht durch die Freisetzung verschiedener neuronaler und hormonaler Signale, einschließlich Kortisol von der HPA-Achse und Melatonin aus der Zirbeldrüse. Ganz simpel ausgedrückt, ist Kortisol Ihr Tages- bzw. Tageslicht-Hormon und Melatonin Ihr Dunkelheits-Hormon. Melatonin fördert den Schlaf und hat viele andere Aufgaben, wie zum Beispiel für eine gesunde Verdauung, ein gutes Immunsystem und einen reibungslosen Stoffwechsel zu sorgen.

Am ehesten kommt der zirkadiane Rhythmus durcheinander, wenn man Dinge zur falschen Zeit macht, beispielsweise nachts essen oder sich blauem Licht aussetzen. Wenn Sie sich einmal um ein Kind oder Haustier gekümmert haben, wissen Sie, wie wichtig ein fester Tagesplan für diese ist. Ihr eigener Körper funktioniert ebenso, also geben Sie ihm bitte, was er braucht und wann er es braucht.

Die Perimenopause kann den zirkadianen Rhythmus durcheinanderbringen, weil der Nucleus suprachiasmaticus sowohl auf Progesteron als auch Estradiol sensibel reagiert.[89] Auch dieses System muss sich neu kalibrieren.

Ernährung und Lebensweise für einen gesunden zirkadianen Rhythmus

Morgenlicht und Abenddunkel. Licht mit blauer Wellenlänge ist morgens am stärksten und abends am schwächsten. Blaues Licht sagt Ihrem Gehirn, dass es Tag ist, was gut ist, wenn tatsächlich Tag ist, vor allem am Morgen. Versuchen Sie, Ihren Tag mit etwas Zeit im Freien zu beginnen, vielleicht mit einem morgendlichen Spaziergang. Dann könnten Sie sowohl vom Morgenlicht als auch der Zeit im Grünen profitieren. Genauso wie blaues Licht Ihrem Körper sagt, dass es Morgen ist, signalisiert der Mangel an blauem Licht Ihrem Körper, dass es Nacht ist, weshalb Sie Ihren zirkadianen Rhythmus unterstützen können, indem Sie abends auf blaues Licht verzichten. Einfache Strategien sind, Ihren Bildschirm zu dimmen, eine Blaulichtfilterbrille zu tragen oder eine oder zwei Stunden vor dem Zubettgehen ganz auf Bildschirme zu verzichten.

Proteine am Morgen. Wenn man vor 10 Uhr morgens Proteine isst, erhalten die »Uhrengene« das Signal, Insulin und den Stoffwechsel zu regulieren.[90] Darum können Proteine am Morgen dazu beitragen, den zirkadianen Rhythmus zu regulieren und an Gewicht zu verlieren. Auch wenn Sie beispielsweise Intervallfasten praktizieren (darauf komme ich später noch zu sprechen), sollten Sie versuchen, zumindest eine kleine Portion Proteine vor 10 Uhr zu sich zu nehmen.

Alkohol reduzieren. Alkohol wirkt sich negativ auf die Melatoninproduktion aus und kann den zirkadianen Rhythmus stören.[91] Das ist einer der vielen Gründe, die dafürsprechen, den Alkoholkonsum einzuschränken oder gar keinen mehr zu trinken. Mehr über Alkohol erfahren Sie im Laufe des Kapitels.

Warme Bäder. Durch ein warmes Bad oder eine heiße Dusche eine oder zwei Stunden vor dem Schlafengehen können Sie besser ein- und durchschlafen.[92] Das funktioniert dadurch, dass die Körpertemperatur vorübergehend steigt, dann aber wieder absinken kann und schläfrig macht. Interessanterweise kann ein Bad am Nachmittag auch den zirkadianen Rhythmus normalisieren und die Stimmung verbessern.[93]

Melatonin. Melatonin kann als Einschlafhilfe eingenommen werden und wirkt, zumindest in Teilen, dadurch, dass die Kerntemperatur des Körpers gesenkt wird, was den zirkadianen Rhythmus unterstützt. Über Melatonin und andere schlaffördernde Nahrungsergänzungsmittel sprechen wir in Kapitel 7.

Zusammengefasst lässt sich sagen, dass ein gesundes Nervensystem Strategien für das vegetative Nervensystem, die HHN-Achse und den zirkadianen Rhythmus benötigt. Glücklicherweise unterstützen einige vernünftige Maßnahmen alle drei Bereiche gleichermaßen.

Chronische Entzündungen

Chronische Entzündungen zu reduzieren, ist ein wesentlicher Bestandteil eines gesunden Perimenopausen-Übergangs, denn unbehandelte chronische Entzündungen machen alles schwieriger. Eine chronische Entzündung kann beispielsweise den sympathischen oder stressinduzierenden Bereich des Nervensystems stimulieren, was bedeutet, dass man mehr Hitzewallungen hat. Chronische Entzündungen sind auch schlecht für Stimmung und Schlaf und sorgen für stärkere Perioden. Letztlich kann eine chronische Entzündung auch die Insulinresistenz und die menopausale Gewichtszunahme verschlechtern.

Was versteht man unter einer chronischen Entzündung? Einfach ausgedrückt ist es die chronische, langfristige Aktivierung des Immunsystems. Das ist etwas anderes als eine akute Entzündung, worunter man die kurzfristige Aktivierung des Immunsystems zur Heilung einer Wunde oder Bekämpfung einer Infektion versteht.

An einer chronischen Entzündung sind chemische Botenstoffe beteiligt, die unser Immunsystem bildet. Diese tragen Namen wie TNF-alpha, IL-6 und IL-8, was Sie sich aber nicht zu merken brauchen. Ich werde der Einfachheit halber von entzündungsfördernden Zytokinen oder Entzündung sprechen.

 ***Zytokine***

Entzündungsfördernde Zytokine sind chemische Botenstoffe, die Ihr Körper gegen Infektionen einsetzt. Sie sind Teil der Entzündungsreaktion Ihres Körpers.

Was führt zu einer chronischen Entzündung?

Eine chronische Entzündung kann durch alles entstehen, was die Immunfunktion aktiviert, stresst oder behindert. Das können einfache Dinge sein, wie zum Beispiel Junkfood, Schlafmangel oder chronische emotionale Belastung.[94] Oder es kann etwas Komplizierteres sein, wie zum Beispiel eine chronische Infektion mit dem Epstein-Barr-Virus oder eine Autoimmunerkrankung. Auf Autoimmunerkrankungen kommen wir am Rande im Abschnitt *Autoimmune Schilddrüsenerkrankungen* in Kapitel 8 zu sprechen.

Eine Entzündung kann auch eine so offensichtliche Ursache wie Rauchen haben. Zigarettenrauch enthält Cadmium, Pestizide und andere hormonschädigende, immunaktivierende Giftstoffe, was das Rauchen zu einem der stärksten Entzündungsförderer überhaupt macht, aber auch einer der Lebensstilfaktoren ist, der zu einem früheren Einsetzen der Menopause führen kann.[95] Sollten Sie Raucherin sein, sollten Sie als erstes eine Methode finden, um aufzuhören.

Letztlich kann eine chronische Entzündung auch das Ergebnis einer Insulinresistenz, von Verdauungsproblemen oder Umweltgiften sein. Schauen wir uns diese Punkte einmal genauer an.

Insulinresistenz

Auf Insulinresistenz werde ich in diesem Buch immer wieder zu sprechen kommen. Sie definiert sich folgendermaßen:

Einfach gesagt, ist die Insulinresistenz eine Krankheit, bei der man einen chronisch erhöhten Insulinspiegel hat. Insulin ist das Hormon, das die Zellen dazu stimuliert, Glukose aufzunehmen. Man nennt diese Krankheit auch Hyperinsulinämie, metabolisches Syndrom oder Prädiabetes, und die Wahrscheinlichkeit, dass Sie sie haben, liegt bei eins zu zwei. Unbehandelt kann eine Insulinresistenz zu Diabetes Typ 2 führen.

Bei einer Insulinresistenz ist nicht das Insulin an sich das Problem, denn dieses ist natürlich ein wichtiges und positives Hormon. Zu den Vorteilen von Insulin gehören die Umwandlung von Essen in Energie (lebensnotwendig), die Förderung des Muskelwachstums (was bedeutet, dass es anabol ist) und die Aufrechterhaltung eines gesunden Menstruationszyklus. Ein niedriger Insulinspiegel ist der Grund, warum manche junge Frauen, die zu wenig essen, keine Periode mehr bekommen.

Bei einer Insulinresistenz ist das Problem die zugrundeliegende Stoffwechselstörung und damit die verminderte Fähigkeit der Zellen, auf Insulin zu reagieren, was zu einem kompensatorischen Anstieg des Insulins führt. Hohes Insulin ist daher ein Marker für eine zugrundeliegende Stoffwechselstörung und auch ein Grund für eine verringerte Stoffwechselflexibilität, was bedeutet, dass die Zellen weniger in der Lage sind, von der Verwendung von Glukose zur Energiegewinnung auf Ketone umzustellen, die ein Stoffwechselprodukt von Fett sind.

Ein hoher Insulinspiegel fördert auch Entzündungen, und zwar sogenannte metabolische Entzündungen. Unbehandelt können Insulinresistenz, Stoffwechselinflexibilität und metabolische Entzündungen langfristig zu einigen gesundheitlichen Problemen führen, wie zum Beispiel Gewichtszunahme im Bauchbereich, worüber wir noch in Kapitel 8 sprechen werden. Weitere Probleme sind:

- Gedächtnisverlust,
- Symptome eines hohen Androgenspiegels wie zum Beispiel Gesichtsbehaarung und bestimmte Arten des Haarausfalls,
- hoher Cholesterinspiegel,
- höheres langfristiges Risiko für Osteoporose, Herzerkrankung und Demenz,
- Hitzewallungen,
- Gebärmuttermyome,
- anovulatorische Blutungen und Verdickung der Gebärmutterschleimhaut.

Eine der Möglichkeiten, wie die Insulinresistenz zu einer Verdickung der Gebärmutterschleimhaut beiträgt, ist die Hochregulierung des Enzyms Aromatase, das wir im vorigen Kapitel kennengelernt haben. Dies führt zu höheren Estronspiegeln, was zu anormalen Gebärmutterblutungen, Adenomyose, Myomen und einem höheren Brustkrebsrisiko beitragen kann.

Symptome der Insulinresistenz und Risikofaktoren

Haben Sie eine Insulinresistenz? Nein? Sind Sie sich ganz sicher?

Das Hauptanzeichen für eine Insulinresistenz ist Gewichtszunahme im Bauchbereich, was zu einer apfelförmigen Figur oder einer Gewichtszunahme in der mittleren oder oberen Körperhälfte führt. Manche meiner Patientinnen beschreiben die Gewichtszunahme auch als »BH-Träger-Zunahme«.

Tipp: Holen Sie das Maßband hervor. Um zu sehen, ob Sie eine apfelförmige Figur bekommen, sollten Sie ein Maßband in Höhe des Bauchnabels anlegen. Ein Taillenumfang von rund 89 cm oder weniger wäre wünschenswert. Ein genaueres Messergebnis erzielen Sie durch die Berechnung des Verhältnisses Ihrer Taille zu Ihrer Größe. Ihr Taillenumfang sollte weniger als die Hälfte Ihrer Größe betragen.

Es ist allerdings auch möglich, dass Sie eine Insulinresistenz haben, ohne dass es zu einer spürbaren Gewichtszunahme im Bauchbereich kommt. Daher sind Tests wichtig (siehe unten). Außerdem sollten Sie auf andere Anzeichen achten, wie zum Beispiel Erschöpfung, Heißhunger auf Süßes, hohe Triglyceride, hoher Cholesterinspiegel, Stielwarzen (Fibrome) und Acanthosis nigricans, eine dunkle, samtige Verfärbung der Haut in den Armbeugen, der Leistengegend und den Nackenfalten. Ein weiteres klassisches Anzeichen für eine Insulinresistenz ist eine Fettleber, auf die wir in Kapitel 8 zu sprechen kommen.

Zu den Risikofaktoren für eine Insulinresistenz gehören das Vorkommen von Diabetes in der Familie oder eine Vorbelastung mit Schwangerschaftsdiabetes oder PCOS. Wie beim Spezialthema Testosterondominanz im vorangehenden Kapitel besprochen, kann PCOS und die damit verbundene Anfälligkeit für einen hohen Androgenspiegel zu einem höheren Risiko für Insulinresistenz beitragen.

Hinweis: Ein hoher Testosteronspiegel verschlimmert die Insulinresistenz, und eine Insulinresistenz kann einen hohen Testosteronspiegel verschlimmern.

Test auf Insulinresistenz

Beim Test auf Insulinresistenz wird das Hormon Insulin getestet. Es handelt sich nicht um einen Glukosetest. Mit anderen Worten: Eine Insulinresistenz kann durch einen normalen Blutzucker- oder Glukosetest nicht ausgeschlossen werden. Der Insulintest kann entweder als »Nüchtern-Insulin«-Test oder als »oraler Glukosetoleranztest mit Insulin« erfolgen. Bei diesem Test geben Sie nüchtern eine Blutprobe ab, trinken dann ein Glukosegetränk, woraufhin Ihnen im Abstand von ein und zwei Stunden abermals Blut abgenommen wird. Wenn Sie einen Glukosetoleranztest machen, ist es sinnvoller, diesen mit Insulin zu machen, sodass Sie auch Ihre Insulinwerte kennen.

Wenn Sie das Ergebnis haben, sollten Sie sich nicht nur den Glukosewert, sondern auch den Insulinwert anschauen. Ein gesunder »Nüchtern-Insulin«-Wert sollte unter 60 pmol/l (10 mIU/L) liegen. Ein und zwei Stunden nach dem Glukosegetränkt sollte ein gesunder Insulinwert unter 410 pmol/l (60 mIU/l) liegen. Ein hoher Insulinwert bedeutet, dass Sie unter einer Insulinresistenz leiden. Normale Insulinwerte bedeuten, dass Sie eine gute Insulinsensitivität haben.

In der Perimenopause und der Menopause spielt die Insulinresistenz eine entscheidende Rolle, weil 1) eine zugrundeliegende Insulinresistenz so gut wie alle Symptome verschlechtern kann und 2) die natürliche Testosterondominanz in der Menopause die Insulinresistenz verschlimmern kann. Zum Glück kann eine Insulinresistenz durch Strategien, wie beispielsweise Intervallfasten, Bewegung und Aufnahme von ausreichend Proteinen, wieder rückgängig gemacht werden. Über alle Therapieformen, sowohl die konventionellen als auch die aus dem Bereich der Naturheilverfahren, sprechen wir in Kapitel 8.

Gesunde Verdauung

Verdauungsprobleme sind eine weitere Ursache für Entzündungen, darum sollten Verdauungsprobleme behoben werden, um chronische Entzündungen zu verringern. Um zu verstehen, was die Verdauung mit Entzündungen zu tun hat, müssen Sie wissen, dass unser Immun- und unser Verdauungssystem eine Einheit bilden. Zum Beispiel sind achtzig Prozent unseres Immunsystems im Verdauungstrakt angesiedelt, wo es in ständiger Kommunikation mit unserem Darm und den Darmbakterien steht. Ist mit dem Darm oder den Darmbakterien etwas nicht in Ordnung, kann das Immunsystem aktiviert und eine Entzündung hervorgerufen werden.

Beispiele dafür, dass mit der Verdauung etwas schiefläuft, sind Nahrungsmittelunverträglichkeiten, Darmdurchlässigkeit und Probleme mit Darmbakterien oder dem Mikrobiom.

Nahrungsmittelunverträglichkeiten

Eine Nahrungsmittelunverträglichkeit oder -intoleranz tritt auf, wenn durch bestimmte Nahrungsmittel die Darmbakterien gestört werden oder sich die Darmschleimhaut entzündet – und somit das Immunsystem aktiviert wird. Eine Nahrungsmittelunverträglichkeit bezieht sich auf jegliche Form von unerwünschter Reaktion auf ein Nahrungsmittel und ist eine breitgefächertere, komplexere Reaktion als eine Nahrungsmittelallergie. Zu den Symptomen einer Nahrungsmittelunverträglichkeit gehören Kopfschmerzen, Gelenkschmerzen, Blähungen und Heißhungerattacken. Viele dieser Symptome können auch andere Ursachen haben, weshalb es sich um ein recht kontroverses Thema handelt.

Hinweis: Ist Ihnen aufgefallen, dass Heißhungerattacken ein Symptom für eine Nahrungsmittelunverträglichkeit sein können? Häufig hat man Heißhunger auf genau das Nahrungsmittel, das die Ursache der Unverträglichkeit ist (Weizen oder Milchprodukte), aber es kann sich auch um Heißhunger auf Süßes handeln.

Jedes Nahrungsmittel kann im Grunde eine Reaktion einer Nahrungsmittelunverträglichkeit auslösen, aber meistens reagieren die Menschen auf Weizen- oder Milchprodukte.

Weizen oder Gluten

Sie haben wahrscheinlich schon die widersprüchlichsten Meinungen über Weizen und Gluten gehört, wobei manche Menschen behaupten, Weizen sei schlecht, während andere sagen, er sei gesund.

Die Wahrheit ist, dass Weizen wahrscheinlich gesund ist, aber dennoch bei einzelnen Personen zu einem Problem werden kann. Und wenn Weizen ein Problem darstellt, dann ist es entweder ein FODMAP- oder ein Problem mit Gluten oder manchmal auch beides.

FODMAPs

Unter FODMAPs versteht man mehrere Arten von Kohlehydraten, die jeweils Blähungen hervorrufen können und zur Diagnose Reizdarmsyndrom führen. Der Begriff wurde von Forschenden der Monash University in Australien kreiert und ist die Abkürzung für »fermentierbare Oligo-, Di- und Monosaccharide und Polyole«, einer Gruppe von kurzkettigen Kohlenhydraten, die für manche Menschen schwer zu verdauen sind. Zu den Nahrungsmitteln, die reich an FODMAPs sind, gehören Weizen, Hülsenfrüchte, bestimmte Gemüsesorten und Obst. Ein häufiger Rat beim Reizdarmsyndrom lautet, eine Zeit lang auf diese Nahrungsmittel zu verzichten. Ich rate auch zum Besuch eines Arztes oder einer Ärztin, um die zugrundeliegende Ursache der FODMAP-Empfindlichkeit zu bekämpfen, denn meistens handelt es sich dabei um eine Überwucherung des Dünndarms mit Bakterien, die sogenannte bakterielle Dünndarmfehlbesiedlung (DDFB).

Spezialthema: Dünndarmfehlbesiedlung

Bei der Dünndarmfehlbesiedlung (DDFB) vermehren sich einige der Darmbakterien so stark, dass sie die anderen überwuchern. Sie ist die Ursache für etwa achtzig Prozent aller Fälle von Reizdarmsyndrom, führt aber auch zu Symptomen wie Fibromyalgie, Restless Legs und der Hauterkrankung Rosazea. Eine DDFB kann auch die Symptome in der Perimenopause verschlechtern, indem der Östrogenstoffwechsel beeinträchtigt wird (d.h. dem Körper wird Östrogen entzogen), Mastzellen aktiviert werden und sich eine autoimmune Schilddrüsenerkrankung verschlechtert. Das alles werden wir in den kommenden Kapiteln noch besprechen. Durch den Rückgang der Magensäure in der Perimenopause steigt das Risiko für eine Dünndarmüberwucherung.

Ein typisches Symptom für eine DDFB sind Blähungen kurz nach dem Essen. Außerdem kann es zu Übelkeit, Schmerzen, Verstopfung und Sodbrennen kommen. Die offizielle Diagnose erfolgt über einen Atemtest, für den Glukose oder Lactulose getrunken und während der darauffolgenden 60 bis 90 Minuten der Wasserstoff- und Methangehalt in der Atemluft gemessen wird.

Die Behandlung besteht für gewöhnlich aus einer vorübergehenden Reduzierung FODMAP-reicher Nahrungsmittel sowie der gleichzeitigen Gabe eines Antibiotikums, oder antimikrobiell wirkender Kräuter, wie zum Beispiel Oregano oder Berberin.[96] Das Verdauungsenzyme enthaltende Nahrungsergänzungsmittel Betain Hydrochlorid (Betain HCL) kann ebenfalls zu einer Verbesserung der Darmmotilität beitragen.

Rückfälle sind häufig, können aber durch Folgendes verhindert werden:

- Aufrechterhaltung eines gesunden Magensäurespiegels, was die Einnahme von Betain HCL oder Pepsin nach der Mahlzeit erforderlich machen kann,
- Vermeidung von Nahrungsmitteln, die Unverträglichkeiten verursachen können wie Getreide und Milchprodukte,
- Vermeidung von Medikamenten (soweit möglich), die zu einer

Dünndarmfehlbesiedlung führen können; dazu gehören Antibiotika, Magensäureblocker und die Anti-Baby-Pille,

- Einnahme eines Probiotikastamms, wie zum Beispiel Lactobacillus plantarum 299v, zur Behandlung eines Reizdarmsyndroms,
- Einnahme von Mariendistel zur Förderung der Darmbeweglichkeit.

Gluten

Gluten gehört nicht zu den Kohlenhydraten wie die FODMAPs und führt normalerweise nicht zu Blähungen. Sind also Blähungen Ihr Hauptproblem, lesen Sie den Abschnitt über die *FODMAPs*. Gluten ist hingegen ein Protein, das die Funktion des Immun- und Nervensystems stören kann, allerdings nur, wenn man darauf empfindlich reagiert.

Hinweis: Reis, Mais, Hirse, Quinoa und Kartoffeln sind NICHT glutenhaltig. Allerdings ist Gluten in Weizen, Roggen, Gerste und Dinkel, einem leichter verdaulichen, weniger FODMAP-enthaltenden Verwandten des Weizens.

Eine Glutenunverträglichkeit kann sich entweder als Zöliakie oder Nicht-Zöliakie-Glutensensitivität (NCGS) äußern. Von den beiden ist die Zöliakie gravierender und kann leicht mithilfe eines Bluttests diagnostiziert werden, sofern man zumindest ein wenig Gluten in den Wochen vor der Untersuchung zu sich genommen hat. Darum ist es wichtig, eine Zöliakie zu diagnostizieren, bevor man Gluten vollständig vom Ernährungsplan streicht.

Nicht-Zöliakie-Glutensensitivität (NCGS) ist häufiger als Zöliakie und kann nicht mit einem herkömmlichen Bluttest auf Zöliakie herausgefunden werden. Stattdessen werden zur Diagnose vorliegende Krankheiten, die Familienanamnese und ein Zöliakie-Gentest sowie das versuchsweise Weglassen entsprechender Nahrungsmittel hinzugezogen.

Zuerst sollten Sie überlegen, ob Sie oder jemand in Ihrer unmittelbaren Familie eine Erkrankung haben, die mit einer Glutensensitivität im Zusammenhang steht. Das wären zum Beispiel Psoriasis, Endometriose, Migräne, Osteoporose und Autoimmunerkrankungen.

Als nächstes sollten Sie Ihren Arzt oder Ihre Ärztin auf die Bestimmung des Zöliakie-Genotyps ansprechen. Das sind Varianten des HLA-Gens auf Chromosom 6. Typisch sind HLA-DQ2 und HLA-DQ8.

Wenn Ihr Arzt oder Ihre Ärztin diesen Test nicht als Kassenleistung in Auftrag geben kann, sollten Sie anbieten, ihn selbst zu zahlen. Sie können einen solchen Test auch direkt mit einem Labor vereinbaren.

Der Nachweis eines für die Zöliakie typischen Genotyps bedeutet nicht unbedingt, dass Sie Zöliakie haben. Aber es ist ein Hinweis darauf, dass bei Ihnen eine »Nicht-Zöliakie-Glutensensitivität«, kurz NGCS, vorliegt und Sie somit anfällig für Autoimmunerkrankungen sein könnten. Ein Beispiel: Bei einem positiven Ergebnis für ein Zöliakie-Gen liegt die Wahrscheinlichkeit dafür, dass Sie an Zöliakie leiden oder leiden werden, nur bei vier Prozent, aber es besteht eine weitaus höhere Wahrscheinlichkeit, dass Sie eine andere Autoimmunerkrankung entwickeln, wie beispielsweise eine autoimmune Schilddrüsenerkrankung.[97] Ein negatives Testergebnis auf ein Zöliakie-Gen bedeutet, dass Sie sich wahrscheinlich keine Gedanken um eine Glutensensitivität machen müssen und Ihr Risiko für eine Autoimmunerkrankung geringer ist.

Abgesehen von Symptomen und einem Test ist die einfachste Methode, herauszufinden, ob Sie eine Glutensensitivität haben, indem Sie mindestens acht Wochen lang Gluten strikt vermeiden und schauen, wie es Ihnen damit geht. »Strikt vermeiden« bedeutet, keinerlei Gluten mehr zu sich zu nehmen und nicht einfach nur die Weizenaufnahme zu reduzieren, wie man es bei FODMAPs machen kann. Die Pharmakologin Izabella Wentz erklärt in ihrem Buch Das Hashimoto-Programm ausdrücklich, dass es »teilweise glutenfrei« nicht gibt.[98] Man muss mindestens acht Wochen lang komplett auf Gluten verzichten.

Zusammengefasst lässt sich sagen, dass man wahrscheinlich ein FODMAP-Problem hat, wenn nach dem Konsum von Weizen Blähungen auftreten. Leiden Sie hingegen unter »Gehirnnebel« (angelehnt an das engl. »brain fog«, was u.a. Konzentrationsprobleme, Orientierungsschwierigkeiten, Wortfindungsstörungen, Vergesslichkeit, mentale Erschöpfung meint, Anm.d.Verlags), Psoriasis, Autoimmunerkrankungen oder Migräne, handelt es sich eher um ein Glutenproblem.

Brot ist ebenfalls ein kohlehydrathaltiges Nahrungsmittel, das theoretisch zu einer Insulinresistenz beitragen kann. Aber wie wir in Kapitel 8 sehen werden, ist Zucker (nicht Stärke) eher der Verursacher einer Insulinresistenz.

Milchprodukte

Kuhmilchprodukte sind die zweithäufigsten Nahrungsmittel, auf die Menschen empfindlich reagieren und die zu Entzündungen im Verdauungsbereich beitragen, was wiederum zu Problemen bei Stimmung oder Immunfunktion und zu starken Perioden führt.

Das Problem bei Milchprodukten ist nicht das Fett oder die Laktose, auch wenn manche Menschen Probleme haben, Laktose zu verdauen. Das Problem ist ein Protein namens A1 Beta-Casein, das bei manchen Menschen das entzündungsfördernde Peptid Beta-Casomorphin-7 (BCM-7) bildet, das zu Verdauungsproblemen wie Durchfall, und/oder Problemen außerhalb des Verdauungsbereichs führen kann. Zu letzteren gehören wiederkehrende Infektionen, prämenstruelle Stimmungsschwankungen, Regelschmerzen und starke Periodenblutungen.

Nehmen wir als Beispiel meine Patientin Shirley.

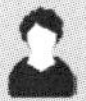

Shirley – leichtere Perioden nach dem Verzicht auf Milchprodukte

»Ich hatte schon immer starke Periodenblutungen«, erzählte mir Shirley. »Aber niemals waren sie so schlimm wie jetzt.« Mit 46 wurden bei Shirley während ihrer Periode große Blutklumpen ausgeschieden, sie blutete sogar durch die Kleidung. Anhand der Anzahl an Super-Binden, die Shirley vollblutete, schätzten wir, dass sie pro Zyklus einen Blutverlust von mindestens 250 Milliliter hatte, was weitaus mehr ist als die akzeptable Obergrenze von achtzig Milliliter. »Sie haben anovulatorische Zyklen«, erklärte ich. »Daher bilden Sie nicht das Progesteron, das für leichtere Zyklen nötig ist, aber das ist nur ein Teil des Problems.«

Ich befragte Shirley zu ihrer Anamnese und erfuhr, dass sie als Teenager wiederkehrende Mandelentzündungen gehabt hatte, was für mich ein klassischer Hinweis auf eine A1-Casein-Unverträglichkeit ist.

»Sie müssen auf normale Milchprodukte verzichten, darunter auch Käse, Joghurt, Milchkaffee und Eiscreme«, erklärte ich. »Aber ich bin ein absoluter Milch-Fan«, erwiderte sie. »Ich lebe quasi von all dem Zeug.«

Das überraschte mich nicht, denn häufig haben genau die Menschen einen Heißhunger auf A1-Casein, die eine entzündliche Reaktion darauf haben. »Bitte versuchen Sie es zumindest zwei Monate lang«, bat ich sie. »Butter und Ziegenkäse können Sie noch immer essen, denn darin ist kein A1-Casein enthalten.«

Shirley war bereit, alles auszuprobieren, denn ihr Arzt hatte ihr bereits eine Eiseninfusion gegeben und ihr gesagt, eine Hormonspirale sei ihre einzige Option. Ich riet Shirley auch, ihren Arzt zur Einnahme von Ibuprofen zu befragen, denn dieses Medikament kann bei der Periode helfen, indem es die Produktion von Prostaglandinen hemmt.

Shirley verzichtete zwei Zyklen lang auf Milchprodukte und zu ihrer Erleichterung wurde der Blutfluss leichter. Dies zeigte sich zunächst nicht gravierend, doch nach ein paar weiteren Zyklen lag er nur noch bei rund 100 Milliliter pro Zyklus, was mit einer Menstruationstasse und Eisentabletten zu bewerkstelligen war. »Meine Stimmung ist auch deutlich besser«, erzählte mir Shirley. »Mir ist aufgefallen, dass ich vor meiner Periode nicht mehr so reizbar bin. Ich bin auch nicht mehr so aufgebläht.«

Milchprodukte sind nicht der einzige Faktor bei starken Perioden, wie wir in Kapitel 9 lernen werden, aber wenn Milchprodukte eine Rolle spielen, kann deren Vermeidung zu großen Ergebnissen führen. Ein Verzicht auf Milchprodukte sorgt für eine leichtere Periode, indem die Mastzellen in der Gebärmutterschleimhaut beruhigt werden, wodurch die Freisetzung von Heparin verringert wird, die eine Ursache von starken Blutungen sein kann.[62] Durch die Beruhigung der Mastzellen kann auch Histamin reduziert werden, wodurch sich möglicherweise Shirleys Stimmungsschwankungen und Aufgeblähtheit verbesserten.

Eine von drei Personen reagiert stark auf Milchprodukte. Sollten Sie dazugehören, kommt hier die gute Nachricht, dass Sie wahrscheinlich entweder Milchprodukte vertragen, die relativ wenig Casein enthalten wie Butter, Sahne, Ricotta und Weizenproteinpulver, oder Milchprodukte vertragen, die nur A2-Casein enthalten wie die Milch von Jersey-Rindern, Ziegen- und Schafprodukte.

Hinweis: Manche Menschen vertragen Milchprodukte, weil sie nicht über das Verdauungsenzym verfügen, das A1-Casein in seinen entzündungsfördernden Metaboliten (BCM-7) umwandelt.

Letztlich möchte ich noch etwas zu Milchprodukten und Knochengesundheit sagen. Laut einer kürzlich veröffentlichten US-amerikanischen Studie der Women's Health Across the Nation gibt es keinen Zusammenhang zwischen dem Verzehr von Milchprodukten und der Verbesserung der Knochendichte oder dem Risiko für Knochenbrüche während des Menopausen-Übergangs.[99] Die Knochengesundheit werden wir uns in Kapitel 10 genauer anschauen.

Spezialthema: Milchprodukte und Brustkrebsrisiko

Eine umfangreiche Studie aus dem Jahr 2020 stellte einen Zusammenhang zwischen dem Konsum von Kuhmilch und einem leicht vergrößerten Brustkrebsrisiko her. Für die Studie wurden 53.000 Frauen acht Jahre lang begleitet. Es stellte sich heraus, dass Frauen, die ein oder zwei Gläser Milch am Tag tranken, ein um fünfzig bis achtzig Prozent höheres Brustkrebsrisiko hatten. Dies entspricht einem absoluten Risiko von drei bis vier Brustkrebsfällen pro hundert Milchtrinkerinnen im Vergleich zu zwei von hundert Frauen, die keine Milch trinken.[100]

Allerdings kann selbst eine so gut durchgeführte Studie wie diese, die allerdings nur eine Beobachtungsstudie war, keine Kausalität beweisen, und ich rate Ihnen ausdrücklich nicht dazu, sofort jeglichen Konsum von Milchprodukten zu unterbinden. Die Studie fand keinen Zusammenhang zu Käse, und ich selbst konsumiere einiges an Ziegen- oder Schafskäse. Gleichzeitig halte ich es für sinnvoll, sich diese Studie zu Herzen zu nehmen und darauf zu achten, nicht zu viel Milch oder Milchkaffees zu konsumieren.

Histaminarme Ernährung

Wir haben gerade gesehen wie A1-Casein die Mastzellen aktivieren, Histamin freisetzen und zu Symptomen der Perimenopause, wie Schlaflosigkeit, Stimmungsschwankungen und starken Perioden beitragen kann. Die Rolle des Histamins bei Symptomen in der Perimenopause ist der Grund, warum diese Symptome häufig durch Antihistaminika reduziert werden können.

Milchprodukte zu vermeiden, ist eine Methode, um die Mastzellen zu beruhigen, aber infrage kommt auch eine breiter gefächerte histaminarme Ernährung in Form einer Reduzierung von Alkohol und amin- oder histaminhaltigen Nahrungsmitteln, wie zum Beispiel gereiftem Käse, geräuchertem Fisch oder Dosenfisch, Meeresfrüchte, Wurst, Hefe, Essig und fermentierten Nahrungsmitteln.

Ziel einer histaminarmen Ernährung ist nicht, diese Nahrungsmittel gänzlich zu meiden, sondern sie bis auf das Maß zu reduzieren, die zu keinen Symptomen mehr führen. Außerdem kann es sein, dass Sie während der östrogenärmeren Zeiten Ihres Zyklus, also kurz nach Ihrer Periode, weniger empfindlich auf histaminhaltige Nahrungsmittel reagieren, aber während den östrogenreichen Zeitpunkten Ihres Zyklus, also während des Eisprungs und der prämenstruellen Phase, stärker reagieren.

Andere Methoden zur Reduzierung von Histamin sind die Verbesserung der Darmgesundheit und die Einnahme von Vitamin-B-6 (Kapitel 7), was das Histamin abbauende Enzym Diaminoxidase (DAO) hochreguliert.[101]

Sobald sich Ihre Darmgesundheit verbessert, sollten histaminhaltige Nahrungsmittel besser für Sie verträglich sein.

Spezialthema: Die mögliche Rolle einer Nickelallergie bei Reizdarm und Endometriose

Bekommen Sie von billigem Schmuck Hautausschlag? Dies ist ein Anzeichen für eine Nickelallergie, die eine von drei Personen betrifft.[102]

In einer faszinierenden Studie verzeichnete eine kleine Personengruppe mit sowohl Nickelallergie als auch Reizdarm eine Verbesserung ihrer Symptome, als sie auf Produkte mit hohem Nickelgehalt verzichtete. Darunter fallen Tomaten, Bohnen, Schokolade, Weizen, Mais, Zwiebeln, Knoblauch, Schalentiere, Nüsse und Dosennahrung.[103]

Eine spätere Studie derselben Wissenschaftler fand heraus, dass eine nickelarme Ernährung auch die Symptome von Endometriose verbesserte.[104] Diese gynäkologische Erkrankung, über die wir noch in Kapitel 9 sprechen werden, ist stark mit Verdauungsproblemen verbunden.

Darmdurchlässigkeit

Normalerweise sind die Darmzellen eng miteinander verbunden und bilden so eine Schutzschicht, die verhindert, dass Mikroben, Giftstoffe und Nahrungsproteine in den Körper eindringen können. Eine Darmdurchlässigkeit ist der Fall, wenn diese Barriere durch Infektionen, Alkohol, Antibiotika, hormonelle Verhütungsmittel, DDFB oder Nahrungsmittelunverträglichkeiten wie beispielsweise gegenüber Gluten oder Milchprodukten durchlässig geworden ist. Bei einer Darmdurchlässigkeit können Proteine und Giftstoffe aus dem Darm in den Körper gelangen und das Immunsystem aktivieren.

Von Naturheilkundlern wird die Darmdurchlässigkeit häufig auch als »leaky gut« bezeichnet (Englisch für »durchlässiger Darm«), während die Wissenschaft eher von Endotoxämie spricht. Der Begriff Endotoxämie bezieht sich genauer auf einen leichten Anstieg des Blutspiegels von bestimmten Giftstoffen namens Lipopolysaccharide (LPS), die von einer Art »guten« bzw. gesunden Darmbakterien stammen. Endotoxämie trägt zu den zuvor besprochenen metabolischen Entzündungen bei und kann, wie in Kapitel 9 behandelt wird, eine Rolle bei Endometriose und Adenomyose spielen.

Dank Östrogen haben Frauen im gebärfähigen Alter eine bessere Darmintegrität als Männer – sowohl in Bezug auf die Verbindungen zwischen den Darmzellen als auch auf die Dicke der Schleimhaut. Daher leiden Frauen im gebärfähigen Alter seltener unter Endotoxämie, was sich mit der Menopause allerdings ändert. Die mit der Menopause einhergehende Verschiebung hin zur Darmdurchlässigkeit und zur Endotoxämie trägt zu einem größeren Risiko von Insulinresistenz, Gewichtszunahme und Fibromyalgie bei.

Es gibt keine einfache Diagnosemethode für Darmdurchlässigkeit, aber zu den Anzeichen gehören Symptome chronischer Entzündungen wie Hauterkrankungen, Gelenkschmerzen und Autoimmunerkrankungen. Über die Behandlung sprechen wir im Abschnitt *Autoimmune Schilddrüsenerkrankungen* in Kapitel 8.

Darmmikrobiom

Ihr Darmmikrobiom ist die Summe Ihrer Darmbakterien. Haben Sie ein gesundes Darmmikrobiom, hilft es Ihnen dabei, Entzündungen zu reduzieren, die HHN-Achse zu regulieren und guter Stimmung zu sein.

Haben Sie hingegen ein ungesundes Darmmikrobiom, auch Dysbiose genannt, kann dies zu Entzündungen führen und den gesunden Perimenopausen-Übergang in vielerlei Hinsicht stören. Wie wir in Kapitel 9 noch sehen werden, kann eine bestimmte Art schlechter Bakterien den Östrogenstoffwechsel stören und zu starken Perioden beitragen. Dysbiose kann auch die Gesundheit Ihres Scheidenmikrobioms beeinflussen und Scheidentrockenheit und -jucken verschlimmern, worüber wir noch in Kapitel 10 sprechen werden.

Es besteht eine bidirektionale Beziehung zwischen dem Mikrobiom und der Perimenopause, denn Probleme mit dem Mikrobiom können die Symptome der Perimenopause verschlimmern, während gleichzeitig die hormonellen Veränderungen die Zusammensetzung des Darmmikrobioms verändern können.[105] Darum haben Sie womöglich Veränderungen bei Ihrer Verdauung bemerkt.

Ernährung und Lebensweise für eine gesunde Verdauung

- Reduzieren Sie Ihren Alkoholkonsum, denn dieser kann das Mikrobiom schädigen.
- Essen Sie Gemüse und gesunde Stärken, denn dadurch werden die guten Bakterien gefüttert.
- Vermeiden Sie hochverarbeitete Lebensmittel, denn diese lassen die guten Bakterien verhungern.
- Vermeiden Sie konzentrierten Zucker, denn dieser kann die schlechten Bakterien füttern.
- Identifizieren Sie Nahrungsmittelunverträglichkeiten wie Weizen und Milchprodukte, und vermeiden Sie diese Nahrungsmittel, falls sie zu Entzündungen führen.
- Identifizieren Sie eine mögliche Empfindlichkeit gegenüber amin- oder nickelhaltigen Nahrungsmitteln und reduzieren Sie diese, falls sie bei Ihnen zu Entzündungen führen.
- Sorgen Sie für eine gute Stressbewältigung, denn Stress kann zu Dysbiose führen.
- Treiben Sie Sport, denn das verbessert die Gesundheit des Darmmikrobioms.
- Sorgen Sie für ausreichend Schlaf, denn dieser fördert ein gesundes Mikrobiom.
- Achten Sie auf einen ausreichenden Magensäuregehalt, denn dadurch werden die ungesunden Bakterien reduziert. Wenn Sie unter Blähungen und Sodbrennen leiden, kann dies auf zu wenig (statt zu viel) Magensäure zurückzuführen sein, was sich mit der Einnahme von Betain-HCL bessern kann.

- Vermeiden Sie, so gut es geht, Medikamente, die die Darmbakterien zerstören. Dazu gehören hormonelle Verhütungsmittel, Antibiotika und Magensäureblocker.

Spezialthema: Die Herausforderung, Magensäureblocker abzusetzen

Magensäureblocker wie Omeprazol sind sogenannte Protonenpumpenhemmer (PPI), die die natürliche und nützliche »Säurebarriere« des Magens aushebeln, wodurch Bakterien aus dem Mund in den Darm wandern können. Das Ergebnis kann eine Überwucherung mit ungesunden Bakterien sein, was zu Dysbiose, DDFB und Reizdarm führen kann.[106] Protonenpumpenhemmer wurden auch mit Anämie, Osteoporose und einem höheren Demenzrisiko in Verbindung gebracht.[107] Bedenkt man all dies, sind das wohl keine Medikamente, die langfristig eingenommen werden sollten, wenn sie nicht unbedingt notwendig sind.

Wenn Sie Protonenpumpenhemmer gegen Gastritis oder Sodbrennen nehmen, erzielen Sie womöglich durch eine weizenfreie, milchproduktfreie Ernährung in Kombination mit einem Verdauungsenzym, das die Magensäure unterstützt, gleichwertige oder sogar bessere Ergebnisse. Melatonin ist eine weitere Behandlungsoption.

Ehe Sie zu einer natürlichen Behandlungsform übergehen, sollten Sie mit Ihrem Arzt sprechen und wissen, dass es zu einem Wiederanstieg der Magensäure kommen kann, wenn Sie Protonenpumpenhemmer absetzen, insbesondere, wenn dies plötzlich geschieht. Die beste Vorgehensweise ist, diese langsam auszuschleichen und als Übergangsmaßnahme vielleicht ein anderes Medikament zu nehmen.

Auch durch fermentierte Nahrungsmittel wie Naturjoghurt und Sauerkraut kann man ein gesundes Mikrobiom unterstützen, aber ich rate zu einem vorsichtigen Konsum, insbesondere bei Joghurt. Erstens enthält normaler Joghurt A1-Casein, das nicht durch die Fermentierung verändert wird und zu einer Mastzellenreaktion führen kann; zweitens enthalten fermentierte Nahrungsmittel Amine wie Histamine, die zu einem hohen Histaminspiegel beitragen können.

Probiotika für die Darmgesundheit

Eine weitere Strategie für ein gesundes Mikrobiom ist der Konsum von Probiotika. Diese können hilfreich sein, doch sie sind kein Allheilmittel. Bislang ist auch nur wenig über ihre Funktion bekannt. Wir wissen zwar ein wenig darüber, wie bestimmte Probiotika bei bestimmten Erkrankungen funktionieren, aber es lässt sich nicht sagen, welches am besten in allen Fällen hilft. Die Forschung schreitet so schnell voran, dass wir in den kommenden Jahren wahrscheinlich einige interessante Entwicklungen sehen werden.

Inzwischen sollten einige Punkte geklärt sein:

- Ernährung hat eine stärkere Wirkung auf das Mikrobiom als jedes Probiotikum.
- Probiotische Arten besiedeln Ihren Darm nicht. Das bedeutet, sie werden zu keinen Dauerbewohnern Ihres Darmtrakts, sondern wirken sich beim Passieren günstig auf Mikrobiom, Darmschleimhaut und Immunsystem aus.
- Der klinische Nutzen wurde für bestimmte Stämme (oder Subtypen) bestimmter Bakterienarten nachgewiesen. Denselben Nutzen erhalten Sie womöglich nicht durch einen anderen Stamm derselben Bakterienart.
- Verschiedene Probiotikastämme funktionieren bei verschiedenen Erkrankungen. Beispielsweise hilft der Probiotikastamm Lactobacillus plantarum 299v nachgewiesenermaßen bei der Behandlung des Reizdarmsyndroms, während die Stämme Lactobacillus rhamnosus GR-1 und Lactobacillus reuteri RC-14 das Scheidenmikrobiom normalisieren und gegen Hefeinfektionen (d. h. Candidose oder Soor) helfen können.
- Nehmen Sie besser ein Produkt mit vielen einzelnen Bakterien, dafür weniger Stämmen oder Arten. Dadurch erhalten Sie mehr von dem wirksamen Stamm, der somit größeren Einfluss hat.
- Probiotika funktionieren am besten in Kombination mit einem Präbiotikum oder einem Ballaststoff-Nahrungsergänzungsmittel, auch Synbiotika genannt.
- Wenn Sie von einem Probiotikum Blähungen bekommen, kann das ein Hinweis auf ein Reizdarmsyndrom sein. Dann könnten Sie eher von einer Kur mit antimikrobiellen Kräutern profitieren.

Spezialthema: Verstopfung

Ein regelmäßiger, leichter Stuhlgang unterstützt die Gesundheit von Darm und Immunsystem, nimmt den Druck von der Blase und anderen Organen im Beckenbereich und unterstützt einen gesunden Östrogenstoffwechsel. Ein täglicher Stuhlgang ist ideal, wobei die Häufigkeit gar nicht so bedeutend ist, sondern vielmehr die vollständige Ausscheidung des fertig verdauten Darminhalts in Form einer einfach abzuführenden »Wurst«.

Wenn Sie unter Verstopfung leiden, wird Ihr Arzt oder Ihre Ärztin Ihnen wahrscheinlich sagen, Sie sollten ausreichend Wasser trinken, mehr Pflanzenfasern essen und einen Stuhlweichmacher wie zum Beispiel Lactulose einnehmen, was alles sehr gute Tipps sind.

Zudem wäre es sinnvoll, nach einer möglichen zugrundeliegenden Ursache für die Verstopfung zu suchen. Das können eine Schilddrüsenerkrankung, eine Unverträglichkeit gegenüber Milchprodukten, zu wenig Magensäure oder ein zu starkes Eisenpräparat sein. Wenn Letzteres das Problem ist, sollten Sie es mit einem sanfteren Mittel versuchen, wie es in Kapitel 9 erklärt wird.

Vielleicht bringen Sie Ihren Stuhl auch mit einem einfachen Magnesiumpräparat in Gang, das – wie wir noch sehen werden – weitere positive Wirkungen hat. Magnesiumoxid, -carbonat, -chlorid oder -citrat sind die am stärksten abführenden Magnesiumarten.

Ehe wir das Thema der chronischen Entzündung hinter uns lassen, schauen wir uns noch kurz an, wie man schädliche Auswirkungen von Umweltgiften reduzieren kann.

Umweltgifte

Eine Entzündung kann sich auch durch Umweltgifte entwickeln, wie zum Beispiel Lösungsmittel, Plastik, Pestizide oder toxische Metalle wie Blei. Ich gehe bewusst erst zum Schluss dieses Kapitels darauf ein, denn die Vermeidung von Giftstoffen ist möglicherweise nicht so entscheidend wie andere Faktoren, beispielsweise der Konsum von Gemüse zur Ernährung Ihres Mikrobioms. Zudem ist es gar nicht so leicht, Giftstoffe im Alltag zu vermeiden.

Eine mögliche Belastung mit Umweltgiften sollte dennoch in Erwägung gezogen werden, denn sie können zum Beispiel folgende Probleme hervorrufen:

- früherer Eintritt der Menopause[108]
- Förderung von Myomwachstum[109]
- Verstärkung von Symptomen der Perimenopause
- Steigerung des Risikos für langfristige Probleme wie zum Beispiel Schilddrüsenerkrankungen, Insulinresistenz, Gewichtszunahme und Herzerkrankungen.

Sogenannte endokrine Disruptoren sind Giftstoffe, die sich auf die Hormonaktivität auswirken. Dazu gehören Pestizide, Lösungsmittel, feuerhemmende Mittel, Quecksilber, Blei und Weichmacher wie Bisphenol A (BPA). Es gibt verschiedene Mechanismen, durch die endokrine Disruptoren schädlich sein können. Sie können den Hormonspiegel unmittelbar beeinflussen und einen gesunden Östrogenstoffwechsel verhindern.

Laut der US Endocrine Society ist die Beweislage eindeutig. Kürzlich veröffentlichte diese Gesellschaft eine Aussage: »Es häufen sich die Beweise für Auswirkungen [der EDCs] auf … die Schilddrüse, das neuroendokrine System, Fettleibigkeit und Stoffwechsel, Insulin und Glukosehomöostase.«[110]

Eine Gruppe dieser Gifte sind die Obesogene. Dabei handelt es sich um Chemikalien, die Insulinresistenz und Gewichtszunahme verursachen können. Darunter fallen Pestizide, BPA und ähnliche Stoffe sowie Phthalate, die häufig für Kosmetika, Feuchtigkeitscremes, Nagellack und Haarspray verwendet werden.

Andere besorgniserregende Giftstoffe sind Quecksilberperchlorat, per- und polyfluorierte Alkylverbindungen (PFAS), polychlorierte Biphenyle (PCBs) und Dioxine, die sich in Grundwasser, Boden und Pflanzen, die in kontaminiertem Boden wachsen, ansammeln können. Blei ist ebenfalls ein potenzielles Problem, aber weniger bei einer aktuellen

Exposition, sondern, wie wir in Kapitel 4 gesehen haben, aufgrund einer Geschichte der Exposition. Das heißt, es kann sich in den Knochen angesammelt haben und wird nun durch den unvermeidbaren Verlust an Knochenmasse in der Menopause freigesetzt. Wenn Sie eine Bleibelastung in der Vergangenheit vermuten, weil Sie beispielsweise in der Nähe einer vielbefahrenen Straße aufgewachsen sind, als es noch kein bleifreies Benzin gab, ist es am besten, wenn Sie versuchen, den Knochenabbau zu verlangsamen (Kapitel 10) und eine gesunde Entgiftung anstreben (siehe unten).

Die Belastung minimieren

Wir alle sind Giftstoffen ausgesetzt und müssen, bis unsere Regierungen strengere Beschränkungen erlassen oder die bereits bestehenden Beschränkungen langsam ihre Wirkung zeigen, das Beste aus der Situation machen und versuchen, unsere jeweilige Belastung auf ein Minimum zu reduzieren.

Versuchen Sie, die in der Landwirtschaft, im Garten und bei Baumaterialien verwendeten Chemikalien so weit wie möglich zu vermeiden, und reduzieren Sie die Belastung durch unnötige Haushaltsprodukte wie Lufterfrischer, Trocknertücher, Imprägniermittel, Fleckenschutzmittel und Teppichreiniger. Verwenden Sie einen Wasserfilter mit Aktivkohle, um das Chlor aus Ihrem Trinkwasser zu entfernen, benutzen Sie Kosmetika, die keine Phthalate enthalten, und waschen Sie sich immer die Hände, wenn Sie Kassenbons aus Thermalpapier angefasst haben, denn diese enthalten viel BPA.

Außerdem können Sie mit einfachen Schritten die Menge an Giftstoffen reduzieren, die Sie sich ins Haus holen. Das bedeutet, sich die Schuhe vor der Tür auszuziehen, regelmäßig Staub zu wischen und Teppiche aus dem Haus zu verbannen, denn in denen sammeln sich Staub und Schmutz.

Ernährung und Lebensweise für eine gesunde Entgiftung

Eine Entgiftung ist die größte und am meisten Energie aufwendende Aktivität, die Ihre Zellen durchführen – und sie tun es rund um die Uhr. Anders gesagt: Ihr Körper ist voll auf Entgiftung ausgerichtet.

Was Sie tun sollten, um den natürlichen Entgiftungsprozess Ihres Körpers zu unterstützen:

- Sorgen Sie für ein gesundes Darmmikrobiom, denn dadurch wird die gesunde Ausscheidung von Giftstoffen während des Stuhlgangs unterstützt.
- Identifizieren und vermeiden Sie Unverträglichkeiten auslösende Nahrungsmittel, denn sie können zu einer Entzündung im Darm führen, was eine gesunde Entgiftung stört.
- Sorgen Sie für ausreichend Schlaf, denn während eines tiefen Schlafs sind die Entgiftungssysteme am aktivsten.
- Schwitzen Sie in der Sauna oder beim Sport, um eingelagerte Giftstoffe in Bewegung zu bringen und auszuschwitzen. Achten Sie auf ausreichend Flüssigkeitszufuhr.
- Möglicherweise profitieren Sie von der Einnahme von Nahrungsergänzungsmitteln wie Sulforaphan, N-Acetylcystein, Selen oder Glycin, die die gesunden Entgiftungswege hochregulieren können. Selen und Glycin sind besonders hilfreich, um toxisches Blei auszuscheiden.[111] [112]
- Reduzieren oder verzichten Sie ganz auf Alkohol, denn er beeinträchtigt die Entgiftungsfähigkeit Ihres Körpers.

Alkohol

Dieser Abschnitt über Umweltgifte ist eine gute Gelegenheit, um über Alkohol zu sprechen, denn Alkohol kann die Ausleitung anderer Giftstoffe beeinträchtigen. Und Alkohol an sich ist schon ein Giftstoff.

Ich weiß, das sind nicht gerade gute Neuigkeiten, aber bitte lesen Sie, was ich dazu zu sagen habe. Die Alkoholindustrie hat sich redlich bemüht, Sie davon zu überzeugen, dass ein Glas Wein gesund ist und fast schon in dieselbe Kategorie wie Yoga oder der Konsum von Gemüse fällt. Aber Alkohol ist nicht gesund und war es auch noch nie.

Es ist sogar so, dass Alkohol in der Perimenopause äußerst ungünstig ist. Und zwar aus den folgenden Gründen:

- Alkohol ist schlecht für den Schlaf. Wir haben bereits darüber gesprochen, dass ein langzeitiger Alkoholkonsum Melatonin verringern kann und den zirkadianen Rhythmus stört. Durch Alkohol können sich auch Hitzewallungen und Nachtschweiß verschlimmern, die ebenfalls den Schlaf stören können.[113]
- Alkohol lässt das Gehirn schrumpfen,[114] und zwar insbesondere den Hippocampus, den Teil des Gehirns, der die HPA-Achse oder das Stressreaktionssystem reguliert. Die Folge kann eine Fehlregulation der Stressreaktion oder HHN-Achse sein – was keine so gute Ausgangssituation ist, wenn Sie ohnehin schon in einer verletzlichen Phase sind, in der Ihr Körper versucht, die HHN-Achse neu zu kalibrieren.
- Alkohol schadet dem Darmmikrobiom,[115] aktiviert die Mastzellen und Histamin und fördert Darmdurchlässigkeit oder Endotoxämie.
- Alkohol regt bei Frauen den Appetit an und führt somit zu übermäßigem Essen.[116]
- Alkohol kann den Aufbau gesunder Muskeln[117] und gesunder Knochen[118] beeinträchtigen. Das ist in der Menopause ohnehin schon schwierig.
- Alkohol beeinträchtigt den Östrogenstoffwechsel, weshalb er ein Risikofaktor für östrogenbedingte Erkrankungen wie Myome[119] und Brustkrebs[120] ist. Sogar ein alkoholisches Getränk am Tag steigert das Brustkrebsrisiko, und man schätzt, dass Alkohol die alleinige Ursache für mindestens acht Prozent der Brustkrebsfälle ist.[121]

Woher kommt dann die Auffassung, moderater Alkoholkonsum sei gesund? Alles begann mit frühen Studien, die wohl eine U-förmige Kurve für Alkohol und Herzgesundheit zeigten, wobei mäßige Trinker im Vergleich zu sowohl starken Trinkern als auch Abstinenzlern ein reduziertes Risiko für Herzerkrankungen aufwiesen. Diese U-förmige Kurve bezog sich allerdings nur auf Herzerkrankungen, nicht auf Krebs. Es gab schon immer einen unbestrittenen linearen Zusammenhang zwischen Alkohol und Krebs.

Die berühmte U-förmige Kurve des Alkohols in Bezug auf Herzerkrankungen gilt heutzutage als reines Wunschdenken. Laut Tim Naimi, Epidemiologe an der Boston University, gab es in den letzten zehn Jahren zahlreiche wissenschaftliche Arbeiten, die die Vorstellung, ein klein wenig Alkohol sei so etwas wie ein gesundheitsförderndes Tonikum, deutlich infrage stellten.[122]

Das Problem ist Folgendes: Die Wissenschaftler bedachten nicht die Gründe, warum manche Menschen gar nicht trinken und andere nur in Maßen. Zur ersten Kategorie gehören natürlich die gesunden »Abstinenzler«, aber auch all die Personen, die aufgrund von gesundheitlichen Problemen keinen Alkohol trinken dürfen, oder Personen, die früher viel getrunken, dann aber damit aufgehört haben. Viele dieser Personen entwickeln später eine Herzerkrankung, weshalb sie zum vermeintlich höheren Risiko der Nicht-Trinker beitragen. Bei der zweiten Kategorie, den Personen, die sich auf einen moderaten Alkoholkonsum beschränken, handelt es sich laut Naimi um Menschen, die »sich auf einen regelmäßigen Alkoholkonsum geringer Mengen beschränken können, [weil sie] recht ausgeglichene Menschen sind.« Er weist darauf hin, dass mäßige Trinker im Durchschnitt gebildeter seien, und schicke Autos fahren. »Aber ist ein wenig Alkohol der Grund, warum sie in der Schule besser abschneiden oder einen BMW fahren?«, fragt er sich. »Die Antwort lautet: wohl kaum.«

Ist Alkohol also gut oder schlecht? Nun, zunächst einmal ist Alkohol definitiv nicht gesund, und wir müssen aufhören, zu behaupten, er wäre es. Gleichzeitig ist aber eine geringe Menge Alkohol auch nicht dramatisch. Alles hängt von der konsumierten Menge und Häufigkeit ab, ebenso von Lebensweise und Familienanamnese. Meiner Meinung nach sind mehr als fünf alkoholische Getränke in der Woche für jede Frau zu viel – und viel zu viel, wenn es in der Familie der Frau Fälle von Brustkrebs gab. Wenn es um Brustkrebs geht, ist das Risiko durch Alkohol höher als das Risiko durch irgendeine Form von Hormontherapie, und die meisten Wissenschaftler sind sich einig, dass die sicherste Menge an Alkohol überhaupt kein Alkohol ist.

Wenn Sie Alkohol vermeiden, können auch Ihre Symptome der Perimenopause abnehmen. Meine Beobachtung aus der Praxis ist, dass Patientinnen, die nur wenig oder gar keinen Alkohol trinken, häufiger über einen symptomfreien Perimenopausen-Übergang berichten. Wenn Sie Hilfe benötigen, um mit dem Alkohol aufzuhören, sollten Sie mit Ihrem Arzt oder Ihrer Ärztin sprechen.

Spezialthema: Was ist mit Kaffee?

Häufig werden Alkohol und Kaffee in einem Atemzug genannt, wenn es um schädigende Substanzen geht, die man vermeiden soll, aber Kaffee ist im Gegensatz zu Alkohol nicht schädlich, sondern kann manchmal sogar positive Auswirkungen haben.

Zuerst muss man wissen, dass Kaffee neben Koffein auch eine breite Palette an gesunden Polyphenolen enthält, die für ihre entzündungshemmenden Eigenschaften bekannt sind,[123] die Insulinsensitivität verbessern,[124] die Leber schützen[125] und einen gesunden Östrogenstoffwechsel fördern.[126] Kaffee kann sogar das Brustkrebsrisiko senken.[127]

Andererseits enthält Kaffee Koffein, eine stimulierende Substanz, die Angst, Schlafprobleme und HHN-Achsen-Dysfunktion verursachen oder verschlimmern kann. Wieviel Koffein Sie vertragen, hängt von Ihrer genetischen Fähigkeit, ihn zu verstoffwechseln ab, und auch davon, ob Sie die Pille nehmen oder sich einer Östrogentherapie unterziehen, was den Koffeinstoffwechsel beeinträchtigt.[128]

Was die Symptome der Perimenopause anbelangt, so scheint Koffein je nach Studie Hitzewallungen entweder zu verbessern oder zu verschlimmern, aber es hat sich durchweg gezeigt, dass es Stimmung, Konzentration und Gedächtnis verbessert[129].

Letztlich muss auch noch gesagt werden, dass wahrscheinlich die Milch und der Zucker in Ihrem Kaffee am schädlichsten sind. Vielleicht trinken Sie daher Ihren Kaffee besser schwarz oder nur mit einem Spritzer Milch.

Damit kommen wir nun zum Ende des Themas der chronischen Entzündungen. Wenden wir uns nun all den Methoden zu, wie Sie Ihren Körper nähren und stärken können.

Ihren Körper nähren

In der Perimenopause ist eine gute Ernährung unerlässlich. In diesem Abschnitt schauen wir uns all die Nährstoffe an, die Sie brauchen, um gesund zu bleiben. Fangen wir mit den Proteinen an, die eine wichtige Rolle spielen.

Proteine

Proteine liefern die Aminosäuren, die Sie im Grunde für alles brauchen. Aminosäuren sind für die Reparatur und Instandhaltung aller Zellen im Körper unerlässlich, darunter auch Verdauungssystem, Immunsystem und Gehirn. Aminosäuren sorgen auch für gesunde Muskeln und Knochen, was auf dem Weg zur Menopause besonders wichtig ist, wenn man durch den reduzierten Östrogenspiegel an Muskel- und Knochendichte verliert.[130]

Als Frau in der Menopause benötigen Sie etwas mehr Proteine als früher, um Ihre Muskelmasse beizubehalten[131 132]. Wie sieht das in der Praxis aus? Vor der Menopause brauchten Sie wahrscheinlich mindestens 1 Gramm Proteine pro Kilogramm des idealen Körpergewichts am Tag. Wenn Sie zum Beispiel 65 Kilo wiegen und das Ihrem Idealgewicht entspricht, brauchten Sie früher rund 65 Gramm Proteine am Tag, was 22 Gramm hochwertiger Proteine pro Mahlzeit entspricht. In der Menopause brauchen Sie eher 1,2 Gramm pro Kilogramm am Tag,[132] also insgesamt eher 78 Gramm, was 26 Gramm pro Mahlzeit oder 20 Gramm pro Mahlzeit plus einem Protein-Snack oder Nahrungsergänzungsmittel entspricht. Wenn Sie intensiv trainieren oder eine Insulinresistenz haben, brauchen Sie sogar noch mehr Proteine, weil Aminosäuren benötigt werden, um Muskeln zu reparieren oder die aufgrund der Insulinresistenz verlorenen Proteine zu ersetzen.

Spezialthema: Wie sehen 20 Gramm Proteine aus?

Hier kommt ein grober Richtwert für die Nahrungsmittelmenge, die Sie brauchen, um auf 20 Gramm Proteine zu kommen:

- rotes Fleisch – 77 Gramm
- Hühnerbrust – 87 Gramm
- Mandeln – 93 Gramm
- Lachs – 105 Gramm
- Fetakäse – 121 Gramm
- Eier – 159 Gramm (3 ganze Eier)
- Tofu – 167 Gramm
- Kichererbsen – 242 Gramm
- Linsen – 263 Gramm

Wenn Sie nur pflanzliche Proteine zu sich nehmen, gibt es ein paar Dinge zu beachten. Erstens benötigen Sie eine größere Menge an »pflanzenbasierten Proteinen«, um auf die nötige Gramm-Menge des Gesamtproteins zu kommen. Um beispielsweise 20 Gramm Proteine zu sich zu nehmen, brauchen Sie 242 Gramm Kichererbsen im Vergleich zu 87 Gramm Hühnchen. Zweitens müssen Sie, um die vollständige Palette aller neun essenzieller Aminosäuren zu sich zu nehmen, Getreide und Hülsenfrüchte kombinieren. Außerdem müssen Sie möglicherweise die Aminosäuren Leucin und Taurin supplementieren, da diese allein über Pflanzenproteine schwer zu bekommen sind. Taurin werden wir uns in Kapitel 7 noch genauer anschauen.

Spezialthema: Sind Sie Veganerin oder Vegetarierin?

Gesund zu bleiben, ist leichter, wenn Sie tierische Produkte wie Fleisch, Eier, Fisch und Käse essen, denn tierische Nahrungsmittel sind die beste Quelle für Proteine, Zink, Jod, Methionin, Leucin, Cholin, Glycin, Coenzym Q10, aktives Vitamin B6 (Pyridoxalphosphat) und Vitamin B2 (Riboflavin). Tierische Produkte sind die einzige Quelle für vorgebildetes Vitamin A, Kreatin, Vitamin

B12, Carnosin, Taurin, Häm-Eisen, die Omega-3-Fettsäuren EPA und DHA, Vitamin D3 und den Vitamin-K2-Subtyp MK-4,[133] der für Knochen und kardiovaskuläre Gesundheit wichtig ist.

Tierische Nahrungsmittel sind außerdem aufgrund ihrer hohen Proteindichte stark sättigend, weshalb Sie sich damit sattfühlen können, ohne zu viel zu essen. Wenn Sie sich mit einer veganen Ernährung besser fühlen, sollten Sie sich die Frage stellen, ob es möglicherweise an den fehlenden Milchprodukten liegen könnte. Wie wir in diesem Kapitel bereits gesehen haben, kann A1-Casein zu Entzündungen und Mastzellenaktivierung führen, was beides ein großes gesundheitliches Problem darstellen kann. Ich habe mit mehr als einer ehemaligen Veganerin gesprochen, die zu dem Schluss kamen, dass die gesundheitlichen Verbesserungen, die sie mit einer veganen Ernährung verspürten, primär daher rührten, dass sie keine Milchprodukte mehr zu sich nahmen.

Wenn Sie sich lieber vegetarisch ernähren, bitte ich Sie, Eier und nicht-entzündungsfördernde A2-Milchprodukte wie Ziegen- oder Schafsprodukte zu konsumieren.

Wenn Sie sich lieber vegan ernähren möchten, sollten Sie Vitamin B12 und Folgendes supplementieren: Zink, Eisen, Jod, Cholin, Taurin, Vitamin D, vorgebildetes Vitamin A, Vitamin K2, Omega-3-Fettsäuren und Proteine.

Die sättigende Wirkung von Proteinen wird manchmal auch als »Protein-Leverage-Hypothese« bezeichnet und besagt, dass der Körper das Bedürfnis hat, Proteine aufzunehmen, weshalb Menschen weiteressen, bis sie genug Proteine zu sich genommen haben, selbst wenn sie dadurch zu viele Kalorien zu sich nehmen.[134]

Es ist so, als würde Ihr Körper sich jeden Morgen beim Aufwachen fragen: »Werde ich heute all die Aminosäuren bekommen, die ich brauche?« Denken Sie daran, dass Ihr Ziel 65 Gramm sind, und wenn Sie bis mittags nicht annähernd diese Grammzahl erreicht haben, Sie möglicherweise hungrig, niedergeschlagen und anfällig für Snacks sind. Wenn Sie bis abends nicht auf die erforderlichen 65 Gramm gekommen sind, essen Sie dann wahrscheinlich zu viel, ohne sich stoppen zu können. Ihr Körper sagt dann: »Ich brauche Aminosäuren, und ich werde weiteressen, bis ich sie bekomme.« Bei diesen abendlichen Snackgelagen kann es sich um alles Mögliche handeln, auch Zucker, aber oftmals sind es »Protein-Köder«, die keine wirklichen Proteine sind, sondern aufgrund ihres Umami-Geschmacks wie Proteine schmecken. Chips sind das beste Beispiel dafür.

Die Lösung für abendliche Snackattacken besteht darin, die Hebelwirkung von Proteinen zu Ihrem Vorteil zu nutzen, indem Sie früh am Tag viele eiweißreiche Lebensmittel essen, bevor Sie zu hungrig werden. Das bedeutet, Sie sollten bis spätestens 12 Uhr, noch besser bis 10 Uhr, Eier, Käse oder Fleisch gegessen haben. Wir haben bereits gelernt, dass Proteine am Morgen gut für den zirkadianen Rhythmus sind; sie beruhigen auch das Nervensystem, stabilisieren den Blutzucker und sorgen für ein Sättigungsgefühl, sodass Sie nicht zu Snacks greifen. Ein Beispiel für die Kraft der Proteine sehen wir in Mandys Patientengeschichte in Kapitel 8.

Proteine sind der Makronährstoff, den Sie jeden Tag in genau der richtigen Menge benötigen. Bei zu wenig Proteinen überessen Sie sich; bei zu vielen Proteinen essen Sie zu wenig und beschleunigen den Alterungsvorgang. Fett und Kohlenhydrate hingegen können nach oben und unten reguliert werden.

Fett und Kohlenhydrate

Fett und Kohlenhydrate sind die energetischen Makronährstoffe, die Sie sowohl an Ihr Aktivitätsniveau und davon abhängig, ob Sie versuchen, Gewicht zu verlieren, anpassen können. Wenn Sie aktiver sind, benötigen Sie mehr Energie und somit mehr Fett und Kohlenhydrate; sind Sie weniger aktiv oder versuchen Sie, abzunehmen, benötigen Sie weniger.

Natürlich brauchen Sie ein gewisses Maß an Fetten und Kohlenhydraten, weil sie gut für die Gesundheit sind. Fett liefert wertvolle fettlösliche Nährstoffe und essenzielle Fettsäuren, während vollwertige Kohlenhydrate lösliche Ballaststoffe und resistente Stärke liefern, durch die Sie sich satt fühlen, die Darmbakterien füttern und für einen gesunden Östrogenstoffwechsel sorgen.

Weder Fett noch Kohlenhydrate sind von Natur aus schlecht. Das Problem sind hochverarbeitete Lebensmittel.

Vermeiden Sie ultrahochverarbeitete Lebensmittel

Laut dem British Medical Journal sind ultrahochverarbeitete Lebensmittel »Formulierungen von Lebensmittelsubstanzen, die oftmals durch chemische Prozesse verändert und dann unter Verwendung von Aromen, Farben, Emulgatoren und … anderen kosmetischen Zusatzstoffen zu äußerst wohlschmeckenden Fertigessen zusammengesetzt wurden.«[135] Zu den ultrahochverarbeiteten Lebensmitteln gehören so gut wie alle Formen von Junk-Food wie Chips, Fertignachtisch, Fast-Food und Soft-Drinks. Sie können sich wahrscheinlich denken, dass man dabei einige gesundheitliche Risiken festgestellt hat, wie zum Beispiel Insulinresistenz, Herzerkrankungen und Fettleber, worauf wir noch in Kapitel 8 zu sprechen kommen.

Den ultrahochverarbeiteten Lebensmitteln wurden die Nährstoffe, die Sie benötigen sowie die für das Mikrobiom erforderlichen Ballaststoffe entzogen. Häufig enthalten sie auch schädliche Lebensmittelzusatzstoffe, hochdosierte Fruktose (Kapitel 8) und verarbeitete Pflanzenöle.

Zu den verarbeiteten Pflanzenölen gehören Öle wie Soja-, Mais- oder Rapsöl, die entweder Transfette oder eine hohe Dosis an Omega-6-Fettsäuren enthalten können. Transfette sind industriell produzierte Öle, die von den Herstellern verwendet werden, um die Nahrungsmittel knusprig zu machen und die Haltbarkeitsdauer zu verlängern. Häufig findet man sie beispielsweise in Backwaren, Mikrowellen-Popcorn und Takeaway-Essen. Sie sind so ungesund, dass sie in manchen Ländern sogar verboten sind. Omega-6-Fettsäuren sind nicht ganz so ungesund wie Transfette, sondern sogar gesundheitsfördernd und unerlässlich, sofern sie in Form von vollwertigen Nahrungsmitteln wie Nüssen, Kernen und braunem Reis zu sich genommen werden. Omega-6-Fettsäuren sind nur ein Problem, wenn sie in großen Mengen in Form von verarbeitetem Pflanzenöl und Junkfood zu sich genommen werden. Da sie die nützlichen Omega-3-Fettsäuren verdrängen, können hochdosierte Omega-6-Fettsäuren Entzündungen und eine Fettleber fördern.

Obwohl es sich technisch gesehen um ein Pflanzenöl handelt, ist Olivenöl keine Quelle für Omega-6-Fettsäuren, sondern liefert stattdessen nützliche einfach ungesättigte Fettsäuren. Achten Sie darauf, qualitativ hochwertiges Olivenöl zu kaufen, denn manche Marken haben ihr Olivenöl mit anderen Pflanzenölen gemischt.

Hinweis: Die gesündesten Fette zum Kochen sind Olivenöl, Butter, Kokosnussöl und Avocadoöl. Außerdem sollten Sie Ihre Omega-3-Zufuhr durch Meeresfrüchte, Bio-Eier und Fleisch aus Weidehaltung erhöhen.

Gemüse und Phytonährstoffe

Gemüse ist wichtig, weil es wichtige Nährstoffe wie Vitamin C, Folsäure und Magnesium liefert. Außerdem enthält es Ballaststoffe für die Sättigung und Nährung der Darmbakterien und einen ganz wunderbaren Cocktail an gesundheitsfördernden, entzündungshemmenden Phytonährstoffen.

Phytonährstoffe sind natürlich vorkommende Pflanzenchemikalien. Sie tragen Namen wie Polyphenol, Flavonoide, Lutein und Resveratrol. Viele wurden auf ihre krebs- und entzündungshemmende Wirkung untersucht. Phytonährstoffe wirken, indem sie entzündungsfördernde Gene ausschalten und entzündungshemmende, alterungshemmende Gene einschalten. Einer meiner Lieblingsphytonährstoffe ist das in Kreuzblütler-Gemüse vorkommende Sulforaphan. Es aktiviert den Transkriptionsfaktor Nrf2, der wiederum Hunderte entgiftende, entzündungshemmende und antioxidative Gene aktiviert. Lebensmittelquellen für Sulforaphan sind Brokkoli, Blumenkohl, Grünkohl, Rosenkohl, Weißkohl, Pak Choi, Blattkohl, Brokkolisprossen und sogar ein paar Gemüsesorten, die nicht zu den Kreuzblütlern gehören, wie zum Beispiel Lauch.

Phytonährstoffe erhalten Sie am besten durch den Konsum von Gemüse und Obst, aber Sie können auch ein Nahrungsergänzungsmittel einnehmen. Ich habe Sulforaphan bereits für eine gesunde Entgiftung erwähnt und werde noch über Curcumin zur Reduzierung von Entzündungen und für leichtere Periodenblutungen sowie über Quercetin bei perimenopausalen Allergien sprechen.

Phytoöstrogen (pflanzliches Östrogen)

Phytoöstrogene sind eine besondere Gruppe der Phytonährstoffe, die auf natürliche Art in fast allen pflanzlichen Lebensmitteln vorkommen. Die zwei Hauptklassen sind die Isoflavone aus Soja und die Lignane aus Körnern, Vollkorngetreide, Hülsenfrüchten, Obst und Gemüse.

Sie heißen Phytoöstrogene, weil sie mit den Östrogenrezeptoren interagieren, aber sie sind keine Östrogene. Tatsächlich binden sie sich so schwach an Östrogenrezeptoren, dass sie Estradiol blockieren und daher besser als Anti-Östrogen bezeichnet werden sollten. Das beste Beispiel für die Anti-Östrogen-Wirkung von Phytoöstrogenen ist die Art und Weise, wie Isoflavone wie zum Beispiel Rotklee die Fruchtbarkeit von Nutztieren unterdrücken können. Manche Wissenschaftler vermuten sogar, Phytoöstrogene hätten sich deshalb so entwickelt, damit durch sie Pflanzen vor Überweidung geschützt werden, indem sie die Fruchtbarkeit weiblicher Pflanzenfresser beeinträchtigen.[136]

In einem Artikel mit der Überschrift »Agriculture and Selection for High Levels of Estrogen« (zu Deutsch: Landwirtschaft und Selektion auf hohe Werte von Östrogen) bringt die Evolutionsbiologin Grazyna Jasienska das Argument an, Menschen in der Antike hätten höhere Östrogenspiegel als Reaktion auf die östrogenhemmende Wirkung phytoöstrogenreicher pflanzlicher Nahrungemittel wie Hülsenfrüchte und Getreide entwickelt.[137] Darum könne man sagen, dass diejenigen von uns, deren Vorfahren Bauern waren, »hormonell kalibriert« sind hinsichtlich einer relativ hohen Aufnahme von Phytoöstrogenen, um uns vor unserem eigenen hohen Östrogen zu schützen.

Was bedeutet das für Perimenopause und Menopause? Zum einen, dass es gut ist, Phytoöstrogene wie Hülsenfrüchte und Körner zu sich zu nehmen. Diese gehören schon lange zu unserer traditionellen Ernährungsweise, und unser Hormonsystem ist an sie angepasst.

Während der Perimenopause, wenn der Östrogenspiegel hoch ist, haben Phytoöstrogene eine positive östrogenhemmende Wirkung, können den Periodenfluss leichter machen und einen gesunden Östrogenstoffwechsel fördern.[138] Nahrungsmittelbasierte Phytoöstrogene können sogar gegen hormonsensible Krebsarten schützen.[136]

In der Menopause, wenn das Östrogen niedrig ist, können Phytoöstrogene die Wirkung von Östrogenen leicht verstärken. Umfangreiche Forschungsarbeiten haben sich mit der Verwendung von Phytoöstrogenen in Form von Nahrungsergänzungsmitteln wie zum Beispiel Soja als Alternative zu einer Hormontherapie befasst. Leider haben die meisten Forschungsarbeiten keinen deutlichen Hinweis dafür gefunden, dass Phytoöstrogene in Form von Nahrungsergänzungsmitteln die Symptome der Menopause verbessern oder das Osteoporoserisiko verringern können. Allerdings können sie den Spiegel des testosteronbindenden Proteins SHBG (Kapitel 4) steigern, wodurch sich Symptome einer Testosterondominanz wie Gewichtszunahme, Haarverlust und Gesichtsbehaarung, verbessern können. Den Forschungsergebnissen zu Phytoöstrogen widmen wir uns im nächsten Kapitel.

Letztlich hat man herausgefunden, dass konzentrierte Extrakte aus Soja-Isoflavonen die Schilddrüsenfunktion unterdrücken können,[136] aber Soja als Lebensmittel sollte kein Problem darstellen, solange Sie über genug Jod verfügen (siehe unten). Mit anderen Worten: Tofu und Sojasoße zu essen ist gut.

Ihre beste Ernährungsweise

Es gibt nicht die eine »beste Ernährungsweise«, die bei allen Menschen funktioniert. Stattdessen gibt es die für Sie richtige Ernährungsweise, die möglicherweise nicht einmal einen Namen hat. Sehr vereinfacht ausgedrückt, ist Ihre beste Ernährungsweise die, bei der Sie alle essenziellen Nährstoffe, einschließlich Aminosäuren, bekommen und mit der Sie sich gutfühlen. Es ist eine Ernährungsweise, bei der Sie nur wenige hochverarbeitete Lebensmittel zu sich nehmen, sodass es weder zu Entzündungen noch Insulinresistenz kommen kann. Und wenn Sie zu einer Mastzellen- oder Histaminreaktion neigen, sollte Ihre Ernährungsweise nur wenig Kuhmilchprodukte oder andere Nahrungsmittel enthalten, die eine Histaminreaktion hervorrufen können.

Im Folgenden finden Sie noch ein paar zusätzliche Richtlinien.

Essen Sie so, dass Sie zufrieden sind

Strukturieren Sie Ihren Tag so, dass Sie vollwertige, herzhafte Mahlzeiten bekommen, die eine große Portion Proteine und möglicherweise Stärke enthalten. Wenn Sie Ihrem Körper geben, was er braucht, fühlen Sie sich zufrieden und können diese Form des Essens langfristig beibehalten. Außerdem werden Sie seltener zu Snacks greifen.

Vermeiden Sie Snacks

Es gibt keinen Grund, zwischen den Mahlzeiten zu essen, es sei denn, Sie müssen nach dem Training Energie tanken oder versuchen aktiv, an Gewicht zuzulegen. Der ständige Griff zu Snacks, insbesondere hochverarbeiteten Lebensmitteln, kann den Insulinspiegel in die Höhe treiben, Entzündungen verursachen und das Verdauungs- und Immunsystem stressen. Insbesondere abends sind Snacks schädlich und das genaue Gegenteil des gesundheitsfördernden Fastens über Nacht, das wir in Kapitel 8 im Abschnitt über das Intervallfasten besprechen werden.

Wenn Sie gestresst sind oder nicht gut geschlafen haben, kann es sein, dass Sie Hunger haben und einen Snack brauchen, was in dem Fall auch vollkommen in Ordnung ist. Und wenn Sie Probleme haben, Ihr Proteinziel zu erreichen, ist ein nachmittäglicher Snack mit viel Proteinen, wie zum Beispiel Nüsse oder gekochte Eier, sogar gut.

Hinweis: Wenn Sie nachmittags Heißhunger auf etwas Süßes haben, kann das ein Hinweis darauf sein, dass Sie entweder nicht genug Proteine zu sich nehmen, eine Nahrungsmittelunverträglichkeit haben – zum Beispiel gegenüber Milchprodukten – oder zuckersüchtig sind – siehe Kapitel 8.

Seien Sie beim Essen flexibel und genussvoll

Sofern Sie keine Nahrungsmittelunverträglichkeit wie zum Beispiel eine starke Glutensensitivität haben, können Sie flexibel sein und eine Vielzahl von Lebensmitteln genießen, ohne Angst haben zu müssen, dass Sie gelegentlich etwas essen, das nicht zu Ihrer neuen Ernährungsweise passt. Essen sollte keinen Stress bedeuten.

Denken Sie an Wasser

Eine ausreichende Wasserzufuhr ist für viele gesundheitliche Aspekte wichtig, unter anderem für Hirngesundheit und kognitive Fähigkeiten. Trinken Sie normales Wasser oder Wasser mit Kohlensäure. Schwarzer Kaffee oder Tee sind ebenfalls gut, weniger gut allerdings sind Saft und andere Flüssigkalorien.

Spezialthema: Einkaufsliste für die zwanzig wichtigsten Lebensmittel

Wenn Sie nicht wissen, wie Sie sich besser ernähren sollen, sollten Sie zuerst alle hochverarbeiteten Lebensmittel wegwerfen. Dazu gehören auch Chips, Kekse, Eiscreme, Müsliriegel, Snacks und zuckerhaltige Getränke inklusive Fruchtsaft.

Wenn Sie es nicht übers Herz bringen, diese Lebensmittel wegzuwerfen, sollten Sie zumindest aufhören, sie zu kaufen, und stattdessen auf Fleisch, Obst und Gemüse und vollwertige Nahrungsmittel setzen. Hier kommt meine Einkaufsliste:

- Fleisch, Geflügel oder frischer Fisch
- Dosenfisch
- Eier
- Ziegen- oder Schafsfeta oder anderer Käse
- Butter und Olivenöl
- Linsen
- dunkle Schokolade mit 85 Prozent Kakaoanteil
- Kaffee
- Kokosmilch
- frisches Obst
- gefrorene Beeren
- Brokkoli und anderes grünes Gemüse
- Kartoffeln oder Süßkartoffeln
- Rüben und Kürbis

- Lauch und Zwiebeln
- Pilze
- Dosentomaten und Tomatenmark
- Reis
- Dinkelnudeln
- Dinkelmehl für den Brotbackofen

Eines unserer üblichen Abendessen ist gebratenes Huhn, das mein Mann dann zu Brühe verarbeitet, sodass ich mein Lieblingsfrühstück, Hühnersuppe, zu mir nehmen kann. »Ich kann mich kaum noch daran erinnern, wie es war, nicht ständig Brühe für das Frühstück zu kochen«, witzelt er.

Ihnen ist vielleicht aufgefallen, dass Dinkel auf meiner Liste steht. Das ist ein Verwandter des Weizens. Ich mag Dinkel, weil er gut schmeckt und besser zu verdauen ist als Weizen, allerdings enthält er Gluten, weshalb er nicht geeignet ist, falls Sie eine Glutenunverträglichkeit haben.

Beispiel-Gerichte

Hier kommt ein Beispiel dafür, was ich an drei Tagen esse. Ich verzichte auf Kuhmilchprodukte, aber vertrage Gluten, FODMAPs und histaminhaltige Nahrungsmittel. Und auch wenn ich meist nur zwischen 9 und 19 Uhr esse und große Mengen konzentrierter Fruktose vermeide, habe ich keine Insulinresistenz, sodass ich nicht über einen längeren nächtlichen Zeitraum fasten oder mir Gedanken über zu viele Kohlenhydrate machen muss. Da ich kein heftiges Sportprogramm habe, brauche ich auch keine Nahrung vor oder nach dem Training. Natürlich kann Ihre Situation eine ganz andere sein, weshalb Sie meinen Ernährungsplan an diese anpassen müssen.

Tag 1

8 Uhr: großes Glas Wasser, dann eine Tasse Filterkaffee mit Kokoscreme oder MCT-Öl

9:30 Uhr: Reste des Linseneintopfes mit Avocado vom Vorabend und geschnittene Radieschen

14 Uhr: Frittata mit Eiern, Lachs, Ziegenfeta, Zwiebeln, Kräutern und Süßkartoffeln. Dazu einen Salat mit Olivenöl und Apfelessig. Eine Birne. Drei Stücke dunkle Schokolade.

19 Uhr: Brathähnchen mit gebratenem Gemüse und Spargel

Tag 2

8 Uhr: großes Glas Wasser, dann Filterkaffee mit Kokoscreme oder MCT-Öl

9 Uhr: selbstgemachte Hühnersuppe (vom Hühnchen des Vorabends)

13 Uhr: Grüner Salat mit Ziegenfeta, selbstgemachtem Hummus, Reste des gebratenen Gemüses, geriebene Rote Bete, Olivenöl und Zitronensaft

16:30 Uhr: Haferkekse und Mandelmus

19 Uhr: gebratener Lachs mit weißem Reis, Tomatensoße und gedünstetem Brokkoli

20 Uhr: Birnen-Hafer-Crumble mit Kokoscreme

Tag 3

8 Uhr: großes Glas Wasser, dann Filterkaffee mit Kokoscreme oder MCT-Öl

9 Uhr: selbstgebackenes Dinkelbrot mit Butter, Ziegenkäse und Blattgemüse aus dem Garten

14 Uhr: gebratener Lauch und Pilze mit Reis sowie Lachs aus der Dose. Eine Birne. Drei Stücke dunkle Schokolade.

19 Uhr: Lammbraten mit Süßkartoffeln, Rosenkohl, Butter und Salz. Zwei Mandarinen.

Wenden wir uns jetzt den drei Mineralstoffen zu, die ich meinen Patientinnen in der Perimenopause und Menopause häufig verschreibe: Magnesium, Zink und Jod.

Magnesium – der Retter in der Not

In einem Artikel mit dem Titel »Magnesium in the Gynecological Practice: a Literature Review« (»Magnesium in der gynäkologischen Praxis: eine Literaturübersicht«) kamen Wissenschaftler zu dem Schluss, dass Magnesium eine wirkungsvolle Behandlung für Symptome der Menopause und der Perimenopause ist. Laut ihren Beobachtungen funktioniert dies vor allem dadurch, dass es die Wirkung verschiedener Hormone (insbesondere Progesteron) auf das zentrale Nervensystem normalisiert.[139] Das macht Magnesium zur perfekten Unterstützung für den dynamischen Neukalibrierungsprozess der Perimenopause.

Weitere direkte Vorteile von Magnesium sind:

- Beruhigung des Nervensystems und Schlafförderung
- Vorbeugung von Migräneanfällen
- Aufbau von Knochenmasse
- Unterstützung von Schilddrüsenhormonen
- Förderung eines gesunden Östrogenstoffwechsels[140]
- Unterstützung bei der Aufnahme und Anpassung von Vitamin D
- Versorgung der Mitochondrien (Kapitel 10)
- Reduzierung von Entzündungen und Verlangsamung von Alterungsprozessen[141]
- Reduzierung des Risikos für Herzerkrankungen und Insulinresistenz[142].

Nahrungsmittelquellen für Magnesium sind Nüsse, Körner, dunkle Schokolade und grünes Blattgemüse, aber allein über die Ernährung kann man nur schwer ausreichend Magnesium aufnehmen, denn unter Stress scheidet der Körper Magnesium mit dem Urin leider aus, damit das Nervensystem auf Touren kommt. Wenn Sie also viel Stress haben, brauchen Sie wahrscheinlich eine Magnesium-Supplementierung.

Kann man Magnesiummangel durch einen Test feststellen?

In der Perimenopause und Menopause haben Frauen meist einen Magnesiummangel,[143] leider lässt sich dies nicht einfach anhand eines Tests feststellen. Ein Bluttest ist nicht zuverlässig, weil der Großteil des Magnesiums sich in den Zellen befindet und daher im Blutserum nicht nachweisbar ist. Den Magnesiumgehalt in den roten Blutkörperchen zu testen, ist zwar etwas genauer, aber dennoch kein zuverlässiger Indikator für den Ernährungszustand des Körpers im Ganzen. Am einfachsten ist ein Mangel erkennbar, indem man Magnesium als Nahrungsergänzungsmittel supplementiert und schaut, wie man darauf reagiert.

Dosierung und Sicherheit

Sofern Sie nicht unter einer Nierenerkrankung leiden, ist es sicher, Magnesium auszuprobieren und langfristig zu nehmen. Allerdings kann es die Absorption von Schilddrüsenhormonen und anderen Medikamenten beeinträchtigen, weshalb Sie Ihren Arzt oder Apotheker dazu befragen sollten. Manche Formen (Magnesiumchlorid) können Durchfall verursachen, aber sanftere Formen (Magnesiumchelat oder -glycinat) stellen meist kein Problem dar. Magnesiumglycinat oder -bisglycinat (Magnesium in Kombination mit der Aminosäure Glycin) hat zusätzlich den Vorteil, dass es Glycin enthält, was sich schlaffördernd auswirkt und eine gesunde Insulinsensitivität unterstützt. Glycin werden wir uns im Abschnitt über Schlaf in Kapitel 7 noch genauer anschauen.

Die therapeutische Dosis liegt bei 300–400 Milligramm. Bitte lesen Sie unbedingt die Packungsbeilage, um sicher zu sein, dass Sie tatsächlich 300 mg elementares Magnesium bekommen und nicht 300 Milligramm des gesamten Chelat-Komplexes (Magnesium plus Glycin). Die meisten Magnesiumkapseln enthalten jeweils rund 100 Milligramm Magnesium, weshalb Sie wahrscheinlich drei Kapseln benötigen. Wenn Sie ein Magnesium-Glycinat-Pulver bekommen können, sollten Sie besser dieses anstatt Kapseln nehmen, weil es leichter zu absorbieren ist.

Zink

Zink lindert auf drei Arten die Symptome der Perimenopause und der Menopause.

1. Es senkt das Cortisol und die Stressreaktion und unterstützt den Körper bei der Regulierung der HHN-Achse. Das macht Zink zu einem meiner liebsten Nahrungsergänzungsmittel bei Stimmungsschwankungen (Kapitel 7).

2. Es reduziert Entzündungen und Prostaglandine, wodurch Regelschmerzen und sogar schlimmere Erkrankungen wie Endometriose und Adenomyose (Kapitel 9) verbessert werden.

3. Es ist toll für Haut, Haare und das Vaginalepithel, und kann sowohl den Teint als auch Scheidentrockenheit verbessern (Kapitel 10). Zink hilft auch für gesundes Kollagen und bei der Verbesserung androgener Symptome wie Hirsutismus oder Gesichtsbehaarung.

Kann man Zinkmangel durch einen Test feststellen?

Zink ist leichter zu testen als Magnesium. Dabei wird das Plasma-Zink getestet. Ein gesundes Ergebnis sollte bei 11–23 µmol/l (= Mikromol pro Liter) bzw. 70–150 µg/dl (= Mikrogramm pro Deziliter) liegen. Zu den Symptomen eines Zinkmangels gehören Haarausfall, Dermatitis und weiße Flecken auf den Fingernägeln. Wenn Sie Vegetarierin oder Veganerin sind, können Sie von einem Mangel ausgehen und sollten wahrscheinlich ein Nahrungsergänzungsmittel nehmen.

Dosierung und Sicherheit

Die beste Form ist Zinkcitrat, -picolinat oder -bisglycinat direkt nach dem Essen. Auf nüchternen Magen kann Zink Übelkeit hervorrufen.) Eine Dosierung bis dreißig Milligramm gilt als sicher; nehmen Sie allerdings nicht mehr als achtzig Milligramm am Tag über einen Zeitraum von mehr als drei Monaten ein, ohne vorher mit einem Arzt oder einer Ärztin zu sprechen, da zu viel Zink zu Kupfermangel führen kann.

Jod

Jod ist eines meiner liebsten Nahrungsergänzungsmittel für die Frauengesundheit, insbesondere in der Perimenopause, denn Jodmangel ist bei Frauen zwischen 40 und 49 sehr häufig.[144]

Wahrscheinlich ist Ihnen bekannt, dass Jod für die Funktion der Schilddrüse wichtig ist, aber Jod ist ebenso wichtig für Immunsystem, Augen, Gehirn, Eierstöcke und Brust. In diesen Geweben wirkt es entzündungshemmend und fördert den Östrogenstoffwechsel, so dass die Zellen weniger empfindlich auf Östrogen reagieren.[145] Deshalb kann Jod bei Eisprungschmerzen, Eierstockzysten, Myomen, prämenstrueller Verstimmung und vor allem bei Brustschmerzen, über die wir noch in Kapitel 9 sprechen werden, hilfreich sein. Durch Jod kann der Körper eine Östrogentherapie besser verarbeiten, und es kann sogar das Brustkrebsrisiko reduzieren.[146]

Dosierung und Sicherheit

Die Dosierung von Jod ist so umstritten wie kaum ein anderes Thema in der Naturheilkunde. Einerseits wird Ihr Arzt oder Ihre Ärztin sagen, dass Sie keinesfalls die empfohlene Tageshöchstdosis von 150 µg (0,15 mg) überschreiten sollten, was auch richtig ist. Zu viel Jod kann eine Hashimoto-Thyreoiditis-Erkrankung hervorrufen und/oder die Schilddrüsenfunktion unterdrücken.[147] Zuviel Jod kann auch zu Akne führen, und mehr als 225 µg (0,25 mg) sind insbesondere während der Schwangerschaft nicht sicher.[148]

Andererseits empfehlen manche Naturheilpraktiker enorme Dosen von bis zu 50.000 µg (50 mg), was ich als eine riskante Menge bezeichnen würde. Darum sollten Sie genauestens den Beipackzettel lesen.

Die Dosierung, die ich meinen Patientinnen verschreibe, liegt zwischen 250 µg (0,25 mg) und 3000 µg (3 mg), je nach ihren Bedürfnissen und dem Ausgangszustand ihrer Schilddrüse. Der Fall meiner Patientin Mia ist ein gutes Beispiel.

Mia – Schilddrüsenuntersuchung vor der Einnahme von Jod

Mia litt unter schmerzhaften, knotigen Brüsten, was ihr Arzt als fibrozystische Brustkrankheit bezeichnete. »Jod ist die beste Behandlung für Brüste«, erklärte ich ihr. »Aber zuerst müssen wir Ihre Schilddrüse untersuchen, um zu sehen, ob Sie Jod einnehmen dürfen.«

Ich fragte Mia, ob bei irgendjemandem in ihrer Familie eine Schilddrüsenerkrankung wie Hashimoto-Thyreoiditis vorliegt doch sie verneinte. Ich ließ bei ihr TSH, freies T4 und Schilddrüsenantikörper untersuchen, doch die Werte waren in Ordnung. So konnte sie drei Milligramm molekulares Jod für Ihre Brüste einnehmen.

Nach zwei Monaten waren Mias Schmerzen und Knötchen in der Brust fast verschwunden.

Schilddrüsenantikörper sind Autoimmunantikörper, die das Immunsystem gegen die Schilddrüse bildet. Sie sind Bestandteil einer Autoimmunerkrankung, über die wir in Kapitel 8 noch sprechen werden, doch zunächst müssen Sie nur wissen, dass Sie bei einem positiv ausgefallenen Schilddrüsenantikörpertest wahrscheinlich nicht mehr als 500 µg (0,5 mg) Jod einnehmen dürfen.

Diese Dosierung hätte ich Mia verschrieben, wenn sie Schilddrüsenantikörper gehabt hätte:

Sichere Jodaufnahme

Die Brüste sollen mit dem nötigen Jod versorgt werden, ohne die Schilddrüse zu belasten. Das kann man erreichen, indem man 1) eine niedrige Dosierung einnimmt, wenn man Schilddrüsenantikörper hat, 2) 150 µg Selen als Unterstützung für die Schilddrüse einnimmt[149] und 3) wenn möglich molekulares Jod (I2) nimmt, das bevorzugt ins Brustgewebe aufgenommen wird[150] und daher sicherer für die Schilddrüse ist als Kaliumjodid (KI).

Zu den Nahrungsmittelquellen für Jod gehören:

- iodiertes Speisesalz (400 µg pro Teelöffel)
- Meerestiere (10–190 µg pro 100 Gramm)
- Butter von Weidekühen
- pflanzliche Nahrungsmittel wie Pilze und Blattgemüse, aber nur, wenn sie in jodreichem Boden gewachsen sind.

Meeresalgen sind eine weitere Quelle, aber man kann sich nicht auf sie als Jodquelle verlassen, denn sie enthalten Brom, das die Jodaufnahme des Körpers verhindert.

Vielleicht ist Ihnen aufgefallen, dass ich Mia nicht auf Jodmangel getestet habe. Es gibt nämlich keinen zuverlässigen Test. Stattdessen betrachte ich die Empfindlichkeit der Brüste als Anzeichen für Jodmangel und finde sie nützlicher als jeden Labortest.

Stärken Sie Ihren Körper: Bewegung

Bewegung spielt sowohl in der Perimenopause als auch der Menopause eine große Rolle. Hauptziel von Bewegung ist nicht Gewichtsverlust, auch wenn dieser dadurch erzielt werden kann. Ziel ist auch nicht die mit Bewegung einhergehende Verbesserung der Stimmung. Das wichtigste Ziel von Bewegung und Sport ist die Reduzierung von Entzündungen, die Verbesserung der Insulinsensitivität und der Aufbau von Muskelmasse.

Der Abbau von Muskelmasse wird Sarkopenie genannt. Dieses lateinische Wort bedeutet »Mangel an Fleisch« und meint den degenerativen Verlust von Skelettmuskelmasse, -qualität und -stärke sowie den das Ersetzen von Muskelfasern durch Fett. Sarkopenie wirkt sich auf die körperliche Kraft aus, was zu Gebrechlichkeit und Stürzen führen und zu Osteoporose,[151] Depressionen und Abnahme der kognitiven Fähigkeiten[152] beitragen kann. Leider ist eine gewisse altersbedingte Sarkopenie sowohl bei Frauen als auch Männern unvermeidlich. Bei Frauen tritt in der Menopause ein zusätzlicher »schneller Abbau der Muskelmasse« ein, zu dem es bei Männern nicht kommt und wahrscheinlich am Östrogenverlust liegt.[153] Wie bereits erklärt, ist Östrogen ein anaboles oder muskelaufbauendes Hormon.

Das bedeutet aber nicht, dass Sie in der Menopause keine Muskelmasse aufbauen oder behalten können, denn das ist durchaus möglich. Zu den sportfreien Strategien, um Muskelabbau zu verhindern oder rückgängig zu machen, gehören Stressreduzierung, Reduzierung oder Vermeidung von Alkohol und die Aufnahme von ausreichend Kalorien und Proteinen, insbesondere der Aminosäure Leucin.[154] Da Östrogen ein anaboles Hormon ist, könnte eine Östrogentherapie theoretisch ebenfalls hilfreich sein, aber kürzliche Analysen zahlreicher Studien fanden keinen signifikanten Nutzen.[155]

Die beste Methode, um Muskelmasse aufzubauen und zu behalten, ist durch körperliche Betätigung[156], insbesondere in Form von Widerstands- und Krafttraining. Man hat herausgefunden, dass dies Hitzewallungen entgegenwirken,[157] sowie kognitive Fähigkeiten und die allgemeine Hirngesundheit verbessern kann.[158] Krafttraining können Sie in einem Fitnessstudio oder auch einfach zu Hause mit Sportbändern oder Ausfallschritten, Kniebeugen und Planks mit dem eigenen Körpergewicht machen. Achten Sie auch darauf, Ihre Rückenmuskulatur einschließlich der Gesäßmuskeln zu stärken, denn diese sind wichtig für die Rumpfstärkung und wird oftmals vernachlässigt. Die Rückenmuskulatur stärkt auch den Beckenboden, wie wir in Kapitel 10 sehen werden. Wenn Ihnen andere Sportarten lieber sind, freuen Sie sich wahrscheinlich, wenn ich Ihnen verrate, dass Yoga und sogar Spazierengehen Muskelabbau entgegenwirken kann.

Ich hoffe, Sie haben in diesem Kapitel Allgemeine Gesundheitsförderung viele Tipps gefunden, um sich besser zu fühlen. Und wir sind erst am Anfang! Jetzt gehen wir zu anderen Behandlungsmöglichkeiten über, wobei wir mit der Hormontherapie beginnen werden.

Kapitel 6

Menopausale Hormontherapie

Menopausale Hormontherapie (MHT) oder nur Hormontherapie ist der moderne Ausdruck für das, was früher Hormonersatztherapie genannt wurde. Der Name wurde geändert, um diese Therapie von der Hormonersatztherapie bei endokrinen Anomalien zu unterscheiden. »Hormontherapie« ist tatsächlich ein passenderer Ausdruck, denn ein niedriger Östrogenspiegel in der Menopause ist normal und keine Krankheit.

Doch ungeachtet dessen, für welchen Ausdruck Sie sich entscheiden, ist die Einnahme von Hormonen in der Menopause noch immer umstritten, wobei das Pendel ständig zwischen Enthusiasmus und Angst und in letzter Zeit wieder zurück zu großem Enthusiasmus schwingt. Wie wir bislang an den Geschichten meiner Patientinnen gesehen haben, entschieden sich viele von ihnen für eine Hormontherapie und ich unterstütze sie dabei. Gleichzeitig meinen einige meiner Patientinnen, sie würden keine benötigen, und natürlich unterstütze ich auch sie in dieser Entscheidung. Sie werden sehen, dass die Einnahme von Östrogen plus Progesteron nur zur Prävention langfristiger gesundheitlicher Risiken durch eine frühe oder durch Medikamente induzierte Menopause tatsächlich benötigt wird.

Lassen Sie uns zunächst über drei scheinbar widersprüchliche Tatsachen reden:

1. *Das niedrige Östrogen der Menopause ist ein natürlicher Zustand* und keine Erkrankung. Daher dürfte ein niedrigerer Östrogenspiegel nicht krankheitsfördernd und eine Östrogenersatztherapie nicht gesundheitsfördernd sein. »Etwas, das ein normaler Teil des Lebenszyklus ist, kann nicht gleichzeitig die Ursache für eine schwerwiegende Krankheit sein«, meint JC Prior zum Thema niedriger Östrogenspiegel.[159] Als Beweis für die Heilsamkeit eines niedrigen Östrogenspiegels sollten Sie an Kapitel 2 denken, in dem wir behandelt haben, wie viele unserer weiblichen Vorfahren bis ins hohe gut Alter lebten und wie ihre menopausale Vitalität möglicherweise sogar die treibende Kraft hinter der Entwicklung einer längeren menschlichen Lebensspanne war.

2. *Hormontherapie, einschließlich Östrogentherapie, kann Symptome der Menopause verbessern.* Dazu gehören Hitzewallungen, Stimmungsschwankungen und Schlafstörungen. Deshalb sollten Sie zumindest über diese Option nachdenken, vielleicht während Sie darauf warten, dass natürliche Behandlungsformen Wirkung zeigen. Und vergessen Sie nicht, dass Hormontherapie nicht zwingend die Einnahme von Östrogen bedeuten muss; es kann auch sein, dass Sie nur Progesteron benötigen, worüber wir noch reden werden. Außerdem könnte auch vaginales Östrogen eine Lösung sein, das unbedenklich ist und erhebliche Erleichterung bringen kann.

3. *Eine Therapie mit Östrogen plus Progesteron kann das Osteoporoserisiko reduzieren* und möglicherweise auch das Risiko für Herzerkrankungen und Demenz, doch das steht noch zur Diskussion. Östrogen kann in erster Linie dadurch wirken, dass es die Verschiebung der Insulinresistenz abmildert, die in den Wechseljahren in Zusammenhang mit unserer modernen Ernährungsweise auftritt. Durch andere Methoden zur Umkehr der Insulinresistenz kann sich der Bedarf des Körpers nach einer Östrogentherapie allerdings auch verringern.

In diesem Kapitel werden wir zuerst über die verschiedenen Arten von Hormontherapien sprechen. Dann werden wir über Progesteron in der

Perimenopause und Östrogen in der Menopause sprechen, bevor wir letztlich zur Problemlösung übergehen, wo wir auch Nebenwirkungen und andere knifflige Fragen behandeln werden.

Verschiedene Arten von Hormontherapie

Nach dem Kapitel zur allgemeinen Gesundheitsförderung ist dies einer der wichtigsten Abschnitte des Buches, da Sie die für sich sicherste und passendste Therapieform finden sollten, falls Sie sich für eine Hormontherapie entscheiden.

Mit »sicherste« meine ich bioidentisch oder körperidentisch, was sich, wie Sie bestimmt noch aus Kapitel 1 wissen, auf Hormone bezieht, die molekular identisch zu den eigenen Hormonen des Körpers sind. Die meisten (nicht alle) modernen Östrogenmedikamente sind bioidentisch, aber nur manche »Progesteron«-Medikamente enthalten bioidentisches Progesteron (bei den anderen handelt es sich um Gestagene).

Mit der »richtigen« Art von Hormontherapie meine ich, dass es ein Unterschied ist, ob man Östrogen plus Progesteron oder nur Progesteron nimmt, worüber wir im Kapitel über Progesteron in der Perimenopause noch mehr erfahren werden. Wir werden auch kurz über vaginales Östrogen und Testosteron sprechen.

Schließlich ist die Entscheidung für eine Hormontherapie (und die Art der Therapie) eine sehr individuelle, die von Ihren Symptomen, Ihrer gesundheitlichen Vorgeschichte, der Familienanamnese und auch dem, was Sie selbst bevorzugen, abhängt. Über die Einzelheiten müssen Sie mit Ihrem Arzt oder Ihrer Ärztin sprechen, wenn Sie zu dem Schluss kommen, dass Hormone wahrscheinlich helfen können und insbesondere Östrogen wahrscheinlich unbedenklich ist. Progesteron ist im Allgemeinen eine sichere Sache.

Östrogen

Fangen wir mit Östrogen und einem kurzen Überblick über dessen Sicherheit an. Allgemein ist Östrogen mit einem leichten Anstieg des Brustkrebsrisikos von 0,1 Prozent im Jahr verbunden, was eine erhöhte Inzidenz von einem Fall pro tausend Frauen pro Jahr der Anwendung bedeutet.[160] Zum Vergleich: Das Risiko ist ähnlich hoch oder sogar etwas geringer als das von Alkohol oder geringer körperlicher Aktivität. Bemerkenswert ist, dass sich diese Statistiken größtenteils auf Daten für nicht-bioidentische Hormone beziehen, bei denen es sich um die riskanteste Art der Hormontherapie handelt.

Spezialthema: Stutenöstrogen

Das aus Stutenharn gewonnene Hormonpräparat Premarin ist ein Östrogenpräparat alten Stils, das etwa dreißig verschiedene Hormone enthält, darunter auch Androgene, von denen viele nicht bioidentisch sind. Die beiden Hauptwirkstoffe sind Estronsulfat und Equilin-Sulfat, wobei der zweite Wirkstoff nur bei Pferden vorkommt. Zusammen bezeichnet man diese Verbindung als sogenannte konjugierte equine Estrogene und extrahiert diese aus dem Urin trächtiger Stuten.

Premarin wird zwar manchmal noch verschrieben, aber es hat sich herausgestellt, dass es weder für Brust noch Herz sicher ist. Teil des Problems ist, dass es meist mit dem Gestagen Medroxyprogesteronacetat kombiniert wird (darüber sprechen wir weiter unten), doch ein anderes Problem ist, dass Stutenöstrogen das Brustgewebe stärker stimuliert als menschliches Östrogen. Premarin steigert auch das Risiko für Blutgerinnsel und Herzerkrankungen, was insbesondere daran liegt, dass es oral eingenommen wird, was nicht die beste Einnahmeform von Östrogen ist.[161]

Im Gegensatz zu Premarin handelt es sich bei der modernen Östrogentherapie meist um bioidentisches Estradiol, das auf die Haut aufgetragen angewandt wird, wodurch es direkt ins Blut gelangt und sich keine gefährlichen Blutgerinnungsfaktoren in der Leber bilden. Die sicherste Art von Östrogen ist somit ein Estradiolpflaster.

Vaginales Östrogen

Bei der lokalen Anwendung von Östrogen in Form einer Creme zur Verringerung von Scheidentrockenheit oder Blasenproblemen bestehen die gesundheitlichen Risiken nicht, die normalerweise mit systemischem Östrogen verbunden sind, und sie kann sogar erfolgen, wenn die Patientin in der Vergangenheit unter Brustkrebs litt. So lauten die Erkenntnisse des American College of Obstetricians and Gynecologists (ACOG), das vor Kurzem befand, dass vaginales Östrogen »kein höheres Risiko für einen Krebsrückfall bei Frauen, die sich aktuell einer Brustkrebsbehandlung unterziehen oder in der Vergangenheit an Brustkrebs litten, birgt.«[162]

Vaginales Östrogen gibt es in Form einer Creme, zum Beispiel Ovestin mit bioidentischem Östrogen. Bei Ovestin handelt es sich um Estriol, das nur etwa ein Zehntel der Potenz von Estradiol hat.

Über vaginales Östrogen werden wir noch in Kapitel 10 sprechen, wenn es um Scheidentrockenheit und das Urogenitale Menopausensyndrom geht.

Progesteron

Wir kommen nun zu einem interessanten Teil der Geschichte der Hormontherapie. In Kapitel 3 haben wir gesehen, dass Progesteron wichtig für die Gesundheit ist, diesem Hormon aber kurioserweise nur eine unbedeutende Rolle bei der Hormontherapie zugeschrieben wurde.

Die primäre – und in mancher Hinsicht sogar einzige Aufgabe – von Progesteron in der Hormontherapie ist, die Gebärmutterschleimhaut vor Östrogen zu schützen. Anders gesagt: Es soll verhindern, dass es durch Östrogen zu einem ungewöhnlich hohen Aufbau der Gebärmutterschleimhaut kommt, der zu Gebärmutterkrebs führen kann. Diese Verwendung von Progesteron stammt aus den Anfängen der Hormontherapie, als Östrogen allein verwendet wurde und zu Gebärmutterkrebs führte. Um diese Wirkung zu bekämpfen, wurde ein Gestagenpräparat hinzugefügt, um die Gebärmutterschleimhaut auszudünnen. Diese Medikamente wurden (und werden noch häufig) als Progesteron bezeichnet, obwohl es sich nicht um Progesteron handelt. Tatsächlich sind es Gestagene, wie in Kapitel 3 bereits erläutert, die im Vergleich zu Progesteron negative Wirkungen haben, insbesondere auf Stimmung, Haarausfall und Gewichtszunahme.

Die andere negative Auswirkung von Gestagenen (nicht aber von Progesteron) betrifft das Brustgewebe. Neue Forschungsergebnisse haben Gestagene und insbesondere den Wirkstoff Medroxyprogesteron als die primäre Ursache für Brustkrebs durch Hormontherapie identifiziert.[163] Um die Belastung durch Gestagene zu reduzieren, empfehlen Experten nun entweder die niedrigstmögliche Dosis Gestagene, also eine Hormonspirale, oder ein orales, mikronisiertes Progesteron anstatt eines Gestagens. Progesteron erfüllt dieselbe Aufgabe beim Schutz der Gebärmutterschleimhaut, wirkt sich aber nicht negativ auf die Stimmung aus und steigert nicht das Brustkrebsrisiko, wie es bei Gestagenen der Fall ist. Laut JC Prior kann Progesteron das Brustkrebsrisiko sogar noch reduzieren.[34] Orales mikronisiertes Progesteron ist auch sicher, was Herzerkrankungen anbelangt, denn es gibt kein Risiko für Blutgerinnsel.

Glücklicherweise empfehlen moderne Richtlinien mittlerweile orales mikronisiertes Progesteron (d.h. echtes Progesteron) als den die Gebärmutterschleimhaut schützenden Bestandteil der Hormontherapie. Es heißt »orales, mikronisiertes« Progesteron, weil es oral als Kapsel eingenommen wird, und das Progesteron zur besseren Aufnahme in kleinste Partikel zerstoßen wurde.

Medikamente für orales, mikronisiertes Progesteron sind zum Beispiel Utrogestan oder Famenita. Denken Sie daran, dass es sich bei vielen Progesteron-Präparaten in Wahrheit um Gestagene handelt. Dazu gehört zum Beispiel der Wirkstoff Medroxyprogesteronacetat (Depo-Clinovir, Depo-Provera). Später im Kapitel werden wir noch auf eine natürliche Progesteroncreme zu sprechen kommen.

Alleinige Progesteron-Behandlung

Gemäß aktuellen Richtlinien besteht die einzige anerkannte Verwendung von oralem, mikronisiertem Progesteron darin, wenn es den Progesteronbedarf der menopausalen Hormontherapie abdecken soll. Mit anderen Worten: wenn Östrogen plus Progesteron verschrieben wird. Und dann auch nur, wenn Sie noch eine Gebärmutter haben.

Wie Sie unten und in den folgenden Kapiteln sehen werden, kann Progesteron auch allein (ohne Östrogen) bei Symptomen der Perimenopause wie Nachtschweiß, Herzklopfen, Schlafproblemen, Migräne, Stimmungsschwankungen, starken Perioden und sogar bei manchen Menopausensymptomen verwendet werden. Die Verwendung von reinem Progesteron oder bei einer Hysterektomie ist eine Abweichung von den derzeitigen offiziellen Richtlinien, entspricht aber den Erkenntnissen von JC Prior in ihrem Buch Estrogen's Storm Season: Stories of Perimenopause sowie auf ihrer Website Centre for Menstrual Cycle and Ovulation Research (Seite in engl. Sprache, Anm. d. Verlags). Ihre Erkenntnisse zu Progesteron basieren auf jahrzehntelanger klinischer Erfahrung und ihren eigenen umfangreichen Forschungsarbeiten zum Nutzen von Progesteron bei Symptomen der Perimenopause und der Menopause.[164 165]

Testosteron

Testosteron wird manchmal verschrieben, um die Empfindsamkeit der Klitoris und das sexuelle Verlangen zu verstärken und funktioniert bei rund der Hälfte der Frauen, die es ausprobieren, allerdings nur, wenn bereits eine Östrogentherapie durchgeführt wird.

Außerdem heißt es, Testosteron würde die Stimmung und das Wohlbefinden verbessern und könne Osteoporose, Muskelabbau und kognitivem Verfall vorbeugen, doch es gibt keinen Beweis dafür.[166]

Ich bin über Testosteron etwas besorgt, denn es führt oftmals zu Insulinresistenz und Gewichtszunahme (Kapitel 4). Eine Studie kam sogar zu dem Schluss, dass eine »Testosteronbehandlung mit einer erheblichen Gewichtszunahme assoziiert ist«,[166] während eine andere befand, dadurch könne das Brustkrebsrisiko gesteigert werden.[69] Aber sofern Sie keine Insulinresistenz haben oder in der Vergangenheit an Brustkrebs erkrankt sind, halte ich Testosteron in geringer Dosierung für machbar, sofern Sie gleichzeitig Estradiol und Progesteron nehmen, um sich vor den hohen Androgenen zu schützen. Achten Sie auf eine niedrige Dosis und auf Anzeichen für übermäßiges Testosteron. Dazu gehören Akne, Haarausfall, Insulinresistenz und Gewichtszunahme im Bauchbereich.

Als weiteres Androgen wird manchmal DHEA verschrieben, das bei lokaler Anwendung wirksam gegen das Urogenitale Menopausensyndrom sein kann.

Spezialthema: Tibolon

Eine weitere Form der Menopausen-Therapie ist der Wirkstoff Tibolon, der eher ein synthetisches Steroid als ein Hormon ist. Der Wirkstoff fungiert ein wenig wie Östrogen, Progesteron und Testosteron, kann es in seiner Wirkung aber mit keinem dieser Hormone aufnehmen. Außerdem kann er zu Nebenwirkungen wie Akne und Gesichtsbehaarung führen. Tibolon kann das Risiko für Endometriumkarzinome, Brustkrebs und Herzerkrankungen steigern.[167]

Zusammenfassung der Hormontherapien

Wissen Sie, was Sie einnehmen? Lesen Sie die Packungsbeilage! Bei Estradiol (früher Östradiol) handelt es sich um bioidentisches Östrogen. Bei sogenanntem oralem, mikronisiertem Progesteron handelt es sich um Progesteron. Andere Bestandteile wie Norethisteron oder Medroxyprogesteron sind Gestagene.

Name	Wirkstoffe
Angeliq	*Bioidentisches Estradiol* + Gestagen Drospirenon
Kliogest	*Bioidentisches Estradiol* + Gestagen Norethisteron
Femoston	*Bioidentisches Estradiol* + Gestagen Dydrogesteron
Livial	Tibolon
Mirena Spirale	Gestagen Levonorgestrel
Progynova Tabletten	Estradiolvalerat, das in *bioidentisches Estradiol* umgewandelt wird
Trisequens Tabletten	*Bioidentisches Estradiol* + Gestagen Norethisteron

Estrogel Gel	*Bioidentisches Estradiol*
Ovestin	*Bioidentisches Estriol*
Utrogestan Kapseln	*Bioidentisches Progesteron*
Famenita Kapseln	*Bioidentisches Progesteron*
	Bioidentisches Progesteron (vaginal)
Bijuva Kapseln	*Bioidentisches Estradiol* (oral) + *bioidentisches Progesteron*

Tabelle 2 – Markennamen für die menopausale Hormontherapie

Wie Sie sehen, gibt es bioidentisches Östrogen als Kapseln, Tabletten, Pflaster, Gel oder Vaginalzäpfchen, allerdings nur auf Rezept. Transdermales Östrogen ist sicherer als orales Östrogen.

Bioidentisches Progesteron gibt es als Kapseln oder Vaginalzäpfchen auf Rezept oder als Progesteroncreme, die, je nachdem, in welchem Land Sie leben, auch ohne ärztliches Rezept erhältlich ist. Allgemein wirkt Progesteron in Kapselform besser, aber eine vaginale Aufnahme kann die bessere Option sein, wenn Progesteron bei Ihnen zu Stimmungsschwankungen führt. Progesteroncreme kann bestimmte Symptome lindern (worüber wir noch sprechen werden), die Gebärmutter aber nicht vor der Östrogentherapie schützen.

Perimenopause versus Menopause

Wir haben uns die verschiedenen Arten der Hormontherapie angeschaut und auch, warum Sie – sofern Sie sich für eine Hormontherapie entscheiden sollten – auf bioidentische Hormone achten sollten. Jetzt sprechen wir über Hormontherapie in zwei sehr unterschiedlichen Szenarien: der Perimenopause und der Menopause.

Hormontherapie für die Perimenopause

In Kapitel 4 haben Sie gelernt, dass in der Perimenopause das Progesteron niedrig ist, das Östrogen aber hoch bzw. schwankend, was zu Symptomen wie Hitzewallungen, Nachtschweiß, Schlafproblemen, Migräne, sehr starken Blutungen und einer verminderten Stressresistenz führt.

Wenn Sie noch einen Zyklus haben, rät Ihr Arzt oder Ihre Ärztin möglicherweise zu einer Anti-Baby-Pille oder, was unwahrscheinlicher ist, zu einem Östrogenpflaster. In beiden Fällen bekommen Sie noch mehr Östrogen, wenn Ihr Östrogenspiegel ohnehin hoch ist.

Ein besserer Ansatz wäre nur Progesteron anzuwenden, entweder in Form einer Creme, wenn Ihre Symptome nur leicht sind, oder in Form von Kapseln, wenn Sie unter stärkeren Symptomen leiden. Progesteronkapseln (statt Creme) sind die stärkere und bessere Behandlungsform für starke Perioden und Schlafprobleme.

Tipps für ein Arztgespräch zum Thema Progesteron in der Perimenopause

- Bedenken Sie, dass Ihr Arzt oder Ihre Ärztin Medikamente für orales, mikronisiertes Progesteron wie möglicherweise nur begleitend zu Östrogen für die Menopausentherapie kennt und auch von Empfehlungen für seine alleinige Anwendung bisher nichts gehört hat.
- Weisen Sie darauf hin, dass Sie öfter Migräne, Stimmungsprobleme oder Schlafprobleme haben. Klären Sie, ob die Einnahme von mikronisiertem Progesteron gegen diese Symptome der Perimenopause hilfreich sein könnte.

Zusammengefasst lässt sich sagen, dass die Einnahme von Progesteron allein meist die beste Wahl in der Perimenopause ist. Es kann auch in der Menopause eingenommen werden, worüber wir im nächsten Abschnitt sprechen.

Spezialthema: Brauchen Sie einen Hormontest?

Im Allgemeinen gibt es keinen Grund, den Progesteron- oder Östrogenspiegel zu untersuchen, ehe man diese Hormone einnimmt. Wenn Sie noch einen Zyklus haben (d. h. in der Perimenopause sind), schwanken Ihre Hormone von Tag zu Tag, also können Sie »vorher« und »nachher« nicht vergleichen. Und wenn Sie keinen Zyklus mehr haben (d. h. in der Menopause sind), können Sie auch ohne Test davon ausgehen, dass Ihr Hormonspiegel niedrig ist.

Alles hängt von Symptomen ab und davon, ob Sie noch einen Zyklus haben oder nicht, wie in Kapitel 3 besprochen. Wenn Sie keine Symptome haben, brauchen Sie wahrscheinlich auch keine Hormontherapie, egal, was Ihr Hormonspiegel sagt.

Sofern Sie Symptome haben, brauchen Sie bei noch vorhandenem Zyklus (Perimenopause) nur Progesteron, und in der Postmenopause Progesteron plus Östrogen.

Hormontherapie für die Menopause

Ungefähr zum Zeitpunkt Ihrer letzten Periode spüren Sie womöglich erste Symptome eines Östrogenentzugs wie Hitzewallungen, Gelenkschmerzen und Scheidentrockenheit. Diese Symptome könnten sich durch Progesteron allein verbessern (worüber wir später in diesem Abschnitt noch sprechen werden), oder es ist zusätzlich Östrogen nötig. Mit Ausnahme von vaginalem Östrogen empfehle ich niemals Östrogen allein ohne Progesteron, selbst wenn Sie keine Gebärmutter mehr haben. Ihr Arzt oder Ihre Ärztin meint vielleicht, die einzige Aufgabe des Progesterons sei, Ihre Gebärmutter zu schützen, aber es hat auch noch viele andere gesundheitliche Vorteile, unter anderem die Schlafförderung, Stärkung der Knochen und Schutz der Brüste.

Die folgenden Empfehlungen für eine Östrogentherapie berücksichtigen sowohl die Symptome als auch das Krankheitsrisiko, da ein rechtzeitiger Östrogeneinsatz das langfristige Osteoporoserisiko verringern kann. Es gibt sogar Hinweise darauf, dass Östrogen das Risiko für Diabetes, Herzerkrankungen und Demenz verringern kann, aber wahrscheinlich nur bei Frauen, die durch eine Operation oder Medikamente oder frühzeitig vor 45 in die Menopause gekommen sind.

Die offiziellen Empfehlungen für die Hormontherapie

Wenn bei Ihnen persönlich oder in Ihrer Familie Brustkrebs aufgetreten ist, wird man Ihnen wahrscheinlich von einer Östrogentherapie abraten. Das Gleiche kann auf Herzerkrankungen, unkontrollierten Bluthochdruck, Lebererkrankungen oder frühere Blutgerinnsel zutreffen. Sie können aber immer noch Progesteron einnehmen.

Wenn Sie nach 45 in die natürliche Menopause gekommen sind, keine Symptome aufweisen und auch kein besonderes Osteoporoserisiko (dies gilt in D nicht mehr als Indikation, Anm. d. Verlags) haben, gibt es wahrscheinlich keinen Grund, Östrogen zu nehmen. Laut der Cochrane Collaboration (der internationalen Autorität für evidenzbasierte Medizin) ist die »Hormontherapie nicht als primärer oder sekundärer Schutz vor kardiovaskulären Erkrankungen oder Demenz indiziert und auch nicht für den Schutz vor einem Rückgang der kognitiven Funktionen bei Frauen in den Wechseljahren.«[169]

Wenn Sie älter als 45 waren, als Sie in die natürliche Menopause kamen und Symptome und/oder ein höheres Osteoporoserisiko haben, sollten Sie die Einnahme von Östrogen plus Progesteron in Erwägung ziehen. Darüber, wie lange Sie das einnehmen können, ist sich die Fachwelt uneinig. Die meisten meinen, eine Hormontherapie sei fünf Jahre lang unbedenklich, sprechen darüber hinaus aber keine Empfehlungen aus, außer, dass es wahrscheinlich »keinen Grund für eine obligatorische Höchstgrenze gibt.«[160] Die Forschungsergebnisse werden ständig auf den neuesten Stand gebracht, weshalb Sie am besten mit Ihrem Arzt oder Ihrer Ärztin in Kontakt bleiben, um die neuesten Ergebnisse zu erfahren.

Wenn Sie aufgrund einer Operation, durch Medikamente oder vor Ihrem 45. Lebensjahr in die Menopause kamen, gibt es überzeugende Argumente für die – zumindest temporäre – Einnahme von Östrogen plus Progesteron zur Krankheitsprävention. Susan Davis von der Monash University sagt dazu: »Wenn es keinen besonderen Grund gibt, der dagegenspricht, ist es besonders wichtig, dass Frauen in den frühen Wechseljahren eine [Hormontherapie] machen, um ihre Gesundheit zu optimieren. Dies gilt unabhängig davon, wie stark ihre Symptome sind.«[170] Es gibt tatsächlich Hinweise darauf, dass ohne Östrogentherapie der Eintritt in die Wechseljahre vor dem 45. und insbesondere vor dem 40. Lebensjahr mit einem erhöhten Risiko für Osteoporose, Herzkrankheiten, Demenz und vorzeitigen Tod verbunden ist.[171] Liegt

Ihre letzte Periode mehr als zehn Jahre zurück, sollten Sie definitiv nicht mehr mit einer Östrogentherapie beginnen, denn es gibt keine Hinweise darauf, dass sie dann noch helfen könnte, aber sie könnte Ihnen schaden. Das besagt die Hypothese der »zeitlich günstigen Gelegenheiten«, laut der eine Östrogentherapie, mit der ungefähr zum Zeitpunkt der Menopause begonnen wurde, das Risiko für Herzerkrankungen senken kann, während eine mehr als zehn Jahre nach der letzten Periode begonnene Östrogentherapie das Risiko steigern kann. Die Erklärung für diese paradoxe Reaktion ist, dass Östrogen nur schützend wirken kann, ehe Plaques in den Arterien bereits fortgeschritten sind. Sobald eine Herzerkrankung erst einmal vorliegt, ist Östrogen (insbesondere oral eingenommenes Östrogen) ein Risiko, weil es zu Blutgerinnseln führen kann.

Alleiniges Progesteron für die Menopause

Progesteron allein kann die Symptome der natürlichen Menopause lindern, aber nicht die einer frühen oder durch eine Operation oder Medikamente entstandene Menopause. Das liegt daran, dass Progesteron nur wirken kann, wenn ein gewisses Maß an Östrogen vorhanden ist, was bei der natürlichen Menopause dadurch sichergestellt wird, dass die Eierstöcke sowohl Östrogen als auch die androgenen Vorstufen zu Östrogen bilden (Kapitel 4).

Die alleinige Einnahme von Progesteron kann in folgenden Fällen hilfreich sein:

- Sie können aufgrund eines Risikos für Blutgerinnsel oder aus anderen gesundheitlichen Gründen kein Östrogen nehmen.
- Sie haben auf Östrogen oder eine Kombination aus Östrogen und Gestagenen schlecht reagiert.
- Sie brauchen Hilfe dabei, Östrogen abzusetzen (siehe untenstehenden Abschnitt Fehlerbehebung bei der Hormontherapie).
- Anfangs vertrugen Sie Östrogen, doch dann bekamen Sie Nebenwirkungen, so wie meine Patientin Deborah.

Deborah – Warum funktionierte die Behandlung nicht mehr?

Deborah war 51, und ihre Hysterektomie lag schon ein paar Jahre zurück, als sie mittelschwere Hitzewallungen verspürte und neuerdings nachts immer um drei Uhr aufwachte. Ihre Ärztin verschrieb ihr Estradot* und Prometrium*, was rund sechs Monate lang gut funktionierte.

»Aber dann lief alles aus dem Ruder«, erzählte sie mir. »Von jetzt auf gleich bekam ich Kopf- und Brustschmerzen, und ich weiß wirklich nicht, was los ist. Vielleicht brauche ich mehr Östrogen?«

»Nicht mehr«, antwortete ich. »Wenn überhaupt, brauchen Sie wahrscheinlich weniger Östrogen oder müssen es vorübergehend absetzen, denn es hört sich an, als hätten Sie wieder einen Zyklus und würden einiges an eigenem Östrogen bilden. Anders gesagt: Sie sind wieder in dem Stadium der Perimenopause, in dem das Östrogen hoch ist, und nicht niedrig, wie es in der Menopause der Fall ist. Aber da Sie keine Gebärmutter mehr haben, merken Sie natürlich nicht, dass Sie wieder einen Zyklus haben.«

Ich riet Deborah, mit ihrer Ärztin zu sprechen, ob sie das Östrogenpflaster für eine Zeit absetzen, Prometrium aber weiter nehmen könnte.

Ich erklärte ihr: »Irgendwann haben Sie vielleicht wieder Hitzewallungen, und dann wissen Sie, dass Sie wieder in dem Stadium sind, wo das Östrogen niedrig ist. Dann können Sie überlegen, ob Sie mit dem Pflaster wieder anfangen möchten.«

*In Deutschland nicht zugelassene Medikamente.

Während der Perimenopause wechseln oft Phasen mit und ohne Östrogenproduktion ab. Dazu folgende Anmerkungen:

- Manchmal steigt der Östrogenspiegel stark, weil die Eierstöcke kurzzeitig wieder aktiv sind.
- Die Einnahme von Progesteron kann diese erhöhten Östrogenspiegel ausgleichen.

- Bei zunehmender Scheidentrockenheit oder Hitzewallungen (Symptome eines niedrigen Östrogenspiegels), ist es ratsam, weiterhin Progesteron und gegebenenfalls zusätzlich Östrogen einzunehmen.
- Bei Kopfschmerzen oder Spannungsgefühl in der Brust (Symptome eines hohen Östrogenspiegels) beim Progesteron bleiben und Östrogen eine Zeit lang absetzen.

Brustschmerzen sind ein Anzeichen für einen hohen Östrogenspiegel, und obwohl kurzfristige Spannungsgefühle in der Brust harmlos sind, sind Frauen, die unter einer Hormontherapie Brustschmerzen entwickeln, einem höheren Langzeitrisiko für Brustkrebs ausgesetzt[172]. Brustschmerzen können auch ein Anzeichen für Jodmangel sein.

Standarddosierung der Hormontherapie

Je nach Präparat enthält ein Pumpstoß einer Progesteroncreme 20 Milligramm Progesteron, die ein- oder zweimal täglich vor dem Schlafengehen auf die Ellbogeninnenseite oder die Knierückseite aufgetragen werden. Progesteroncreme kann leichte Hitzewallungen, Stimmungsschwankungen oder perimenopausale Migräne lindern, aber nicht den Periodenfluss stark reduzieren oder die Gebärmutter vor der Östrogentherapie schützen.

Die Standarddosierung für orales, mikronisiertes Progesteron (Utrogestan, Famenita) ist 100 bis 300 Milligramm vor dem Schlafengehen. Es wird entweder durchgängig oder zyklisch eingenommen, also zwei Wochen lang eingenommen, dann erfolgt eine zweiwöchige Pause. Vorteil der durchgängigen Einnahme ist, dass es Schlaf, Stimmung und starke Blutungen besser beeinflusst. Vorteil einer unterbrochenen Einnahme ist, dass es dadurch zu einer regelmäßigen Entzugsblutung kommt, wodurch die unregelmäßigen Blutungen in der Perimenopause verhindert werden. In der Menopause sind Blutungen kein Thema mehr, weshalb Ärzte meist zu einer dauerhaften Dosierung raten.

Die niedrigste Dosierung für Östrogen ist die Ovestin Vaginalcreme mit einem Milligramm Estriol.

Estradiolpflaster gibt es in unterschiedlichen Stärken von 25 µg, 37,5 µg, 50 µg, 75 µg oder 100 µg, die die jeweilige Dosis Estradiol am Tag abgeben. JC Prior meint, »keine Frau in der Menopause benötigt mehr als 50 µg«[173] und ich stimme dem zu. Meist empfehle ich, zuerst mit Progesteron zu beginnen und dann 25 µg Estradiol hinzuzufügen und diese Dosis nur zu steigern, wenn es aufgrund von Symptomen nötig ist. Der Vorteil mit Progesteron zu beginnen ist, dass Progesteron allein manchmal ausreicht, und Progesteron die möglichen Nebenwirkungen von Östrogen verhindern kann.

Weitere Informationen über die Dosierung erhalten Sie in den folgenden Kapiteln, wenn wir genauer auf bestimmte Symptome eingehen.

Tipps für ein Arztgespräch über Hormontherapie in der Menopause

- Wenn Sie Ihre Gebärmutter noch haben und Östrogen und Progesteron nehmen wollen, wird es ein leichtes Gespräch, denn wahrscheinlich wird Ihr Arzt oder Ihre Ärztin Ihnen ohnehin ein bioidentisches Estradiolpflaster empfehlen.
- Wenn Ihr Arzt oder Ihre Ärztin auf eine andere, nicht-bioidentische Form der Hormontherapie besteht, fragen Sie nach dem Grund und holen Sie sich vielleicht noch eine zweite Meinung ein.
- Wenn Ihr Arzt oder Ihre Ärztin zyklisches Progesteron verschreibt, Sie es aber dauerhaft für einen besseren Schlaf ausprobieren wollen, dann berichten Sie ihm von ihren positiven Schlaferfahrungen während der Einnahme von Progesteron. Wenn Ihr Arzt oder Ihre Ärztin lediglich die Einnahme von Östrogen, aber kein Progesteron empfiehlt, weil Sie keine Gebärmutter mehr haben, so bitten Sie dennoch um den Versuch einer Kombination von Östrogen mit einem Progesteronpräparat und verweisen auf einschlägige Studien darüber.
- Wenn Sie für Ihre Menopausen-Symptome Progesteron allein ausprobieren wollen, nehmen Sie einfach zunächst nur das Progesteron ein.

Fehlerbehebung bei der Hormontherapie

Nebenwirkungen

Zu den möglichen Nebenwirkungen einer Östrogentherapie gehören Kopfschmerzen, gereizte Stimmung, Übelkeit und Schmerzen in der Brust. Mögliche Nebenwirkungen einer Progesterontherapie sind Blähungen und Müdigkeit. Wenn die Art und Dosierung der Hormontherapie für Sie richtig sind, sollten Sie sich gut fühlen und keine Nebenwirkungen verspüren. Haben Sie allerdings Nebenwirkungen, sollten Sie sich mit Ihrem Arzt oder Ihrer Ärztin besprechen, und zusammen die folgenden Fragen abarbeiten:

- Haben Sie bioidentisches Estradiol und Progesteron genommen? Falls nicht, sollten Sie zu einem bioidentischen Präparat wechseln.
- War die Dosierung zu hoch? Falls ja, sollten Sie vielleicht die Mittel zeitweise absetzen und dann mit einer niedrigeren Dosis neu beginnen.
- Haben Sie Östrogen allein genommen (ohne Progesteron)? Denken Sie darüber nach, das Östrogen kurzzeitig abzusetzen, während Sie Progesteron hinzunehmen. Indem Sie mit Progesteron beginnen, ehe Sie mit Östrogen starten, können Sie herausfinden, ob Sie vielleicht nur Progesteron benötigen. Und auch wenn Sie Östrogen brauchen, ist dieses besser verträglich, wenn Sie Progesteron vor Östrogen nehmen. Einen Jodmangel zu beheben kann ebenfalls zu einer Linderung der Brustschmerzen führen, und außerdem wird das Östrogen besser vertragen, weil Jod die Östrogenrezeptoren stabilisiert.
- Haben Sie auf Progesteron oder Progesteron allein schlecht reagiert? Zuerst sollten Sie überlegen, ob Sie wenig Östrogen haben, weil sie aufgrund einer Operation oder eines Medikaments in die Menopause gekommen sind. In diesem Fall sollten Sie wahrscheinlich sowohl Östrogen als auch Progesteron nehmen. Schauen Sie sich außerdem das Spezialthema über Progesteronsensibilität auf Seite 212 an und wechseln Sie vielleicht zu vaginalem Progesteron.

Absetzen der Pille

Wenn Sie noch die Pille nehmen, wenn Sie in die Menopause kommen, denken Sie an die Geschichte meiner Patientin Bronwyn in Kapitel 1 und den Abschnitt in Kapitel 3, in dem wir darüber sprachen, wie es ist, wenn man von der »Östrogen-Klippe« stürzt. Sprechen Sie dann mit Ihrem Arzt oder Ihrer Ärztin über eine Hormontherapie.

Östrogen ausschleichen

Im nächsten Kapitel werden wir sehen, dass sich das Gehirn an Östrogen gewöhnt. Man könnte sogar sagen, dass es östrogensüchtig wird.[174] Darum kann es, wenn man die Pille absetzt oder eine Östrogentherapie unterbricht, zu einem Entzug und Hitzewallungen kommen, wie es bei Bronwyn in Kapitel 1 der Fall war. Wenn Sie also Östrogen plus Progesteron einnehmen, ist die beste Entscheidung wahrscheinlich, dieses so lange weiter zu nehmen, wie Sie Symptome erwarten (meist rund vier Jahre lang) und dann, wenn Sie die Präparate absetzen wollen, das Östrogen langsam über Wochen oder sogar Monate auszuschleichen. Progesteron während dieser Ausschleichphase weiter zu nehmen, schützt Sie vor Östrogenentzugssymptomen. Progesteron können Sie jederzeit absetzen, da es nicht zu Entzugserscheinungen führt.[175]

Hinweis: Keine Behandlungsentscheidung ist irreversibel; Sie können problemlos eine Hormontherapie ausprobieren und dann Ihre Meinung ändern. Aus Sicherheitsgründen sollten Sie allerdings keine Östrogentherapie beginnen, wenn Ihre letzte Periode mehr als zehn Jahre zurückliegt.

Gibt es Hormontherapien auf Kräuterbasis?

Bevor wir das Kapitel der Hormontherapie beenden, widmen wir uns kurz den Phytoöstrogenen.

Wie wir in Kapitel 5 gesehen haben, sind Phytoöstrogene auf natürliche Art und Weise in fast allen pflanzlichen Nahrungsmitteln enthalten und ein wichtiger Teil der Ernährung und Hormongesundheit. Aber Phytoöstrogene sind keine Östrogene. Während der Perimenopause, wenn das Östrogen hoch ist, haben Phytoöstrogene eine gesundheitsfördernde Anti-Östrogen-Wirkung und können den Periodenfluss leichter machen und zu einem gesunden Östrogenstoffwechsel beitragen.

Phytoöstrogene können während der Menopause, wenn das Östrogen niedrig ist, theoretisch eine leicht östrogene Wirkung haben, den sie tatsächlich allerdings nicht haben. Die Forschung ist sich da einig. Es gibt Hunderte Studien zu Soja-Isoflavonen und bislang wenig bis gar keine Hinweise darauf, dass diese Hitzewallungen oder andere Symptome der Menopause lindern können.[176 136] Ebenso schützen Soja-Isoflavone weder Knochen noch Herz. Es gab Studien, die einen leichten gesundheitlichen Nutzen für manche Frauen gezeigt haben, für andere hingegen nicht. Dies schreiben Wissenschaftler den Unterschieden im Darmmikrobiom zu und der Rolle, die dieses bei der Umwandlung von Phytoöstrogenen in eine aktivere Form spielt.

Positiv ist, dass Phytoöstrogene, die auf natürliche Art und Weise in Nahrungsmitteln vorkommen, das Risiko für östrogensensitive Krebsarten anscheinend nicht steigern und sogar das Brustkrebsrisiko senken können.[136] Dasselbe kann man hingegen nicht über konzentrierte Soja-Nahrungsergänzungsmittel sagen, auf die Sie besser verzichten sollten, falls Sie schon einmal Brustkrebs hatten. Sprechen Sie darüber mit Ihrem Arzt oder Ihrer Ärztin.

Zusammengefasst lässt sich sagen, dass Phytoöstrogene ein nützlicher Bestandteil pflanzlicher Lebensmittel und mancher Kräuterpräparate, aber nicht als »Hormontherapie« geeignet sind.

Jetzt widmen wir uns vermehrt den Behandlungsformen und all den verschiedenen Symptomen, die Sie mit hormonellen und/oder nichthormonellen Strategien lindern können.

Kapitel 7

Neuvernetzung des Gehirns: Hilfe bei Hitzewallungen, Schlaf- und Gedächtnisproblemen, Migräne und Stimmungsschwankungen

Bereit für eine grundlegende Neustrukturierung Ihres Gehirns? Schnallen Sie sich an, denn genau das wird passieren. Laut neuester Forschungsergebnisse[7] vollzieht sich während der Perimenopause und den ersten Jahren der Menopause im Gehirn eine gravierende »Neuvernetzung«. Dieser Neukalibrierungsprozess ist der Grund für viele Symptome der Perimenopause, einschließlich Stimmungsschwankungen, Schlaf- und Gedächtnisproblemen sowie Hitzewallungen.

Bevor wir uns den einzelnen Symptomen und der jeweiligen Behandlung widmen, schauen wir uns an, warum unser Nervensystem sich überhaupt neu organisieren muss. Letztlich ist es so: Während Ihrer fortpflanzungsfähigen Jahre hat sich Ihr Gehirn ziemlich an Progesteron und Östrogen gewöhnt.

Zunächst einmal gefiel Ihrem Gehirn, wie Progesteron die Neuronen beruhigte, die HHN-Achse stabilisierte und den Wachstumsfaktor BDNF (Brain-Derived Neurotrophic Factor) stimulierte, der eine gesunde Neurogenese oder das Wachstum und die Entwicklung neuer Nervenzellen fördert.[177] Der Verlust von Progesteron in der Perimenopause markiert den Beginn einer gravierenden Veränderung, den Sie in Form von Schlafproblemen, Migräne und einer schlechteren Fähigkeit, mit Stress umzugehen, spüren können.

Ihr Gehirn mochte auch das Östrogen und die Art und Weise, wie es Entzündungen hemmte, Ihren zirkadianen Rhythmus regulierte und als wahrer Serotonin-Booster fungierte, was ein Grund ist, warum Östrogen (teilweise) süchtig macht. Man könnte sogar sagen, Ihr Gehirn wurde davon abhängig, dass das Östrogen das Energiesystem Ihres Gehirns unterstützte, indem es die Insulinsensitivität verbesserte und die Mitochondrien stimulierte.

Ganz einfach ausgedrückt, hilft Östrogen den Hirnzellen dabei, Glukose für die Energie zu nutzen,[178] und wenn Sie nun in den Zustand eines niedrigeren Östrogenspiegels der Menopause kommen, kann dies zu einem Energie- und Aktivitätsrückgang im Hirn von bis zu 25 Prozent führen.[11] Dieser Abfall fällt sogar noch gravierender aus, wenn Sie aufgrund einer Operation in die Menopause kommen und daher keine Eierstöcke mehr haben, die Östrogen und Androgenvorstufen bilden. Im Grunde handelt es sich dabei um eine vorübergehende »Energiekrise«, während sich das Gehirn anpasst und neu kalibriert. Nach einer erfolgreichen Neukalibrierung sollte die normale Hirnenergie wieder hergestellt sein, sodass Sie auf dem Weg zu einem gesunden Midlife-Gehirn sind. Doch ist die Neukalibrierung nicht erfolgreich, verlängert sich leider dieser niedrige Energiezustand und es kann zu einem Kipppunkt kommen, der ein langfristiges Risiko für die Abnahme der kognitiven Fähigkeiten mit sich bringt.[7]

Wie kann man also das Energiesystem des Gehirns erfolgreich neu kalibrieren? Indem man für Stoffwechselflexibilität sorgt, also die Fähigkeit der Zellen, zwischen den Energiequellen Glukose und Ketonen umzuschalten. Das kann man auf verschiedene Arten erreichen, unter anderem durch Sport, Intervallfasten und ein gesundes Mikrobiom.

Stoffwechselflexibilität besteht am ehesten, wenn keine Insulinresistenz vorliegt, denn Insulinresistenz bremst die Fähigkeit des Körpers aus, Fett zu verbrennen und das Gehirn mit Ketonen zu versorgen.

Wenn Sie sich nicht sicher sind, ob Sie eine Insulinresistenz haben, schauen Sie sich noch einmal den Abschnitt Test auf Insulinresistenz auf Seite 123 an. Bedenken Sie, dass die Wahrscheinlichkeit für eine Insulinresistenz bei eins zu zwei liegt, auch wenn Ihr Arzt oder Ihre Ärztin das nie erwähnt hat. Wenn Sie eine Insulinresistenz haben, dann ist deren Umkehr mit den in Kapitel 8 beschriebenen Strategien eine der wichtigsten Methoden, um Symptome der Perimenopause zu verbessern und die langfristige Gesundheit Ihres Gehirns zu fördern. Wenn Sie keine Insulinresistenz haben, können Sie sich auf die anderen, weiter unten beschriebenen Behandlungsweisen konzentrieren.

Ein weiterer Weg, Stoffwechselflexibilität zu fördern, ist natürlich Östrogen, was wahrscheinlich genau der Mechanismus ist, über den eine Östrogentherapie Gehirnsymptome wie Hitzewallungen lindert. Ob Sie sich einer Östrogentherapie unterziehen wollen, obliegt allein Ihnen, denn wie Sie noch sehen werden, ist sie kein Allheilmittel und es ist (außer bei Frauen mit früher oder durch eine OP eingesetzte Menopause) auch nicht bewiesen, dass sie das Demenzrisiko verringert. Ihr Gehirn kann auch mittels Intrakrinologie (Kapitel 4) sein eigenes Östrogen bilden, und – Östrogentherapie hin oder her – Sie müssen dennoch eine Insulinresistenz erkennen und umkehren sowie einige andere Strategien anwenden, auf die ich in diesem Kapitel zu sprechen kommen werde.

Grundlegender Aktionsplan für die Neuorganisation Ihres Gehirns

Hier kommen ein paar einfache Strategien, um Ihre Hirnenergie zu unterstützen und viele neurologische Symptome der Perimenopause und Menopause zu lindern, wie zum Beispiel Stimmungsschwankungen, Schlafprobleme, Gedächtnisprobleme, Migräne und Hitzewallungen.

Identifizieren Sie Insulinresistenz und kehren Sie sie um (aus all den oben genannten Gründen). Behandlungsstrategien finden Sie in Kapitel 8.

Beruhigen Sie Ihr Nervensystem mit den Strategien im Kapitel Allgemeine Gesundheitsförderung, wie zum Beispiel durch eine Unterstützung Ihres vegetativen Nervensystems, der HHN-Achse und des zirkadianen Rhythmus.

Reduzieren Sie Ihren Alkoholkonsum oder trinken Sie am besten gar nicht mehr, denn Alkohol ist Gift für das Gehirn und behindert eine gesunde Neurogenese.[179] Ich konnte beobachten, wie sich manchmal durch eine Alkoholabstinenz alle Symptome der Perimenopause und der Menopause besserten.

Bewegen Sie Ihren Körper und bauen Sie Muskelmasse auf, denn dadurch kann sich eine Insulinresistenz umkehren. Außerdem wird die Energie des Gehirns verbessert und eine gesunde Neurogenese unterstützt. Insbesondere Krafttraining hat sich als positiv gegen Hitzewallungen und für die langfristige Gehirngesundheit gezeigt.[158]

Nehmen Sie ein Magnesium-Nahrungsergänzungsmittel (Kapitel 5), denn das beruhigt das Gehirn, stabilisiert die HPA-Achse und fördert die Neurogenese. Es trägt auch zur Umkehr einer Insulinresistenz bei und fördert die Stoffwechselflexibilität.

Achten Sie auf die richtige Taurin-Einnahme. Dabei handelt es sich um eine sulfurhaltige Aminosäure, die man in geringen Mengen selbst produziert, die aber auch eingenommen werden muss, um den Bedarf des Gehirns zu erfüllen. Nahrungsmittelquellen sind Fisch, Fleisch und Milchprodukte. Sie können aber auch ein Nahrungsergänzungsmittel mit einer Dosierung von 3 Gramm einnehmen. Taurin agiert im Gehirn als ein gesundheitsfördernder Neurotransmitter, der die Neuroerregung beruhigt und eine gesunde Neurogenese unterstützt.[180] Außerdem fördert es den gesunden Energiestoffwechsel, was es genau zum richtigen Mittel für die Unterstützung des Gehirns in seiner temporären Energiekrise machen kann.

Dieser grundlegende Aktionsplan kann einiges zur Linderung von Symptomen wie Stimmungsschwankungen, Schlafproblemen, Migräne, Gedächtnisproblemen und Hitzewallungen beitragen. Probieren Sie es ein paar Wochen lang aus, und falls Sie dann noch Hilfe benötigen, sollten Sie über einige der symptomspezifischen Behandlungsformen nachdenken, auf die ich jetzt zu sprechen kommen werde (einschließlich Hormontherapie).

Hitzewallungen

Hitzewallungen, auch vasomotorische Symptome genannt, sind das häufigste Symptom der Perimenopause und der Menopause, über das bis zu 75 Prozent der Frauen berichten[181]. Typischerweise besteht das Gefühl aus intensiver Hitze, die plötzlich oder langsam auftreten kann. Hitzewallungen können sich aber auch als Kribbeln, in einem roten Gesicht, durch starkes Schwitzen oder einem brennenden Gefühl auf der Haut äußern. Es können sogar noch stärkere Symptome wie Benommenheit, kalte Schauer, Übelkeit, Nachtschweiß, Druck im Kopf oder Herzrasen auftreten.

Hitzewallungen können nur wenige Sekunden, aber auch bis zu zehn Minuten anhalten, wobei sie durchschnittlich rund vier Minuten dauern und alle paar Tage, aber auch mehrmals die Stunde auftreten können. Allgemein werden sie als harmlos angesehen, aber leider sind häufige Hitzewallungen in der Menopause mit einem höheren Risiko für Demenz und Herzerkrankungen später im Leben verbunden.[182] Dieser Zusammenhang ist wahrscheinlich nicht ursächlich, sondern wechselseitig, da sowohl Hitzewallungen als auch das Erkrankungsrisiko vom selben zugrundeliegenden Problem eines gestörten Energiestoffwechsels und einer Insulinresistenz herrühren.

Was verursacht Hitzewallungen?

Die Ursache für Hitzewallungen ist nicht bekannt, aber die meisten Forschungsergebnisse sehen die Ursache im Thermoregulationsmechanismus des Gehirns. Es handelt sich im Grunde um eine Verengung des Temperaturbereichs, den der Hypothalamus als normal ansieht – wie ein empfindlicher Thermostat. Vor der Menopause stuft der Hypothalamus eine Veränderung der Körpertemperatur von bis zu 0,4 Grad Celsius als normal ein, sodass Sie sich in warmen Räumen aufhalten oder ein heißes Getränk trinken können, ohne dass Ihr Körper versucht, sich durch eine Hitzewallung oder Schwitzen abzukühlen. In der Perimenopause und der Menopause kann sogar die leichteste Veränderung der Körpertemperatur dazu führen, dass der Hypothalamus versucht, die Temperatur durch Kälteschauer oder Schwitzen auszugleichen.

Die Verengung der thermoneutralen Zone wird durch Östrogen beeinflusst – nicht so sehr durch niedriges Östrogen, sondern durch den Abfall von hoch nach tief. Von einer Verengung der thermoneutralen Zone (und daher Hitzewallungen) werden Sie eher beeinträchtigt, wenn Sie in der Perimenopause hohe, schwankende Östrogenspiegel wie in Kapitel 4 beschrieben haben. Im Gegensatz dazu beeinträchtigen Hitzewallungen Sie weniger, wenn Sie in der Perimenopause (durchschnittlich) niedrigere Östrogenspiegel aufweisen. Zu den Mechanismen, durch die der Abfall von Östrogen die thermoneutrale Zone verengt, gehören direkte Auswirkungen auf den Hypothalamus sowie Veränderungen des Serotonin- und Adrenalinspiegels,[183] die wiederum den Hypothalamus beeinflussen. Die Neurotransmitter sind der Grund, warum in der Perimenopause eine Stressregulierung so wichtig ist; je gestresster Sie sich fühlen, desto eher haben Sie Hitzewallungen.

Konventionelle Behandlung von Hitzewallungen

Östrogentherapie ist die wichtigste konventionelle Behandlung und äußerst effektiv. Sie funktioniert, indem sie die thermoregulatorischen Mechanismen stabilisiert und die Gehirnenergie unterstützt. Wie in Kapitel 6 besprochen, funktioniert Östrogen am besten in Kombination mit Progesteron.

Progesteron kann ebenfalls Hitzewallungen lindern, insbesondere in der Perimenopause. Es funktioniert, indem es das Gehirn beruhigt und Adrenalin reduziert, wodurch sich der thermoregulatorische Mechanismus stabilisiert. Sie können auch eine Progesteroncreme ausprobieren, aber da ist die Dosierung niedriger als in einer Kapsel, sodass sie vielleicht nur bei leichten Symptomen hilft.

Antidepressiva sind eine weitere konventionelle Option, und sie wirken, indem sie das Adrenalin senken. Sie haben eine mittlere Wirksamkeit, können aber leider Nebenwirkungen mit sich bringen wie Gewichtszunahme, verringerte Libido und ein höheres Osteoporoserisiko.

Ernährung und Lebensweise bei Hitzewallungen

Halten Sie sich an den grundlegenden Aktionsplan und erkennen Sie Insulinresistenz und kehren Sie sie um. Beruhigen Sie Ihr Nervensystem und trinken Sie keinen Alkohol. Bewegung ist besonders hilfreich, sowohl Krafttraining [157] als auch Yoga. Eine kürzliche systematische Überprüfung verschiedener Studien hat ergeben, dass Yoga Symptome wie Hitzewallungen, Nachtschweiß, Angstzustände, Scheidentrockenheit und sogar Schmerzen beim Geschlechtsverkehr lindert.[184]

Vermeiden Sie anregende oder Hitzewallungen auslösende Nahrungsmittel, wie Alkohol und scharf gewürzte Speisen. Achten Sie darauf, welche Nahrungsmittel bei Ihnen Hitzewallungen auslösen.

Nahrungsergänzungsmittel und pflanzliche Mittel gegen Hitzewallungen

Magnesium und **Taurin** sind meine beiden wichtigsten Empfehlungen bei Hitzewallungen. Von all meinen Patientinnen, die diese Kombination gegen Hitzewallungen ausprobieren, findet rund die Hälfte, sie sei die einzige Therapie, die sie benötigen.

Natürlich werden noch viele andere Nahrungsmittel als hilfreich gegen Hitzewallungen angepriesen, aber ich habe praktisch keine gefunden, die besonders wirksam sind. Ein beliebtes pflanzliches Mittel ist Traubensilberkerze, die ich zwar nicht verordne, aber auf das ich dennoch kurz eingehen möchte.

Traubensilberkerze

Die Traubensilberkerze (*Cimicifuga racemosa*) ist ein beliebtes pflanzliches Mittel gegen Hitzewallungen, zu dem es zahlreiche klinische Untersuchungen mit gemischten Ergebnissen gibt. Eine Metaanalyse aus dem Jahr 2010 kam zu dem Schluss, dass es Symptome der Menopause leicht verbessern kann, schreibt dies zum Großteil aber einem Placebo-Effekt zu.[185]

Wie es wirkt: Die Traubensilberkerze enthält keine nennenswerten Mengen an Phytoöstrogenen (auch wenn das früher behauptet wurde). Der primäre Wirkmechanismus scheint zu sein, dass es mit Serotonin, Dopamin und Opiodrezeptoren im Gehirn interagiert.

Was Sie sonst noch wissen müssen: Da die Traubensilberkerze keine Östrogene enthält, gibt es bei der Anwendung kein bekanntes Risiko für Brustkrebs oder vaginale Blutungen. Es gab Berichte über toxische Reaktionen der Leber, doch Forschungsarbeiten konnten keinen Zusammenhang mit der Traubensilberkerze herstellen.[186] Die meisten Wissenschaftler gehen nun davon aus, dass es sich bei den Reaktionen um Verunreinigungen durch Schadstoffe handelte.

Spezialthema: Was, wenn die Hitzewallungen einfach nicht aufhören?

In der Theorie sollten Hitzewallungen nur in den späten Jahren der Perimenopause sowie den zwölf Monaten nach der letzten Periode auftreten. Anschließend sollte Ihr Gehirn sich neu kalibrieren und seine normale thermoneutrale Zone wiederfinden.

In der Praxis ist das leider nicht immer der Fall. Man kann Hitzewallungen bis zu zehn Jahre nach der letzten Periode haben, insbesondere, wenn man unter chronischem Stress oder Insulinresistenz leidet. In diesen späteren Jahren ist die beste Strategie, die HHN-Achse zu stabilisieren (Kapitel 5) und Insulinresistenz rückgängig zu machen.

Es kann auch sein, dass Sie später im Leben Hitzewallungen haben, weil Sie versuchen, das Östrogen abzusetzen. Lesen Sie dazu den Abschnitt über das Ausschleichen von Östrogen in Kapitel 6.

Checkliste für Hitzewallungen

- Nehmen Sie Magnesium plus Taurin.
- Reduzieren Sie Ihren Alkoholkonsum oder trinken Sie am besten gar keinen.
- Bewegen Sie sich.
- Identifizieren Sie eine Insulinresistenz und machen Sie sie rückgängig.

- Überlegen Sie, Progesteron allein oder in Kombination mit Östrogen zu nehmen.

Schlaf

Schlafstörungen sind das zweithäufigste Symptom nach Hitzewallungen. In der Perimenopause kann das Ein- oder das Durchschlafen behindert werden, aber auch beides. In der Menopause ist es eher so, dass man zu früh aufwacht. Die Gründe, warum Perimenopause und Menopause den Schlaf so stark beeinflussen, sind Kombinationen aus Folgendendem:

- hohes Histamin während der östrogenreichen Phase der Perimenopause
- Störung des Schlafzentrums des Gehirns durch den Progesteron- und Estradiolabfall
- veränderter zirkadianer Rhythmus aufgrund des Estradiolabfalls
- reduziertes Melatonin
- gestörte Fähigkeit, mit Stress umzugehen
- Symptome, die den Schlaf beeinträchtigen wie Hitzewallungen, häufiger Harndrang, Fibromyalgie, Restless-Legs-Syndrom und Schlafapnoe.

Restless-Legs-Syndrom ist eine Krankheit, bei der man unangenehme Schmerzen oder ein kribbelndes Gefühl in den Beinen hat und das starke Bedürfnis verspürt, diese zu bewegen. Darauf gehen wir in Kapitel 8 ein.

Schlafapnoe, auch obstruktives Schlafapnoesyndrom (OSAS) genannt, ist eine potenziell gefährliche Schlafstörung, bei der es während des Schlafs wiederholt zu Atemaussetzern kommt. Zu den Symptomen gehören lautes Schnarchen, keuchende oder schnaufende Geräusche, häufiges Urinieren in der Nacht, trockener Mund oder Kopfschmerzen beim Aufwachen, Tagesmüdigkeit und Erschöpfung, die zu Konzentrationsproblemen führen. Unbehandelt kann Schlafapnoe das Risiko für Herzerkrankungen, Schlaganfall und Diabetes steigern. Falls Sie meinen, Sie könnten an Schlafapnoe leiden, wenden Sie sich an Ihren Arzt, der Ihnen einen Besuch in einem Schlaflabor und ein CPAP-Gerät verschreiben kann, das die Atemwege in der Nacht offenhält. Andere Behandlungsformen der Schlafapnoe umfassen eine Operation, Atemübungen und die Umkehr einer Insulinresistenz.

Wenn Ihr Problem das Ergebnis von Symptomen ist, die den Schlaf stören, ist die beste Strategie, sich diesen zugrundeliegenden Symptomen zu widmen.

Konventionelle Behandlung von Schlafstörungen

Östrogentherapie ist die am häufigsten verschriebene konventionelle Behandlung für Schlafstörungen in der Menopause, auch wenn manche hinterfragen, wie effektiv sie tatsächlich ist.[187] Meine Beobachtung ist, dass eine Östrogentherapie gut funktionieren kann, aber hauptsächlich in Kombination mit echtem Progesteron (nicht Gestagenen).

Progesteron allein hat eine stark schläfrig machende Wirkung, wenn man es in Kapselform einnimmt, weil es in Allopregnanolon umgewandelt wird, ein Neurosteroid, das mit GABA-Rezeptoren interagiert (GABA steht für γ-Aminobuttersäure, englisch gamma-aminobutyric acid). Auf die GABA-Rezeptoren komme ich in diesem Kapitel noch häufiger zu sprechen, insbesondere im Abschnitt zu Stimmungsschwankungen. Außerdem verbessert Progesteron den Schlaf, indem es direkt auf die Schlafzentren im Gehirn wirkt[188] und den gesunden Tiefschlaf fördert.[33] Progesteron verringert auch die Mastzellenaktivierung und Histamin, zwei zugrundeliegende Gründe für Schlaflosigkeit, und stimuliert eher den Atemreflex, als dass es ihn beeinträchtigt, weshalb man es sicher in Kombination mit anderen Schlafmitteln nehmen kann.

Tipp: Progesteron hat eine müde machende Wirkung, weshalb Sie es zur Schlafenszeit einnehmen sollten.

Schlaftabletten und/oder Antidepressiva sind eine weitere konventionelle Option bei Schlafproblemen. Die besten Ergebnisse erzielen Sie wahrscheinlich durch ein Schlafmittel in Form eines Antihistaminikums wie zum Beispiel Doxylaminsuccinat, doch bitte besprechen Sie das mit Ihrem Arzt oder Ihrer Ärztin. Eine kurzfristige oder gelegentliche Einnahme ist problemlos, doch eine Langzeitanwendung von Schlaftabletten kann zu Gewöhnung führen, die Schlafqualität beeinträchtigen und das Risiko für eine Abnahme der kognitiven Fähigkeiten und für Demenz steigern. Außerdem können sedierende Antihistaminika zu einer Gewichtszunahme führen.

Medizinisches Cannabis enthält Cannabidiol (CBD), das über entzündungshemmende und anxiolytische (Angst reduzierende) Eigenschaften verfügt und laut vorläufigen Studien den Schlaf in der Perimenopause verbessert.[189] Je nach Präparat enthält medizinisches Cannabis nur CBD oder eine Kombination aus CBD und Tetrahydrocannabinol (THC), das eine stärkere beruhigende Wirkung hat und für das »bekiffte« Gefühl bei Cannabis verantwortlich ist. Medizinisches Cannabis wird meist in Form eines Öls eingenommen und zeigt seine Wirkung nach dreißig Minuten bis zwei Stunden. Je nachdem, in welchem Land Sie leben, ist medizinisches Cannabis frei verkäuflich oder über ein ärztliches Rezept erhältlich.

Ernährung und Lebensweise zur Verbesserung des Schlafs

Sorgen Sie für eine gute Schlafhygiene, wozu Bewegung und ein Aufenthalt im Freien bei Tageslicht, die Einführung einer entspannenden Schlafenszeitroutine, ein kühles, dunkles Schlafzimmer genauso gehören wie nicht im Bett zu arbeiten und sich abends keinem blauen Licht auszusetzen.

Wählen Sie eine Strategie (oder mehrere Strategien) aus dem Abschnitt Das Nervensystem beruhigen in Kapitel 5. Meine Top-Auswahl sind Yoga, Morgenlicht, Proteine am Morgen und ein heißes Bad vor dem Schlafengehen, aber machen Sie das, was für Sie am besten passt.

Reduzieren Sie Ihren Alkoholkonsum oder trinken Sie gar keinen Alkohol mehr, denn Alkohol wirkt sich negativ auf die Schlafqualität aus und kann Hitzewallungen verschlimmern.

Seien Sie vorsichtig mit Koffein wegen seiner anregenden Wirkung. Ein Kaffee am Morgen dürfte kein Problem darstellen, aber mehrere Kaffees oder Kaffee zu spät am Tag kann den Schlaf beeinträchtigen.

Halten Sie sich an eine histaminarme Ernährung (Kapitel 5), falls Sie Anzeichen einer Mastzellenaktivierung oder von hohem Histamin haben.

Versuchen Sie, Stärke wieder in Ihre Ernährung zu integrieren, wenn Ihre Schlafprobleme während einer Keto-Diät oder einer Ernährungsweise mit sehr wenigen Kohlehydraten aufgetreten sind (das wird im nächsten Kapitel noch besprochen). Kohlenhydrate zu Ihren Abendmahlzeiten können das Nervensystem beruhigen.

Achten Sie auf ausreichend eisenhaltige Nahrungsmittel, wie zum Beispiel Fleisch, insbesondere, wenn Sie unter starken Perioden leiden, denn Eisenmangel kann zu Schlaflosigkeit führen.

Spezialthema: Erwartungen steuern und den Chronotyp kennen

Ich komme gleich auf einige Nahrungsergänzungsmittel für einen guten Schlaf zu sprechen, möchte Sie aber vorher dazu anregen, kurz zu überlegen, ob Ihr aktuelles Schlafproblem tatsächlich erst mit der Perimenopause eingesetzt hat oder ob sich ein altes Problem fortsetzt.

Falls es ein neues Problem ist, können Sie wahrscheinlich davon ausgehen, dass sich Ihr Zustand durch Progesteron, Magnesium, Taurin und eine grundlegende Schlafhygiene rasch bessert.

Auch bei einem schon länger bestehenden Schlafproblem können Sie schnelle Ergebnisse sehen, was großartig ist. Es kann aber auch sein, dass Sie nur eine allmähliche Verbesserung sehen und nicht die perfekte Schlafkur erhalten, nach der Sie sich sehnen. Glauben Sie mir, wenn ich sage, dass Sie langfristig denken müssen, d.h. sich auf die Beruhigung Ihres Nervensystems konzentrieren und sich nicht zu sehr auf eine perfekte Nacht fixieren sollten.

Als ehemals Schlaflose war ich über den Zustand meines Schlafs in der Perimenopause freudig überrascht. Er ist nicht toll, aber auch nicht furchtbar, und ich glaube, er ist auch nicht viel schlechter als früher, als ich noch jünger war. Mein aktuell einigermaßen guter Schlaf ist das Ergebnis all der Strategien, die ich im Laufe der Jahre langsam eingeführt habe, einschließlich Nahrungsergänzungsmittel, Morgenlicht und Yoga. Mir hat auch der simple Hinweis geholfen, dass es in Ordnung ist, ab und an nicht zu schlafen – mein »Perfektionistengehirn« musste sich das erst einmal klar machen. Ich akzeptiere jetzt, dass ich manchmal nicht gut schlafe, und es ist auch nicht mehr so wichtig, wie ich dachte.

Was mir persönlich auch geholfen hat, ist die Erkenntnis, dass ich meinen Schlaf mit dem meines Mannes verglichen habe. Er und ich haben aber unterschiedliche »Chronotypen«, d.h. unterschiedliche zirkadiane Rhythmen und genetische Anforderungen an den Schlaf. Er braucht neun Stunden, aber ich fühle mich bereits mit sieben Stunden wohl.

Nahrungsergänzungsmittel und pflanzliche Präparate zur Verbesserung des Schlafs

Magnesium und **Taurin** sind auch beim Thema Schlaf meine Top-Empfehlung.

Magnesium

In einer kleinen klinischen Studie hatten ältere Erwachsene, die Magnesium einnahmen, messbar niedrigere Cortisolspiegel und ihr Schlaf war qualitativ besser.[190]

Wie es wirkt: Magnesium beruhigt das Gehirn, indem es GABA, den wichtigsten beruhigenden Neurotransmitter des Gehirns, unterstützt und gleichzeitig Glutamat, den wichtigsten stimulierenden Neurotransmitter des Gehirns, reduziert. Eine gesunde Balance zwischen GABA und Glutamat ist die wichtigste Determinante für Schlafqualität, einschließlich der Zeit, die wir im Tiefschlaf verbringen. Magnesium reduziert außerdem das Stresshormon Cortisol.

Was Sie sonst noch wissen müssen: Die therapeutische Dosis für einen besseren Schlaf liegt bei 300 Milligramm. Magnesium sollte am besten in Form von Magnesium-Glycinat genommen werden, also Magnesium zusammen mit der Aminosäure Glycin. Sie können Glycin auch zusätzlich einnehmen.

Glycin

Glycin ist eine Aminosäure, die mehrere Aufgaben im Körper hat, unter anderem ist es für die Kollagenbildung zuständig, für eine gesunde Insulinsensitivität und agiert als beruhigender Neurotransmitter im Gehirn. Als Nahrungsergänzungsmittel kann es die Einschlafzeit und die Zeit, bis man in den Tiefschlaf gleitet, reduzieren.[191]

Wie es wirkt: Glycin fördert den Schlaf, indem es Serotonin und Melatonin steigert, das Gehirn beruhigt und die Kernkörpertemperatur verringert.[192]

Was Sie sonst noch wissen müssen: Die Dosis für einen guten Schlaf liegt bei 3 bis 5 Gramm eine Stunde vor dem Zubettgehen. Glycin ist unbedenklich, Nebenwirkungen sind nicht bekannt.

Taurin

Wie Glycin ist Taurin eine Aminosäure, die ebenfalls ein Neurotransmitter ist. Wie wir bereits besprochen haben, hat es weitere gesundheitliche Vorteile, wie die Förderung einer gesunden Insulinsensitivität und eines gesunden Energiestoffwechsels.

Wie es wirkt: Taurin beruhigt die GABA-Rezeptoren.

Was Sie sonst noch wissen müssen: Die Dosis für einen guten Schlaf liegt bei 3 Gramm. Eingenommen werden sollte es am Nachmittag oder Abend. Wenn Sie jetzt daran denken, dass Taurin eine Zutat in Energy Drinks ist, sollten Sie wissen, dass es dort hinzugefügt wird, um das Gehirn zu beruhigen und der anregenden Wirkung von Zucker und Koffein entgegenzuwirken.

Hinweis: Meinen Patientinnen mit Schlafproblemen verschreibe ich meist australisches Magnesium-Glycinat-Pulver, das ebenfalls drei Gramm Taurin enthält. In anderen Teilen der Welt müssen Sie Taurin eventuell separat kaufen.

Melatonin

Melatonin haben wir schon kurz im Abschnitt über den zirkadianen Rhythmus in Kapitel 5 kennengelernt, als wir darüber sprachen, dass es ein Dunkelheits-Hormon ist, das den Schlaf fördert und die innere Uhr des Körpers synchronisiert. Melatonin ist auch gut für die Knochen und kann positive, entzündungshemmende Wirkungen bei Migräne, Fibromyalgie, Sodbrennen und Endometriose haben und die Gesundheit der Knochen fördern. [193]

Wie es wirkt: Melatonin unterstützt den gesunden zirkadianen Rhythmus und senkt die Kerntemperatur des Körpers.

Was Sie sonst noch wissen müssen: Laut Heidi Roth, Neurologin an der University of North California, funktioniert Melatonin am besten, wenn man es rund sechs Stunden vor der Schlafenszeit einnimmt, und zwar in einer Dosierung von 0,5 bis 1 Milligramm.[194] Höhere Dosen können bei Fibromyalgie oder zur Migräneprävention genommen werden, wie wir noch im Abschnitt über Migräne im Laufe des Kapitels und im Abschnitt über Schmerzen in Kapitel 8 sehen werden. Melatonin kann auch das Risiko für Osteoporose und Brustkrebs senken.[195]

Ziziphus

Ziziphus ist mein liebstes pflanzliches Mittel bei Schlafproblemen in der Perimenopause, weil es auch Hitzewallungen lindern kann. Es wird aus den Samen der Pflanze *Ziziphus spinosa* oder *Ziziphus jujuba* extrahiert und hat eine nicht süchtig machende, beruhigende Wirkung.[196]

Wie es wirkt: Es beruhigt das Gehirn, indem sowohl GABA als auch Serotonin gesteigert werden.[197]

Was Sie sonst noch wissen müssen: Die genaue Menge hängt von der Konzentration im Präparat ab, also halten Sie sich bitte an die Anweisungen und kombinieren Sie es nicht mit Schlaftabletten, es sei denn, Ihr Arzt hat Sie dementsprechend beraten. Verschiedene pflanzliche Schlafpräparate enthalten Ziziphus zusammen mit anderen beruhigenden pflanzlichen Mitteln, wie zum Beispiel Magnolie (*Magnolia officinalis*).

Andere pflanzliche Präparate, die für Schlaflosigkeit in der Menopause in Betracht kommen, sind Baldrian, Ashwagandha, Magnolie und Hopfen.

Tipp: Sie brauchen nicht all diese Nahrungsergänzungsmittel. Fangen Sie mit Magnesium, Glycin und Taurin an, und schauen Sie, wie Sie damit zurechtkommen.

Sie sollten die Hoffnung nicht aufgeben, denn der Schlaf verschlechtert sich meist mit der Perimenopause, verbessert sich dann aber in den Wechseljahren meist wieder.[198] Es handelt sich um ein höchstwahrscheinlich vorübergehendes Symptom der Perimenopause. Es wird nicht immer so sein!

Checkliste für einen guten Schlaf

- Nehmen Sie Magnesium-Glycinat plus Taurin.
- Unterstützen Sie Ihren zirkadianen Rhythmus durch Morgenlicht und Dunkelheit am Abend.
- Bewegen Sie sich.
- Denken Sie über die Einnahme von Progesteron und Melatonin nach.

Migräne

Falls Sie bereits unter Migräne leiden, könnte diese in der Perimenopause möglicherweise häufiger oder stärker werden. Wenn Sie noch nie mit Migräne zu tun hatten, könnte sich dies nun ändern. »Neu aufgetretene oder spürbar verschlimmerte Migräneattacken« sind übrigens eines von JC Prior's Diagnosekriterien für die Perimenopause.

Jegliche Form von Migräne kann sich in der Perimenopause verschlimmern, sowohl Migräne mit als auch ohne Aura sowie vestibuläre Migräne.

Spezialthema: Vestibuläre Migräne und Schwindel

Bei vestibulärer Migräne handelt es sich um Schwindelanfälle, die bei Menschen auftreten können, die früher bereits Migräneattacken hatten. Sie sind in der Perimenopause häufiger.

Bei vestibulärer Migräne können Kopfschmerzen auftreten oder auch nicht. Stattdessen leiden die Betroffenen unter Schwindel, Benommenheit, Angst oder Übelkeit. Die Symptome können mehrere Stunden und Tage anhalten, in der Regel sind sie allerdings nach 72 Stunden vorüber.

Wenn Sie bei sich vestibuläre Migräne vermuten, fragen Sie Ihren Arzt, um andere Ursachen auszuschließen. Behandlungsmöglichkeiten finden Sie weiter unten.

Die Zunahme der Migränehäufigkeit in der Perimenopause ist auf den verstärkten Östrogenentzug während der starken Östrogenschwankungen in der Perimenopause und auf den Verlust von Progesteron und damit auf die fehlende beruhigende und migränevorbeugende Wirkung von Progesteron zurückzuführen.[199] [200] Ein Eisenmangel durch starke Perioden ist ein weiterer Faktor und führt häufig zu Migräneanfallen direkt nach der Periode (endmenstruelle Migräne).[201]

Die Migräneanfälle sollten sich bessern, sobald Sie in die Menopause kommen und der Östrogenspiegel niedriger und stabiler ist. Ist das nicht der Fall, könnte die Ursache das niedrige Energieniveau im Gehirn sein, das am Anfang des Kapitels beschrieben wurde. Menopause durch eine Operation (Entfernung der Eierstöcke) führt zu einem außergewöhnlich niedrigen Östrogenspiegel und zu sehr wenig Energie im Gehirn, weshalb Migräne auch noch Jahre nach Eintritt in die Menopause auftreten kann.

Konventionelle Behandlung der Migräne

Die konventionelle Behandlung der Migräne erfolgt entweder in Form von Schmerzmedikamenten oder Migräneprophylaktika.

Zu den **Schmerzmitteln** gehören freiverkäufliche Medikamente wie

Ibuprofen oder verschreibungspflichtige Präparate auf Basis von Sumatriptan.

Zu den **Migräneprophylaktika** gehören bestimmte Arten von Blutdruckmitteln, trizyklische Antidepressiva (Amitriptylin) und einige Mittel gegen Krampfanfälle.

Die **Pille** wird allgemein nicht empfohlen, da sie Migräne verschlimmern kann.

Eine **Östrogentherapie** wird meist nicht empfohlen, insbesondere kein oral eingenommenes Östrogen, weil das Schlaganfallrisiko bei Migränepatientinnen höher ist als bei Frauen, die nicht unter Migräne leiden. Niedrigdosiertes transdermales Östrogen ist sicherer und kann helfen, wenn die Menopause durch eine Operation eingetreten ist, um das außergewöhnlich niedrige Östrogen zu supplementieren. Es kann aber auch während der Perimenopause helfen, allerdings nur in der Phase des Östrogenabfalls während des »Migräne-Gefahrenfensters« (fünf Tage vor und bis zu zwei Tage nach der Periode). Die Gynäkologin Peta Wright aus Brisbane sagt, dass ein Östrogenpflaster zusammen mit Progesteron im letzten Teil der Lutealphase helfen kann, prämenstruelle Migräne in der Perimenopause zu verhindern.

Progesteron kann das Gehirn beruhigen und ist daher eine der besten Methoden, um prämenstruelle und perimenopausale Migräneanfälle zu behandeln. Fragen Sie Ihren Arzt oder Ihre Ärztin nach der genauen Dosierung. Wenn Sie allerdings noch eine Menstruation haben, sollten Sie das Progesteron abends während Ihrer gesamten Lutealphase nehmen und dann, wenn Sie merken, dass ein Migräneanfall kommt, eine zweite Tagesdosis zu sich nehmen. Denken Sie daran, dass hormonelle Verhütungsmittel kein Progesteron enthalten. Sie können es auch mit einer Progesteroncreme probieren.

Ernährung und Lebensweise zur Verhinderung von Migräneanfällen

Wählen Sie zur Vermeidung von Migräne eine oder mehrere Strategien aus dem Kapitel Allgemeine Gesundheitsförderung. Meine Top-Empfehlungen zur Migräneprävention sind ausreichend Schlaf und eine Reduktion des Alkoholkonsums. Vermeiden Sie auch andere häufige Migräneauslöser wie grelles Sonnenlicht, starke Gerüche und histaminhaltige Nahrungsmittel wie Rotwein oder gealterter Käse.

Eine histaminarme Ernährung kann ebenfalls bei Migräne helfen. Siehe den Abschnitt Histaminarme Ernährung in Kapitel 5.

Eine ketogene Ernährung oder eine Ernährungsweise mit einem geringen Anteil an Kohlenhydraten hat sich allgemein als vielversprechend für eine Migräneprävention gezeigt,[202] wurde aber nicht speziell für Migräne in der Perimenopause untersucht. Da eine Keto-Diät das Gehirn dabei unterstützt, Ketone und nicht Glukose als Brennstoff zu nutzen, ist sie eher hilfreich, wenn Sie eine Insulinresistenz oder einen sehr niedrigen Östrogenspiegel haben, der sich durch eine verfrühte Menopause aufgrund einer Operation entwickelt hat. Ein MCT-Öl (mittelkettiges Triglycerid) kann die Ketone und die Gehirnenergie ebenfalls hochschnellen lassen und daher Migräneanfälle und Gedächtnisprobleme verbessern, wie wir noch später im Kapitel sehen werden. In Kapitel 8 erfahren Sie mehr über die Keto-Diät.

Eine glutenfreie Ernährung kann ebenfalls hilfreich sein, insbesondere, wenn Sie andere Symptome einer Glutensensitivität haben, so wie Psoriasis oder Gehirnnebel. Sie funktioniert, indem sie Entzündungen reduziert. Eine Studie mit Kindern, die an Migräne litten, zeigte, dass durch eine Vermeidung von Weizen die Migräne bei 89 Prozent der Kinder verschwand.[203]

Histaminarme, ketogene und glutenfreie Ernährung haben alle ein gutes Potenzial für die Migräneprävention. Allerdings ist alles drei gleichzeitig nicht umsetzbar!

Wenn bei Ihnen eine Insulinresistenz vorliegt, könnte eine Ernährung mit wenig Kohlenhydraten die beste Wahl sein, auch wenn Sie, eine Insulinresistenz umkehren und die Stoffwechselflexibilität verbessern können, ohne sich dafür einer Keto-Diät unterziehen zu müssen. Oder haben Sie oder ein Familienmitglied Symptome einer Glutensensitivität? Falls ja, sollten Sie eine glutenfreie Ernährung ausprobieren. Letztlich bleibt noch die Frage, ob Sie Anzeichen einer Mastzellenaktivierung oder hohen Histamins haben, wie in Kapitel 4 beschrieben. Dann ist eine histaminarme Ernährung wahrscheinlich der beste Weg. Sprechen Sie am besten mit Ihrem Arzt oder Ihrer Ärztin darüber.

Nahrungsergänzungsmittel zur Migräneprävention

Magnesium

Laut einer Metaanalyse aus dem Jahr 2016[204] ist Magnesium eines der besten Nahrungsergänzungsmittel zur Migräneprävention. Auch Dr. Alexander Mauskop, Neurologe am New York Headache Center, empfiehlt die Behandlung von Migränepatienten mit Magnesium.[205]

Wie es wirkt: Magnesium schützt die Neuronen vor Glutamat, einem Neurotransmitter, der eine wichtige Rolle bei Migräne spielt.[206] Außerdem reduziert es Entzündungen und stabilisiert Serotoninrezeptoren. Schließlich hemmt Magnesium auch die Freisetzung von Substanz P, einem schmerzverstärkenden Neurotransmitter, der zu Migräne beiträgt.

Was Sie sonst noch wissen müssen: Die Dosis liegt bei mindestens 300 Milligramm Magnesium-Glycinat, aber Sie können auch mehr einnehmen, wenn Sie merken, dass ein Migräneanfall naht. Durch die zusätzliche Einnahme von Taurin kann die präventive Wirkung verstärkt werden.

Melatonin

Melatonin kann die Häufigkeit menstruationsbedingter Migräneanfälle verringern und hat sich in manchen Studien als genauso wirksam wie Amitriptylin gezeigt.[207]

Wie es wirkt: Melatonin verhindert Migräneanfälle, indem es Entzündungen verringert und die Neurotransmitter Serotonin und GABA stabilisiert.

Was Sie sonst noch wissen müssen: Die zur Migräneprophylaxe erprobte Melatonindosis beträgt 3–4 Milligramm.[207] Siehe die Informationen zu Melatonin zu Beginn dieses Kapitels.

Vitamin B2

Vitamin B2 (Riboflavin) wurde in klinischen Studien zur Vorbeugung von Migräne eingesetzt und reduzierte deren Häufigkeit um 50 Prozent.[208]

Wie es wirkt: Es normalisiert die Serotoninproduktion und verbessert die Funktion eines Enzyms namens MTHFR (Methylentetrahydrofolat-Reduktase), das mit Migräne in Verbindung gebracht wurde.

Was Sie sonst noch wissen müssen: Die in den Studien erprobte Dosierung liegt bei 200 Milligramm zweimal täglich.

Eisen

Eisenpräparate können die »endmenstruelle« Form der Migräne, die durch Eisenmangel entsteht, verhindern. Bei allen anderen Arten von Migräne sollten Sie sich für ein anderes der beschriebenen Mittel entscheiden. Zu den Symptomen eines Eisenmangels gehören Kurzatmigkeit und die Neigung zu Blutergüssen.

Wie es wirkt: Eisenpräparate beheben den durch starke Menstruationsblutungen entstandenen Eisenmangel.

Was Sie sonst noch wissen müssen: Nehmen Sie kein Eisen ein, ohne zuvor mit Ihrem Arzt oder Ihrer Ärztin gesprochen und den Eisen- oder Serumferritin-Wert überprüft zu haben. Ein gesunder Ferritinwert sollte zwischen 50 und 200 ng/ml (Nanogramm pro Milliliter) liegen. Wenn Sie einen Eisenmangel haben, sollten Sie 15 bis 50 mg Eisen-Bisglycinat (eine sanfte und stark absorbierbare Form von Eisen) direkt nach dem Essen einnehmen. Oder sprechen Sie mit Ihrem Arzt oder Ihrer Ärztin über andere Methoden der Eisenzufuhr (über die wir noch in Kapitel 9 sprechen werden). Nahrungsmittelquellen für Eisen sind rotes Fleisch, Eier, Linsen und grünes Blattgemüse.

Tipp: Wenn Ihre Migräne kurz nach der Periode auftritt, brauchen Sie wahrscheinlich Eisen. Tritt sie in der Mitte des Zyklus oder kurz vor Ihrer Periode auf, brauchen Sie wahrscheinlich Magnesium und Progesteron.

Fatima – hormonell bedingte Migräne

Fatima war 50 und litt schon ihr ganzes Leben lang an Migräne, die sie aber zunehmend als lähmend empfand. Außerdem war ihr aufgefallen, dass die Attacken jeden Monat vor ihrer Periode kamen.

Mit »Periode« meinte sie eine Pillenblutung, denn sie hatte die letzten fünfzehn Jahre lang die Pille genommen.

»Möglicherweise ist es Zeit, die Pille abzusetzen«, riet ich ihr. »Denn die Pille kann Migräne verschlimmern.«

Das war eine Überraschung für Fatima. Sie sagte: »Wenn ich genau darüber nachdenke, ist meine Migräne mit der Pille schlimmer geworden.«

»Dann sollte es Ihnen besser gehen, wenn Sie sie absetzen«, meinte ich. »Aber falls sich herausstellt, dass Sie bereits in der Menopause sind, könnten Sie aufgrund des Entzugs des synthetischen Östrogens noch einige Migräneanfälle bekommen.«

Ich machte mir Sorgen, dass Fatima, wenn sie die Pille absetzte, über die »Östrogenklippe« fallen (Kapitel 4) und direkt in die Menopause kommen könnte, also versuchte ich, sie mit Riboflavin, Magnesium und Taurin zu schützen. Ich riet ihr außerdem, ein paar Monate lang eine strikt glutenfreie Ernährung auszuprobieren, denn auch wenn ihr Test auf Zöliakie negativ ausgefallen war, gab es in ihrer Familie Fälle von Glutensensitivität.

Fatima setzte die Pille ab, und leider hatte sie in den drei darauffolgenden Wochen zweimal eine Migräneattacke, auch wenn diese weniger schlimm waren als unter der Pille. Sie bekam auch Hitzewallungen, woraus ich schloss, dass sie in der Menopause war – und wahrscheinlich schon seit Längerem.

»Sowohl die Hitzewallungen als auch diese leichteren Migräneanfälle kommen vom Östrogenentzug«, erklärte ich ihr. »Sie sollten sich bessern, sobald Ihr Gehirn sich daran gewöhnt hat, ohne das Östrogen der Pille auszukommen. Aber wenn Sie mit Ihrem Arzt darüber sprechen wollen, Progesteron gegen die Hitzewallungen auszuprobieren, merken Sie möglicherweise, dass dies ebenfalls gegen die Migräne hilft.«

Fatima sprach mit ihrem Arzt über die Forschungsergebnisse von JC Prior über Kapseln mit mikronisiertem Progesteron gegen Hitzewallungen und bekam ein Rezept. Einen Monat, nachdem sie mit dem Progesteron begonnen hatte, hatten sich ihre Hitzewallungen verbessert und die Migräneanfälle hatten aufgehört.

Checkliste bei Migräne

- Nehmen Sie Magnesium plus Taurin.
- Versuchen Sie, Gluten zu vermeiden.
- Überlegen Sie, Progesteron einzunehmen.

Gedächtnisprobleme

Haben Sie das Gefühl, Dinge zu vergessen? Das bilden Sie sich nicht ein. Es besteht eine Chance von achtzig Prozent, dass Sie einen gewissen Grad an menopausal bedingte kognitiver Beeinträchtigung bemerken, die sich in Form von Gedächtnisverlust, Konzentrationsschwierigkeiten und anderen Bewusstseinstrübungen äußern kann. Mein Beispiel in der Einleitung war das, als ich nicht mehr wusste, wo ich mein Auto geparkt hatte.

Als ich erfuhr, dass es so etwas wie eine menopausal bedingte kognitive Beeinträchtigung gibt, machte mir das Angst. Sogar der Name hört sich schlimm an. Doch dann schaute ich mir die Forschungsarbeiten genauer an und fühlte mich besser, als ich erfuhr, dass es sich meist um einen vorübergehenden Zustand handelt. »Während des Menopausen-Übergangs«, sagt Dr. Gail A. Greendale von der University of California, »fühlt sich das Gehirn einer Frau vielleicht ein bisschen daneben, ein bisschen trübe an. Aber wenn dieser Übergang vorbei ist, verziehen sich die Wolken, und der Nebel lichtet sich. Manchmal reicht es schon aus zu wissen, dass auch das vorbeigeht.«[209] Und laut der Neurowissenschaftlerin Lisa Mosconi schlagen sich unsere Gehirne besser als wir meinen. Sie meint, wir hätten manchmal das Gefühl, unsere kognitiven Fähigkeiten seien beeinträchtigt, aber »Frauen schneiden in kognitiven Hirnstudien in jeder Lebensphase immer noch besser ab als Männer.«[210]

Mosconi ist die Wissenschaftlerin, die ich in Kapitel 1 zitiert habe und der Ansicht ist, Alzheimer würde bei Frauen in der Menopause beginnen bzw. eher, dass das Risiko für Alzheimer mit der Menopause beginnt. Sie meint, die Menopause sei nur der Auslöser für andere zugrundeliegende Faktoren, wie eine genetische Prädisposition, Mangelernährung, chronische Entzündung und Insulinresistenz. In ihrem Buch *Das weibliche Gehirn: Länger leben, besser schlafen, Demenz vorbeugen – wie Frauen gesund bleiben* nennt Mosconi Strategien, um manche dieser zugrundeliegenden Faktoren zu mildern und zu verhindern, dass aus einer normalen, durch die Menopause bedingten kognitiven Beeinträchtigung Alzheimer oder eine andere Form der Demenz (von denen es mehrere gibt) wird.

Über die langfristige Demenz-Prävention werden wir noch in Kapitel 10 sprechen, aber jetzt schauen wir uns an, was Sie tun können, um Ihre Kognition zu verbessern.

Konventionelle Behandlung menopausal bedingter kognitiver Beeinträchtigungen

Eine Östrogentherapie kann die kognitiven Fähigkeiten verbessern, wenn Sie innerhalb von fünf Jahren nach Ihrer letzten Periode damit anfangen. Sie funktioniert, indem sie das Gehirn darin unterstützt, Glukose für Energie zu nutzen. Ob Sie damit Ihr langfristiges Demenzrisiko verringern können, steht auf einem anderen Blatt. Einerseits gibt es Hinweise darauf, dass Östrogen das Demenzrisiko verringern kann, insbesondere bei Frauen, die aufgrund einer Operation oder aufgrund von Medikamenten früh in die Menopause gekommen sind (Kapitel 6). Andererseits gibt es besorgniserregende Hinweise, dass eine Östrogentherapie das Demenzrisiko steigern kann,[211] insbesondere, wenn sie zu spät oder außerhalb des richtigen »Zeitfensters« begonnen wurde. Laut der Neurowissenschaftlerin Roberta Diaz Brinton hat Östrogen positive Auswirkungen, wenn es vor oder zu Beginn der Menopause, wenn die neurologische Gesundheit noch intakt ist, eingenommen wird, aber schädliche Auswirkungen, wenn erst Jahre nach Beginn der Menopause damit begonnen wird, die neurologische Gesundheit also bereits abnimmt.[178] Das Thema Östrogentherapie und Demenzrisiko werden wir uns noch ausführlicher in Kapitel 10 anschauen. Wie immer sollten Sie, falls Sie sich für die Einnahme von Östrogen entscheiden, auch über Progesteron nachdenken, denn es hat viele Vorteile, wie zum Beispiel die Stimulierung des Wachstumsfaktors BDNF (brain-derived neurotrophic factor) und eine gesunde Neurogenese (Bildung neuer Neuronen).[177]

Ernährung und Lebensweise für die kognitive Gesundheit

Setzen Sie den grundlegenden Aktionsplan um, darunter auch die Umkehr einer Insulinresistenz, die Beruhigung Ihres Nervensystems, ausreichend Schlaf und natürlich Bewegung. Bewegung ist so wichtig für die kognitiven Fähigkeiten, dass ich diesem Bereich besondere Aufmerksamkeit schenken möchte.

Bewegung aller Art, einschließlich Spazierengehen, kann das Gehirn vergrößern.[212] Widerstands- oder Krafttraining ist besonders gesundheitsfördernd, und Sie können dieses Training mit Gewichten, Sportbändern oder Ihrem eigenen Körpergewicht in Form von Ausfallschritten, Kniebeugen und Planks machen. Ziel ist, Muskelabbau zu verhindern und Muskeln aufzubauen, was nachweislich die kognitiven Fähigkeiten verbessert und das Risiko für Alzheimer und andere Formen von Demenz verringert.[213] Der Muskelaufbau wirkt sowohl durch die Umkehrung der Insulinresistenz und der damit verbundenen Verbesserung der Hirnenergie als auch durch die direkte Steigerung des Wachstumsfaktors BDNF und der Neurogenese.

Nahrungsergänzungsmittel für die kognitive Gesundheit

Abermals sind **Magnesium** und **Taurin** meine beiden liebsten Empfehlungen, die sich als positiv für die Gehirngesundheit und die kognitiven Fähigkeiten herausgestellt haben.[214 215]

Andere Nährstoffe, die infrage kommen, sind Vitamin B12, Cholin und MCT-Öl (mittelkettige Triglyceride).

Vitamin B12

Ab dem Alter von 50 Jahren besteht eine mindestens 40-prozentige Wahrscheinlichkeit, dass Sie einen Mangel an Vitamin B12 haben, ein wichtiger Nährstoff für das Gehirn. Symptome eines Mangels umfassen Erschöpfung, Bewusstseinstrübung, Angst, Gedächtnisprobleme, Kribbeln oder Taubheitsgefühl in Händen und Füßen sowie Gleichgewichtsprobleme. Unbehandelt kann sich ein Vitamin-B12-Mangel zu einem dauerhaften Hirnschaden ausweiten. Bitten Sie Ihren Arzt oder Ihre Ärztin, Ihren Vitamin-B12-Spiegel im Blut zu testen und Ihnen die Ergebnisse vorzulegen. Ein optimaler Spiegel liegt bei mindestens 400 pg/ml (= Pikogramm pro Milliliter), was höher ist als der Durchschnittswert von 200 pg/ml, den viele Labore nutzen. Tierische Produkte wie Fleisch sind die einzige Quelle für Vitamin B12, doch es ist schwer für den Körper aufzunehmen, insbesondere wenn man in höherem Alter über weniger Magensäure verfügt und der intrinsische Faktor niedrig ist (ein Protein, das für die Absorbierung von Vitamin B12 benötigt wird). Die Absorption von Vitamin B12 durch die Ernährung wird außerdem durch Alkohol, Magensäure-Mittel und das Diabetes-Medikament Metformin beeinträchtigt.

Wie es wirkt: Vitamin B12 ist ein wichtiger Nährstoff für eine gesunde Nervenfunktion.

Was Sie sonst noch wissen müssen: Wenn Ihr Vitamin-B12-Spiegel unter 400 pg/ml liegt und/oder Sie Symptome haben, sollten Sie mit Ihrem Arzt über eine Vitamin-B12-Injektion sprechen. Alternativ kann man auch Vitamin-B12 in Form von Tabletten mit einer Dosis von einem Milligramm am Tag einnehmen. Eine Tablette hilft aufgrund der oben genannten Absorptionsprobleme eher nicht.

Cholin

Cholin kann in der Menopause wichtig sein, weil ein Rückgang des Östrogens die Aktivität eines Enzyms namens PEMT (Phosphatidylethanolamin-N-Methyltransferase),[216] welches normalerweise an der Herstellung von Cholin im Körper beteiligt ist, senkt. In der Menopause kann Ihr Körper nicht so viel eigenes Cholin bilden, weshalb Sie es möglicherweise supplementieren oder mehr davon aus Nahrungsmittelquellen wie Eiern, Leber und Lachs aufnehmen müssen.

Wie es wirkt: Cholin ist die Vorstufe von *Acetylcholin*, dem Neurotransmitter, der Gedächtnis, Stimmung und Intelligenz unterstützt. Eine ausreichende Einnahme kann eine gesunde Hirnfunktion, einschließlich eines besseren Gedächtnisses und besser kognitiver Fähigkeiten, unterstützen.[217]

Was Sie sonst noch wissen müssen: Im Gegensatz zu Vitamin B12 gibt es keinen einfachen Bluttest, um seinen Cholinspiegel bestimmen lassen. Stattdessen müssen Sie einschätzen, ob Sie ausreichend cholinhaltige Nahrungsmittel essen, um auf die empfohlene Menge von mindestens 425 Milligramm kommen. Wenn Sie nicht ausreichend Nahrungsmittel, wie Eier oder Lachs, essen, müssen Sie es höchstwahrscheinlich supplementieren. Die besten Arten von Cholin für die Hirngesundheit sind CDP-Cholin (Citicolin) oder Alpha-GPC (L-alpha-Glycerylphosphorylcholin) in einer Dosierung von 500 Milligramm.[218]

MCT-Öl

Mittelkettige Triglyceride (MCT) sind nützliche gesättigte Fettsäuren mit sechs bis zehn Kohlenstoffatomen pro Molekül. Als Nahrungsergänzungsmittel kann MCT-Öl das Gehirn beruhigen, Entzündungen reduzieren und einen Rezeptor im Gehirn blockieren, der zu Gedächtnisverlust führt.[219]

Wie es wirkt: MCT lässt sich leicht in Ketone umwandeln und stellt somit eine Energiequelle ohne Glukose für das Gehirn dar.

Was Sie sonst noch wissen müssen: MCT-Öl kommt in kleinen Mengen auf natürliche Art und Weise in Kokosöl, Palmkernöl und Milchfett vor, doch um auf die richtige Menge zu kommen, ist ein Nahrungsergänzungsmittel erforderlich. Die therapeutische Dosis liegt bei einem bis zwei Esslöffeln anstatt anderer Öle (also nicht zusätzlich zu den ohnehin verwendeten Öle).

Checkliste fürs Gedächtnis

- Lassen Sie testen, ob Sie an einem Vitamin-B12-Mangel leiden.
- Bauen Sie Muskeln auf.
- Nehmen Sie Magnesium plus Taurin.
- Denken Sie über die Einnahme von Cholin oder MCT-Öl nach.

Stimmungsschwankungen

Wie wir bereits in Kapitel 1 besprochen haben, treten Stimmungsschwankungen (sofern sie auftreten) in der Perimenopause oder Übergangsphasen aufgrund eines niedrigen Progesteronspiegels in Kombination mit hohem, schwankendem Östrogen auf und sind am besten mit Progesteron zu bekämpfen. Mit dem stabileren, niedrigeren Östrogenspiegel in den ersten Jahren der Menopause sind weniger Stimmungsprobleme verbunden. Sie können dennoch auftreten und auf eine Östrogentherapie ansprechen. Stimmungsschwankungen, die mehrere Jahre nach Beginn der Menopause einsetzen, sind wahrscheinlich nicht durch die Menopause begründet, sondern eher das Ergebnis anderer Faktoren, wie zum Beispiel einem Vitamin-B12-Mangel oder einer chronischen Entzündung. Klären Sie das mit Ihrem Arzt oder Ihrer Ärztin ab.

Zu den vorübergehenden Stimmungsproblemen der Perimenopause gehören Angst, Reizbarkeit und sogar Wut, die stark den Symptomen des prämenstruellen Syndroms (PMS) ähneln. Wenn Sie in jüngeren Jahren an PMS litten, ist die Wahrscheinlichkeit höher, dass Sie in der Perimenopause Stimmungsprobleme entwickeln.

Hinweis: Man kann auch an PMS leiden, wenn man keine Gebärmutter mehr hat.

Es gibt ein paar mögliche Ursachen für perimenopausale (und prämenstruelle) Stimmungsschwankungen:

- Jodmangel,
- hohes Prolaktin,
- Histamin oder Mastzellenaktivierung,
- niedriges Progesteron oder eine Empfindsamkeit gegenüber Veränderungen im Progesteronspiegel.

Schauen wir uns diese Punkte jetzt einmal genauer an.

Jodmangel

Ein Jodmangel führt zu einer Beeinträchtigung des Östrogenstoffwechsels und dazu, dass die Gehirnzellen empfindlicher auf das Auf und Ab des Östrogens reagieren. Dadurch kann ein Jodmangel das Risiko prämenstrueller Stimmungsschwankungen erhöhen.

Hohes Prolaktin

Prolaktin ist ein Hormon der Hypophyse, das die Milchbildung fördert, aber auch an Eisprung, Orgasmus, Brustgesundheit, Immunfunktion und Stimmung beteiligt ist. Ein leichter Prolaktinanstieg ist häufig und kann prämenstruelle Stimmungsschwankungen verursachen oder verschlimmern. Ein starker Anstieg ist ein ernstzunehmendes Problem und sollte in die Hände Ihres Arztes gegeben werden. Wenn Ihre Prolaktinwerte im Blut normal, aber eher im oberen Bereich anzusiedeln sind (480 mlU/l), können Sie davon ausgehen, dass Prolaktin eine Rolle bei Ihren Stimmungsproblemen spielt. Dann sollten Sie sich das pflanzliche Präparat Mönchspfeffer anschauen, über das wir im Laufe dieses Kapitels sprechen werden.

Histamin und Mastzellenaktivierung

In Kapitel 4 haben wir gesehen, dass hohes Östrogen zu einer Mastzellenaktivierung und hohem Histamin führen kann, was wiederum zu Reizbarkeit, Angst, Kopfschmerzen, Erschöpfung, Gehirnnebel, Schlaflosigkeit und Brustspannen führen kann. All das sind klassische Symptome von PMS.

Anzeichen, dass Histamin eine Rolle bei Ihren Stimmungsschwankungen spielen könnte, sind:

- Angst und andere Stimmungsprobleme zum Zeitpunkt des Eisprungs, wenn das Histamin hoch ist,
- Kopfschmerzen oder Migräne, die durch Antihistaminika gelindert werden können,
- Dermographismus, eine Hauterkrankung, bei der die Haut so empfindlich ist, dass bei leichtem Kratzen rote Linien entstehen,

- Brustschmerzen, denn Histamin und Mastzellen sind direkt an Brustschmerzen und fibrozystischen Brusterkrankungen beteiligt,
- Regelschmerzen, denn Histamin verursacht Schmerzen.

Niedriges Progesteron oder Empfindlichkeit gegenüber Veränderungen im Progesteronspiegel

Progesteron wirkt sich normalerweise beruhigend auf die Stimmung aus; daher das Auftreten von Stimmungsschwankungen beim Abfall des Progesterons in der Perimenopause und eine Verbesserung der Stimmungsprobleme durch die Einnahme von Progesteron.[53] Wenn Sie allerdings in der Vergangenheit schwere prämenstruelle Stimmungsprobleme in Form einer prämenstruellen dysphorischen Störung (PMDS) hatten, kann Progesteron eine kompliziertere Auswirkung auf Ihre Stimmung haben.

Spezialthema: Empfindlichkeit gegenüber Veränderungen im Progesteronspiegel

Obwohl sich Progesteron normalerweise beruhigend auf die Stimmung auswirkt, kann es paradoxerweise auch zu Angstzuständen führen, wenn man an PMDS leidet bzw. dem, was die Wissenschaftlerin Tory Eisenlohr-Moul »Empfindlichkeit gegenüber Neurosteroidveränderungen« nennt und rund eine von zwanzig Frauen betrifft. Eine Empfindlichkeit gegenüber Neurosteroidveränderungen ist keine negative Reaktion auf Progesteron in jeglicher Dosierung, sondern eine unerwünschte Stimmungsreaktion auf jegliche Veränderung des Progesteronspiegels, sowohl nach oben als auch nach unten.

Das hat alles mit Allopregnanolon zu tun, dem Neurosteroid-Metaboliten von Progesteron, der mit den GABA-Rezeptoren im Gehirn interagiert. Wenn Sie nicht an PMDS leiden, beruhigt Allopregnanolon die Rezeptoren und wirkt sich während des ganzen Zyklus beruhigend aus, da die GABA-Rezeptoren ihre Form verändern, um sich zuerst an den höheren, dann an den niedrigeren Progesteronspiegel anzupassen. Leiden Sie hingegen an PMDS, können die normalerweise mit der Lutealphase verbundenen höheren Allopregnanolonspiegel eine stimulierende, angstauslösende Wirkung auf die GABA-Rezeptoren haben, weil die Rezeptoren nicht in der Lage sind, sich anzupassen, indem sie ihre Form verändern.

PMDS-bedingte Stimmungsprobleme kann man lindern, indem man die Anpassungsfähigkeit und Resilienz der GABA-Rezeptoren durch eine Reduzierung von Histamin und chronischen Entzündungen wiederherstellt. Vitamin B6 kann ebenfalls helfen, wie wir im weiteren Verlauf besprechen werden.

Beim Progesteron geht es allein um die richtige Dosierung. Aufgrund der Beziehung zwischen Allopregnanolon im Serum und ungünstiger Stimmung[220] fühlen Sie sich mit einer 200 Milligramm-Kapsel möglicherweise besser als mit einer Creme. Anders gesagt: Angst kann durch Progesteron in moderater Dosierung verbessert, durch eine hohe oder niedrige Dosis jedoch verschlimmert werden.

Falls Progesteron Ihnen in keiner Dosierung guttut, sollten Sie mit Ihrem Arzt oder Ihrer Ärztin an Histamin, Entzündungen oder Darmproblemen arbeiten. Denn auf diese Weise kann Sie die Resilienz Ihrer GABA-Rezeptoren verbessert und Progesteron vertragen werden. Sie können es auch mit vaginalem Progesteron probieren, das weniger in Allopregnanolon gewandelt wird und daher weniger Einfluss auf die GABA-Rezeptoren hat. Möglicherweise kommt Progesteron für Sie als Behandlung aber auch gar nicht infrage, sodass Sie sich andere Optionen anschauen müssen.

Konventionelle Behandlung von Stimmungsschwankungen

Östrogen kann bei Depressionen in der Menopause sehr wirksam sein[221], indem es Serotonin und die Energie im Gehirn steigert. In der Perimenopause hilft Östrogen eher nicht, denn wie wir bei Rita in Kapitel 1 gesehen haben, ist in der Perimenopause der Östrogenspiegel bereits hoch. Es kann jedoch infrage kommen, wenn zyklisch verabreichtes Östrogen nur während der Phase des Östrogenabfalls (späte Lutealphase) des Menstruationszyklus eingenommen wird. Das sagt die australische Gynäkologin Peta Wright, die prämenstruelle Stimmungsschwankungen in der Perimenopause mit einer Kombination aus Prometrium* und Estradot* in der späten Lutealphase behandelt.

*In Deutschland nicht zugelassene Präparate, es gibt jedoch Alternativen.

Progesteron ist die beste Behandlung von Reizbarkeit, Angst und Wut in der Perimenopause und funktioniert durch eine Beruhigung der GABA-Rezeptoren und eine Histaminreduzierung. Eine häufige Strategie ist die Einnahme vor dem Schlafengehen während der Lutealphase, aber möglicherweise hält Ihr Arzt oder Ihre Ärztin auch eine durchgehende allabendliche Einnahme für sinnvoll. Bedenken Sie, dass hormonelle Verhütungsmittel kein Progesteron enthalten. Progesteroncreme kann bei leichteren Symptomen helfen. Sollten Sie in der Vergangenheit negativ auf Progesteron reagiert haben, sollten Sie sich fragen, ob es das Progesteron oder doch ein Gestagen war. War es Progesteron, lesen Sie bitte das Spezialthema zur Empfindlichkeit gegenüber Veränderungen im Progesteronspiegel. War es ein Gestagen, dann war es kein Progesteronproblem, sondern eine Medikamentennebenwirkung, wie es bei meiner Patientin Jordan der Fall war.

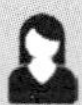

Jordan – Angstzustände durch die Hormonspirale

»Oh, ich kann kein Progesteron nehmen«, erzählte mir Jordan. »Ich bekomme dann immer ganz merkwürdige Laune, wenn ich es nehme, auch bei der Hormonspirale, die ja nur eine niedrige Dosierung hat.«

»Sie meinen, Sie bekommen Stimmungsschwankungen durch hormonelle Verhütungsmittel?«, hakte ich nach. »Denn das ist kein Progesteron.«

Jordan erklärte mir, dass Sie unter allen hormonellen Verhütungsmitteln Angstzustände bekäme, sogar unter der Hormonspirale, obwohl man ihr gesagt hatte, damit würde es nicht passieren.

»Der Wirkstoff in der Hormonspirale ist Levonorgestrel«, sagte ich. »Das wurde mit Stimmungsschwankungen assoziiert, aber Sie könnten sich besser fühlen, wenn Sie echtes Progesteron nehmen.« Jordan nahm bereits Magnesium, Vitamin B6 und Jod, was gegen ihre prämenstruellen Kopfschmerzen und Brustschmerzen half, aber sie war an den fünf Tagen vor ihrer Periode noch immer sehr gereizt.

»Ich flippe dann meinen Kindern gegenüber schnell aus, mehr als sonst.« Jordan entschied sich, es mit einer Progesteroncreme auszuprobieren, die sie auf meinen Rat hin in der Woche vor ihrer Periode zur Schlafenszeit in die Knie- und Ellbogenbeuge rieb.

»Ich fühle mich super mit Progesteron«, berichtete sie mir ein paar Monate später. »Ruhiger, und auch weniger aufgedunsen.«

Die leichte diuretische Wirkung von Progesteron hatte Jordans Wasseransammlungen verbessert.

Hormonelle Verhütungsmittel können bei Stimmungsproblemen in der Perimenopause verschrieben werden, doch wie wir bei Jordan gesehen haben, können die Gestagene Nebenwirkungen haben, die sich auf die Stimmung auswirken.

Ein **Antihistaminikum wie Diphenhydramin** kann prämenstruelle Stimmungsschwankungen und PMDS verbessern.

Antidepressiva werden ebenfalls häufig verschrieben, darunter SSRIs (Selektive Serotonin-Wiederaufnahmehemmer) oder SNRIs (Serotonin-Noradrenalin-Wiederaufnahmehemmer). Sie sind für perimenopausale und menopausale Stimmungsprobleme nicht so hilfreich wie Progesteron und Östrogen und können Nebenwirkungen haben, wie zum Beispiel verringerte Libido, Gewichtszunahme, Erschöpfung und Entzugssymptome beim Absetzen. SSRIs können auch das Langzeitrisiko für Osteoporose[222] und einen Rückgang der kognitiven Fähigkeiten steigern.

Kognitive Verhaltenstherapie (KVT) ist eine Form der Psychotherapie, die sich darauf konzentriert, negative Gedankenmuster aufzulösen und zu lernen, wie man auf bestimmte Situationen besser reagiert. Sie kann sowohl bei Depressionen in der Menopause als auch bei Hitzewallungen und Schlafstörungen helfen.[223]

Ernährung und Lebensweise zur Verbesserung der Stimmung

Wählen Sie eine oder mehrere Strategien aus dem Abschnitt Das Nervensystem beruhigen in Kapitel 5. Meine Top-Empfehlungen bei Stimmungsproblemen sind, auf einen gesunden zirkadianen Rhythmus zu achten, Alkohol zu reduzieren und sich mehr in der Natur zu bewegen. Wenn Sie perimenopausale Stimmungsprobleme haben, wie zum Beispiel Angst und Reizbarkeit, sollten Sie sich auch die histaminarme Ernährung anschauen, sowie Milchprodukte und aminhaltige Nahrungsmittel reduzieren.

Hinweis: Kuhmilchprodukte zu vermeiden, ist eine meiner wichtigsten Empfehlungen bei starken prämenstruellen Stimmungsschwankungen oder Symptomen von PMDS.

Nahrungsergänzungsmittel und pflanzliche Präparate zur Verbesserung der Stimmung

Magnesium und **Taurin** sind auch hier meine liebsten Empfehlungen. Abgesehen von diesen beiden Superstars sollten Sie auch Ihren Vitamin-B12-Spiegel kontrollieren lassen (wie bereits früher besprochen) und überlegen, eines oder mehrere der folgenden Nahrungsergänzungsmittel zu nehmen; sie brauchen sie nicht alle. Um es Ihnen leichter zu machen, sich für ein Präparat zu entscheiden, habe ich für jedes Produkt einen Tipp für »die beste Wahl« gegeben. Bitte klären Sie vorher mit Ihrem Arzt oder Ihrer Apotheke, ob die Einnahme für Sie sicher ist, insbesondere, wenn Sie bereits Antidepressiva nehmen.

Zink

Ein Zinkmangel wird stark mit Depressionen in Verbindung gebracht, und Zinkpräparate haben sich in mehreren Studien positiv auf die Stimmung ausgewirkt.[224]

Wie es wirkt: Zink reduziert Entzündungen des Nervengewebes und verbessert BDNF und Neurogenese, insbesondere im Hippocampus, dem Teil des Gehirns, der die HHN-Achse und das Stressreaktionssystem reguliert.

Was Sie sonst noch wissen müssen: Die Standarddosis liegt bei 30 Milligramm direkt nach dem Essen. Unter ärztlicher Anleitung und Beobachtung können Sie vorübergehend auch mehr einnehmen. Zink ist Ihre beste Wahl, wenn Sie Anzeichen eines Zinkmangels aufweisen, wie zum Beispiel Haarausfall, Dermatitis oder weiße Flecken auf den Fingernägeln, oder wenn Sie Vegetarierin oder Veganerin sind und daher durch Ihre Ernährung nicht ausreichend Zink bekommen.

Vitamin B6

Vitamin B6 ist das Nahrungsergänzungsmittel, das ich bei prämenstruellen Stimmungsschwankungen verschreibe, etwa Reizbarkeit und Schlaflosigkeit. In kürzlich durchgeführten randomisierten, kontrollierten Studien schnitt es in seiner Wirkung gut ab.[225]

Wie es wirkt: Vitamin B6 (auch Pyridoxalphosphat oder P5P genannt) unterstützt sowohl bei der GABA-Produktion als auch bei einer gesunden Histaminausscheidung.

Was Sie sonst noch wissen müssen: Allgemein empfehle ich eine Einnahme von 20 bis 100 Milligramm täglich über den Tag verteilt (z. B. zweimal täglich 30 mg). Beachten Sie, dass eine langfristige Tagesdosis von mehr als 150 Milligramm zu dauerhaften Nervenschädigungen führen kann. Vitamin B6 ist die beste Wahl, wenn in der Vergangenheit eine Empfindlichkeit gegenüber Neurosteroidveränderungen gezeigt haben oder mit PMDS zu kämpfen hatten.

Jod

Jod ist sowohl bei perimenopausalen Stimmungsschwankungen als auch Brustschmerzen hilfreich.

Wie es wirkt: Jod fördert einen gesunden Östrogenstoffwechsel und macht die Zellen weniger empfindsam gegenüber dem Auf und Ab des Östrogens.

Was Sie sonst noch wissen müssen: Seien Sie vorsichtig mit der Dosierung, denn zu viel Jod kann Ihrer Schilddrüse schaden (siehe den Abschnitt über Jod in Kapitel 5). Jod ist die beste Wahl bei Stimmungsschwankungen, wenn Sie gleichzeitig unter Brustschmerzen leiden, was ein wichtiger Hinweis auf einen Jodmangel ist.

Mönchspfeffer

Das Kräuterpräparat Mönchspfeffer, auch *Vitex agnus-castus* genannt, hilft bei prämenstruellen und perimenopausalen Stimmungsschwankungen aufgrund eines hohen Prolaktinspiegels.

Wie es wirkt: Mönchspfeffer senkt den Prolaktinspiegel, indem es den Neurotransmitter Dopamin steigert.

Was Sie sonst noch wissen müssen: Die genaue Dosierung hängt von der Konzentration des Präparats ab. Wenn Ihr Prolaktinspiegel oberhalb des normalen Referenzbereichs liegt, sollten Sie Mönchspfeffer nicht ohne Absprache mit Ihrem Arzt oder Ihrer Ärztin nehmen, denn durch die Einnahme können Symptome eines Prolaktinoms (ein gutartiger Tumor der Hirnanhangdrüse) übertüncht werden. Mönchspfeffer ist Ihre beste Wahl gegen Stimmungsschwankungen, wenn Sie einen hoch-normalen Prolaktinspiegel haben.

N-Acetylcystein

N-Acetylcystein (NAC) ist ein wichtiges Nahrungsergänzungsmittel für die Stimmung und wirkt laut David Hellerstein, US-amerikanischen Professor für Psychiatrie, am besten gegen »ständige Grübeleien«[226] und insbesondere die schwer kontrollierbaren negativen Gedanken über sich selbst.

Wie es wirkt: NAC schützt das Nervensystem vor Glutamat, einem stimulierenden Neurotransmitter. Es hat auch eine immunmodulierende und entzündungshemmende Wirkung und hilft bei der Entgiftung von Blei und anderen Giftstoffen.

Was Sie sonst noch wissen müssen: Die Standarddosierung liegt bei 500 bis 1000 Milligramm zweimal täglich. NAC kann mit Antidepressiva kombiniert werden und gilt als sicher, mit Ausnahme dessen, dass es den Histaminspiegel anheben und die Magenschleimhaut verringern kann. Seien Sie also vorsichtig, falls Sie unter Gastritis oder Sodbrennen leiden. NAC ist die beste Wahl, wenn Sie unter Angstzuständen in Kombination mit einer entzündlichen Erkrankung leiden, wie zum Beispiel Endometriose.

S-Adenosylmethionin (SAM-e)

S-Adenosylmethionin, kurz SAM-e genannt, ist ein Derivat der Aminosäure Methionin, das auf natürliche Art im Körper vorkommt und auch supplementiert werden kann. In zahlreichen klinischen Studien hat es sich als Stimmungsaufheller bewährt.[227]

Wie es wirkt: Es reduziert Histamin und unterstützt die Produktion von Serotonin und Dopamin.

Was Sie sonst noch wissen müssen: In einer therapeutischen Dosierung von 100 bis200 Milligramm kann SAM zur Verringerung von Angst beitragen, insbesondere wenn die Angst durch Histamin verursacht wird. In einer höheren Dosierung wirkt es anregend und kann Angst dadurch verschlimmern. Nehmen Sie es nicht ein, wenn Sie unter einer bipolaren Störung leiden, und kombinieren Sie es nur mit anderen Antidepressiva, wenn Ihr Arzt Ihnen dazu rät. SAM ist Ihre beste Wahl, wenn Sie einen hohen Histaminspiegel haben.

Johanniskraut

Johanniskraut (*Hypericum perforatum*) ist ein pflanzliches Mittel, das schon lange bei Depressionen und Angstzuständen eingesetzt wird. Eine kürzliche Metaanalyse kam zu dem Schluss, dass es wirksam gegen Stimmungsschwankungen in der Menopause ist.[228]

Wie es wirkt: Es reduziert Entzündungen und steigert Serotonin, Dopamin und GABA.

Was Sie sonst noch wissen müssen: Die genaue Menge hängt von der Konzentration des Präparats ab. Bei einem Standard-Extrakt beträgt die therapeutische Dosierung beispielsweise 300 Milligramm. Um beste Ergebnisse zu erzielen, sollten Sie es zweimal täglich mindestens zwei Monate lang einnehmen und nicht mit anderen Antidepressiva kombinieren, es sei denn, Ihr Arzt rät Ihnen dazu. Johanniskraut kann die Wirksamkeit der Anti-Baby-Pille verringern. Johanniskraut ist für so gut wie jede Situation geeignet, ist aber meiner Erfahrung nach nicht ganz so wirksam wie die andere Nahrungsergänzungsmittel, die ich bisher aufgelistet habe.

Fischöl

Die Einnahme der Omega-3-Fettsäuren EPA (Eicosapentaensäure) und DHA (Docosahexaensäure) hat sich in zahlreichen klinischen Untersuchungen als wirksam gegen starke Depressionen gezeigt.[229]

Wie es wirkt: Sie reduzieren Entzündungen und unterstützen eine gesunde Zellmembranfluidität.

Was Sie sonst noch wissen müssen: Ich empfehle ein Fischöl-Nahrungsergänzungsmittel mit mindestens 720 Milligramm EPA, was meist 2000 Milligramm Gesamtfischöl sind. Wenn Sie Blutverdünner nehmen, müssen Sie zuerst Ihren Arzt fragen.

Checkliste bei Stimmungsproblemen

- Treiben Sie Sport in der Natur.
- Nehmen Sie Magnesium plus Taurin.
- Wenn Sie unter Angstzuständen in der Perimenopause leiden, sollten Sie Milchprodukte vermeiden und eventuell Progesteron und Vitamin B6 einnehmen.
- Wenn Sie unter menopausalen Depressionen leiden, lassen Sie Ihren Vitamin-B12-Status überprüfen und nehmen Sie eventuell Östrogen plus Progesteron.

Somit kommen wir zum Ende des Kapitels Neuverdrahtung des Gehirns, das sehr wichtig ist. Der Verlust zunächst von Progesteron und dann Östrogen kann zu einer Reihe von Veränderungen im Gehirn führen, unter anderem zu einem erheblichen, aber vorübergehenden Abfall der Gehirnleistung. Wenn Sie Ihr Gehirn dabei unterstützen, sich an diese Veränderungen anzupassen, sollten sich die Symptome bessern und Sie in einer guten Ausgangsposition für eine langfristig bessere Gehirngesundheit sein.

Kapitel 8

Gewichtszunahme, Schilddrüsenerkrankungen, Allergien und Schmerzen

Wie im vorherigen Kapitel dargelegt, spielt das Gehirn eine wesentliche Rolle, denn hier liegt die Ursache für die meisten Symptome der Perimenopause. In diesem Kapitel geht es um den Körper und Symptome wie Gewichtszunahme, Schmerzen und perimenopausale Allergien sowie häufig vorkommende Kombinationen aus Perimenopause, Insulinresistenz und Schilddrüsenerkrankungen.

Bevor wir uns all den Symptomen und ihrer Behandlung widmen, sprechen wir darüber, warum Ihr Körper in der Perimenopause so viele Veränderungen durchlaufen muss. In Ihren fortpflanzungsfähigen Jahren hat er sich – insbesondere Immunsystem und Stoffwechsel – an eine regelmäßige Dosis Progesteron und Östrogen gewöhnt. Das Immunsystem mochte die beruhigende und modulierende Wirkung des Progesterons, und darum kann der Verlust von Progesteron eine Verlagerung zu Autoimmunerkrankungen auslösen, wie zum Beispiel Schilddrüsenerkrankungen, die wir uns noch genauer anschauen werden. Ebenso mochte Ihr Stoffwechsel die insulin-sensibilisierenden Wirkungen des Östrogens, und darum kann der Verlust von Östrogen eine Verschiebung zu einer Insulinresistenz hervorrufen. Ich kann nicht oft genug sagen, wie wichtig es ist, eine Insulinresistenz zu erkennen, sowohl für Ihre Taille als auch Ihr langfristiges Risiko für Demenz, Herzerkrankungen und Osteoporose, worauf wir im Einzelnen noch zu sprechen kommen werden.

Umkehr von Insulinresistenz und Reduzierung von Bauchfett

Gewichtszunahme im Bauchbereich ist nur ein Aspekt einer ganzen Reihe von Themen in Zusammenhang mit Insulinresistenz und Gewichtszunahme. Ich kam bereits in Kapitel 4 darauf zu sprechen, dass die Menopause ein höheres Risiko für eine Insulinresistenz birgt und dass die Symptome der Menopause sich im Fall einer sich entwickelnden Insulinresistenz verschlimmern können. In Kapitel 5 nehmen wir deren Diagnose in den Blick und in Kapitel 7 die Auswirkungen von Insulinresistenz auf das Gehirn. Zunächst werde ich erklären, wie man diese Erkrankung rückgängig machen kann.

Hinweis: Insulinresistenz ist nur ein Faktor bei der Gewichtszunahme. In Kapitel 10 behandle ich weitere, darunter die äußerst wichtige Rolle der Mitochondrien, den sogenannte Zellkraftwerken.

Konventionelle Behandlung der Insulinresistenz

Gewicht zu verlieren, indem man weniger Kalorien aufnimmt, ist die Standardempfehlung bei Insulinresistenz. Sie basiert auf der fehlerhaften Annahme, hohes Insulin sei das Ergebnis abdominaler Fettleibigkeit und nicht die Ursache. Es gibt jedoch immer mehr Hinweise darauf, dass Bauchfett das Ergebnis einer Insulinresistenz ist.[230] Die Menge an Kalorien spielt zwar tatsächlich eine Auswirkung bei der Fettentstehung, dennoch ist die Förderung der Insulinsensitivität die weit bessere Strategie, als einfach nur die Kalorienaufnahme zu reduzieren.

Die Einnahme von **Metformin** (zum Beispiel das Medikament Glucophage) verbessert die Insulinsensitivität und ist eine gute Wahl, wenn auch nicht ganz so effektiv wie die richtige Ernährung, Sport und die anderen Behandlungsmöglichkeiten, die ich noch nennen werde. Wenn

Sie möchten, können Sie Metformin mit natürlichen Behandlungsmethoden kombinieren, allerdings nicht mit dem Nahrungsergänzungsmittel Berberin. Auf die Gründe komme ich noch zu sprechen. Metformin kann zu Verdauungsproblemen und einem Vitamin-B12-Mangel führen, weshalb Sie Ihren Arzt oder Ihre Ärztin bitten sollten, Ihren Vitamin-B12-Spiegel im Blut zu messen.

Eine Therapie mit **Östrogen plus Progesteron** kann ebenfalls helfen, eine Insulinresistenz zu verhindern oder umzukehren.[231] Estradiol wirkt immer insulinsensibilisierend, während Progesteron nur bei Vorhandensein von zumindest etwas Östrogen, wie es beispielsweise durch die Eierstöcke in der Menopause gebildet wird, insulinsensibilisierend wirkt. Andere Mechanismen, durch die Progesteron eine gesunde Fettverbrennung bewirkt, sind die Verringerung von Testosteron, guter Schlaf und Erhöhung der Schilddrüsenhormone.

Vermeiden Sie Testosteron und androgene Gestagene, denn wie in Kapitel 4 beschrieben, kann Testosteron Insulinresistenz verschlimmern und zu Gewichtszunahme im Bauchbereich führen.

Ernährung und Lebensweise für die Umkehr einer Insulinresistenz

Bewegung

Sich zu bewegen, ist der allerbeste Weg, die Insulinsensitivität zu verbessern. Bewegung hilft, da während des Sports einerseits die Glukoseaufnahme in die Zellen erleichtert wird, und gleichzeitig Muskelmasse aufgebaut wird, was die Insulinsensitivität auch im Ruhezustand erhöht. Denken Sie daran, dass der Abbau von Muskelmasse (Sarkopenie) das unschöne Ergebnis des Östrogenverlusts und eine der größten Herausforderungen der Menopause ist. Krafttraining ist besonders gesundheitsfördernd und kann im Fitnessstudio oder zuhause in Form von Ausfallschritten, Kniebeugen, Planks und mit Hilfe von Widerstandsbändern gemacht werden.

Proteine

Diese wichtigen Makronährstoffe bauen Muskeln auf und machen satt. Denken Sie daran, dass ich Ihnen in Kapitel 5 erklärt habe, dass in der Menopause mehr Proteine benötigt wird, insbesondere für die Aminosäure Leucin. Eine grobe Schätzung ist, dass man mindestens zwanzig Gramm Proteine pro Mahlzeit benötigen, was einer Portion von 77 Gramm rotem Fleisch oder einer Portion von 87 Gramm Hühnchen entspricht. Versuchen Sie, dies bis zehn Uhr morgens zu sich zu nehmen, denn dadurch stabilisiert sich Ihr zirkadianer Rhythmus und Sie fühlen sich den Tag über satt. Ich empfehle Fleisch oder Eier zum Frühstück, aber wenn sich das für Sie zu schwer anfühlt, kann es sein, dass Ihre Magensäure noch nicht ausreicht. Zwingen Sie sich nicht zu einem frühen Frühstück, sondern warten Sie stattdessen, bis Sie um zehn Uhr wirklich hungrig sind.

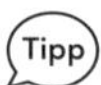

Tipp: Essen Sie morgens nichts, ehe Sie hungrig sind, und nehmen Sie dann eine proteinreiche Mahlzeit zu sich wie zum Beispiel eine Frittata oder ein Omelett, Fleisch vom Vortag oder Proteinpulver.

Intervallfasten

Intervallfasten ist ein Wechsel zwischen Essens- und Fastenphasen und eine einfache Methode, um die Insulinsensitivität zu verbessern. Wenn Sie auf Essen verzichten, und sei es auch nur für einen relativ kurzen Zeitraum, trainieren Sie Ihre Mitochondrien, Ketone, anstatt Glukose zu verbrennen,[232] wodurch Sie eine Stoffwechselflexibilität herstellen, die für Gewichtsverlust, ein gesundes Gehirn und eine Verringerung der Symptome der Perimenopause nötig ist. Andere Vorteile des Fastens sind die Förderung einer gesunden Darmaktivität, die Hochregulierung entzündungshemmender Zytokine sowie die Steigerung des neuronalen Wachstumsfaktors BDNF. Intervallfasten regt auch die gesundheitsfördernden Prozesse der sogenannten Autophagie an, was übersetzt so etwas wie »Selbstverdauung« bedeutet (*auto*: selbst, *phage*: essen). Das hört sich schlimm an, gibt in Wahrheit den Zellen aber die Gelegenheit, zerstörte Zellteile zu entfernen und zu recyclen und durch gesunde, neue Zellteile zu ersetzen. Autophagie kann die Langlebigkeit fördern und das Risiko für Krebs und Demenz verringern.

Zu den Methoden des Intervallfastens gehören alternierendes Fasten, die 5:2-Diät (reduzierte Kalorienaufnahme an zwei Tagen die Woche) und täglich zeitlich begrenztes Essen oder das Acht-Stunden-Essensfenster, die von mir bevorzugte Methode.

Bei einem Acht-Stunden-Essensfenster nehmen Sie abends bis achtzehn Uhr ein normales Abendessen zu sich, das alle drei Makronährstoffe beinhaltet (Proteine, Fette und zumindest ein wenig Stärke). Dann nehmen Sie bis zehn Uhr am nächsten Morgen keinerlei Kalorien zu sich. Um zehn Uhr sollten Sie dann eine proteinreiche Mahlzeit einnehmen. Abhängig von Ihrer persönlichen Körperuhr können Sie die Uhrzeiten anpassen und später oder früher essen, aber denken Sie daran, dass das Hauptziel ist, über Nacht zu fasten, damit Ihr Körper in den gesundheitsfördernden Zustand der Ketose kommt.

 *Ketose*

Ketose ist ein gesunder Stoffwechselzustand, bei dem Ihr Körper von der Glukoseverbrennung zur Verbrennung von mehr Ketonen (Metabolite der Fette) umschaltet.

Es ist normal und gesund, durch Sport, Fasten und über Nacht in die Ketose zu kommen. Sie können die Ketose über Nacht sanft verlängern, indem Sie Ihr Fasten mit einem »Keto-Frühstück« brechen, einer Mahlzeit, die weniger Kohlenhydrate und mehr Proteine enthält. Zu einem bestimmten Zeitpunkt (wahrscheinlich zum Abendessen) werden Sie wahrscheinlich Stärke zu sich nehmen wollen, was Sie vorübergehend aus der Ketose bringt und vollkommen in Ordnung ist. In den Zustand der Ketose zu kommen und wieder heraus, ist sanfter und einfacher, als die ganze Zeit über in der Ketose zu bleiben. Abgesehen davon beruhigt Stärke zum Abendessen Ihr Nervensystem, nährt Ihr Darmmikrobiom und gibt ein gutes Sättigungsgefühl.

Macht Fasten nicht hungrig? Intervallfasten sollte nicht von denjenigen angewendet werden, die bereits untergewichtig oder mangelernährt sind. In diesem Fall besteht mit Sicherheit keine Insulinresistenz, so dass Intervallfasten keinen Sinn macht. Intervallfasten sollte auch nicht derjenige ausprobieren, der bereits versucht, weniger Kalorien zu sich zu nehmen. Bei diesem Essensfenster geht es darum, sich während dieses Zeitraums satt zu essen. Sie brauchen übrigens keine Angst davor zu haben, ständig hungrig zu sein, insbesondere brauchen Sie nicht den Hunger zur Schlafenszeit zu fürchten, wenn Sie daran gewöhnt sind, abends Snacks zu essen. Wenn man versucht, die Insulinresistenz umzukehren, hat ein leichter Hunger zur Schlafenszeit eine therapeutische Wirkung. Die US-amerikanische Ernährungsexpertin Laura Schoenfeld nennt das »Ihrem Körper das Geschenk des Fastens machen«.

Wenn das Fasten Sie so hungrig macht, dass Sie snacken oder schlemmen müssen, sollten Sie hinterfragen, ob Sie tagsüber genug essen, insbesondere ausreichend Proteine. Möglicherweise müssen Sie mit einem kürzeren Zeitfenster von neun oder sogar zehn Stunden Fasten beginnen. Mit der Zeit wird sich Ihre Stoffwechselflexibilität verbessern, sodass Ihnen das Fasten über Nacht leichtfallen wird.

Eine ketogene oder kohlenhydratarme Ernährung

Eine ketogene Ernährung ist der Versuch, die ganze Zeit über in der Ketose zu bleiben und nicht nur über Nacht. Um das zu erreichen, müssen Sie weniger als 50 Gramm Kohlenhydrate am Tag zu sich nehmen und den Großteil Ihrer Kalorien aus Fetten beziehen. Sie benötigen weiterhin ausreichend Proteine (Kapitel 5) und kohlenhydratarmes Gemüse (wie zum Beispiel Brokkoli) wegen der nützlichen Ballaststoffe.

Hinweis: Viele Keto-Gerichte enthalten viele Milchprodukte, weshalb Sie, wenn Sie empfindlich auf Milchprodukte reagieren, A2-Milchprodukte oder milchfreie Produkte wie zum Beispiel Kokoscreme verwenden sollten (siehe dazu Kapitel 5).

Hilft eine Keto-Diät? Sie kann Symptome des Gehirns lindern, wie zum Beispiel Migräne (Kapitel 7) und Gedächtnisverlust (Kapitel 10). Außerdem kann sie zu einer Umkehr der Insulinresistenz beitragen, ist aber nicht die einzige Möglichkeit, dies zu erreichen. Sie können Ihre Insulinsensitivität auch verbessern, indem Sie Muskeln aufbauen, Intervallfasten ausprobieren, Kohlenhydrate etwas reduzieren und hochdosierte Fruktose vermeiden.

Das bringt uns zu dem umfangreichen Thema Zucker und der Fruktose.

Reduzieren Sie konzentrierten Zucker

Mit konzentriertem Zucker bzw. hochdosierter Fruktose ist die Art von Zucker gemeint, die man in Softdrinks, Obstsaft, Desserts, gesüßtem Joghurt, Trockenobst und Frühstücks-Cerealien findet. Diese Nahrungsmittel enthalten viel Fruktose, unabhängig davon, ob sie mit Maissirup mit hohem Fruktosegehalt (55 Prozent Fruktose), Agavensirup (55 Prozent Fruktose), Tafelzucker (50 Prozent Fruktose), Honig (40 Prozent Fruktose) oder Datteln (25 Prozent Fruktose) gesüßt sind.

Niedrig dosierte Fruktose hingegen meint Zucker, der in Obst enthalten ist. Diese ist gesund, weil niedrig dosierte Fruktose die Insulinsensitivität verbessert, insbesondere, wenn man sich gleichzeitig viel bewegt. Zudem enthält Obst wertvolle Nährstoffe, Ballaststoffe und Polyphenole, um den negativen Auswirkungen der Fruktose entgegenzusteuern.

Was ist falsch an hochdosierter Fruktose?

Nicht die Fruktose selbst ist das Problem, sondern die Dosis. In hoher Dosis fördert Fruktose Insulinresistenz, da sie Darmdurchlässigkeit, oxidativen Stress, Entzündungen und Fettleber verursacht.[233]

Spezialthema: Was ist eine Fettleber?

Wie der Name schon sagt, ist die Fettleber ein Symptom für Fett in der Leber und kann durch eine Kombination aus Ultraschall und Bluttests diagnostiziert werden. Mögliche Ursachen sind entzündliche Darmerkrankungen, Alkohol, Pflanzenöl, Fruktose, bestimmte Medikamente und meistens Insulinresistenz. Eine Fettleber wiederum verschlechtert Insulinresistenz, sodass ein Teufelskreis entsteht.

Hochdosierte Fruktose fördert eine Fettleber (und Insulinresistenz) durch Förderung der Lipogenese (Fettproduktion) und durch Erhöhung von Entzündungen, Harnsäure und oxidativem Stress.

Sowohl Fettleber als auch Insulinresistenz nehmen in der Menopause zu,[234] können aber auch wieder rückgängig gemacht werden, indem man hochdosierte Fruktose vermeidet und für einen ausreichenden Protein- und Cholinspiegel sorgt, was gegen Fettleber wirkt.[235]

In niedriger Dosis hat Fruktose nicht dieselben negativen Auswirkungen, weil der Großteil in harmlose Glukose und organische Säuren umgewandelt wird, ehe sie die Leber oder das Mikrobiom erreicht. Laut Joshua D. Rabinowitz, Wissenschaftler an der Princeton University, gibt es »einen grundlegenden physiologischen Unterschied darin, wie kleinere und größere Mengen von Zucker im Körper verarbeitet werden. Fruktose aus moderaten Mengen an Obst erreicht die Leber gar nicht erst. Doch der Dünndarm ist wahrscheinlich schon nach einer halben Dose Limonade oder einem großen Glas Orangensaft mit Zucker überfordert.«[236]

Zusammenfassend lässt sich sagen, dass niedrig dosierte Fruktose ein gesunder Inhaltsstoff von Obst und Gemüse ist. Fruktose in mittlerer Dosis, wie in Nachtischen, die nicht hochverarbeitet sind, ist harmlos, solange Ihre Insulinsensitivität gut ist und Sie sich häufig sportlich betätigen.[237] Hochdosierte Fruktose aus Nachtischen (insbesondere hochverarbeiteten) ist schädlich, wenn Sie eine Insulinresistenz haben.

Einfach ausgedrückt: Wenn Sie eine Chance haben wollen, die Insulinresistenz umzukehren, müssen Sie süße Getränke und die meisten dessertartigen Lebensmittel, insbesondere stark verarbeitete süße Lebensmittel, drastisch reduzieren oder ganz weglassen. Sie können noch immer richtiges Obst, dunkle Schokolade und Nachtisch mit Süßungsmitteln, die keine Fruktose enthalten, wie zum Beispiel braunem Reissirup, Stevia oder Xylit, essen.

Ich weiß, dass es schwer sein kann, auf süße Nahrungsmittel zu verzichten, und dass Sie dafür Ihren Vorratsschrank und Ihre Einkaufsliste möglicherweise ganz neugestalten müssen. Außerdem kann es zu Heißhungerattacken auf Süßes kommen.

Wie man den Heißhunger auf Süßes überwindet

Ja, Heißhungerattacken können furchtbar sein. Man kann sie aber überwinden, was die Sache wirklich wert ist, denn keinen Zucker zu sich zu nehmen, um eine Insulinresistenz rückgängig zu machen, bedeutet, dass Sie in Zukunft unter weniger Heißhunger auf Süßes leiden (denn Insulinresistenz bedeutet, solche Heißhungerattacken zu haben).

Wenn ich von der Überwindung von Heißhungerattacken spreche, meine ich nicht, dass Sie sich an das Gefühl des Heißhungers gewöhnen oder Ihre Willenskraft einsetzen müssen, um dem Heißhunger zu widerstehen, sondern, dass Sie keine Heißhungerattacken mehr haben und sich letztlich nicht mehr nach Zucker sehnen und ihn auch nicht vermissen.

Stellen Sie sich vor, wie gut sich das anfühlt: nicht an Zucker zu denken und keine Willenskraft zu benötigen, um keinen zu sich zu nehmen.

Und hier ist der Schlachtplan dazu:

- Essen Sie ausreichend Proteine, insbesondere zum Frühstück, denn Proteine stillen den Appetit.
- Essen Sie vollständige, sättigende Mahlzeiten, die alle drei Makronährstoffe enthalten: Proteine, Stärke und Fett. Mit anderen Worten: Versuchen Sie nicht, Ihre Gesamtkalorienzahl zu reduzieren, während Sie versuchen, von Zucker loszukommen.
- Sorgen Sie für ausreichend Schlaf, denn Schlaf reduziert Heißhungerattacken auf Süßes.
- Supplementieren Sie Magnesium, denn das unterstützt den Schlaf und reduziert Heißhungerattacken.
- Wählen Sie als Anfangsdatum einen Zeitpunkt, zu dem Sie keine hohe Stressbelastung haben.
- Machen Sie vier Wochen lang einen kalten Entzug von allen Desserts. (Frisches Obst, dunkle Schokolade, Reissirup, Stevia oder Xylit können Sie weiterhin zu sich nehmen.)
- Denken Sie daran, dass starke Heißhungerattacken nach zwanzig Minuten nachlassen und der Heißhunger insgesamt nach sieben Tagen deutlich weniger auftreten wird.
- Erinnern Sie sich selbst immer wieder daran, dass Sie durch eine

Umkehr der Insulinresistenz zukünftige Heißhungerattacken verhindern können.

- Seien Sie sich bewusst, dass mit Ihnen alles in Ordnung ist. Sie sind kein schlechter Mensch, nur weil Sie Heißhunger auf Süßes haben.

Wenn es Ihnen richtig schwerfällt, auf Zucker zu verzichten, kann es sein, dass Sie süchtig nach Zucker sind. Zu den Anzeichen einer Zuckersucht gehören:

- Sie haben Heißhungerattacken auf Süßes, obwohl Sie gar nicht hungrig sind,
- Sie haben Heißhunger auf Süßes als Reaktion auf negative Gefühle,
- Sie verstecken Ihren Zuckerverzehr vor Ihren Liebsten,
- Sie werden wütend oder regen sich auf, wenn Sie auch nur daran denken, mit dem Zuckerkonsum aufhören zu müssen,
- Sie können sich ein Leben ohne Zucker nicht vorstellen.

Bitte fühlen Sie sich nicht schuldig und schämen Sie sich nicht. Wie jede andere Sucht kann auch eine Zuckersucht mit der richtigen Unterstützung überwunden werden. Suchen Sie sich professionelle Hilfe von einem Psychologen, der sich mit Sucht auskennt.

Ich habe mit vielen Patientinnen gearbeitet, die von Heißhungerattacken auf Zucker geplagt waren, und es hat mich traurig gemacht, dass sie immer sich selbst und ihre mangelnde Willenskraft dafür verantwortlich gemacht haben, obwohl die Ursache für die Heißhungerattacken tatsächlich ganz woanders liegen kann.

So wie es bei meiner Patientin Mandy der Fall war.

Mandy – Essen, um sich gut zu fühlen

Mandy hatte seit Jahren Probleme mit ihrem Gewicht und machte immer wieder Diäten, hatte die Pfunde aber schnell wieder auf den Rippen. Als sie zu mir kam, war sie bereits in psychologischer Behandlung wegen emotionalen Essens und übermäßigem Essen.

Der Großteil von Mandys Gewicht verteilte sich in der klassischen Apfelform um ihre Mitte, was typisch für Insulinresistenz ist. Ihr Cholesterinspiegel war hoch, ein weiterer Hinweis auf einen hohen Insulinspiegel.

Ich ließ einen Glukosetoleranztest mit Insulin machen, und Mandys Insulinwerte betrugen 60 pmol/l (10 mIU/l) nüchtern, dann 541 pmol/l (72 mIU/l) nach einer Stunde und 423 pmol/l (61 mIU/l) nach zwei Stunden, was alles oberhalb des normalen Bereichs lag (siehe Kapitel 5 für die Referenzbereiche).

»Sie haben Insulinresistenz«, erklärte ich ihr. »Das ist Prädiabetes, wodurch Sie zunehmen und Heißhunger auf Süßes haben. Aus dieser Situation können Sie nur rauskommen, wenn Sie einen Weg finden, mit Ihren Mahlzeiten zufriedener zu sein, sodass Sie irgendwann aufhören, all diese dessert-artigen Nahrungsmittel zu essen.«

Wir erstellten für Mandy einen Plan, der beinhaltete, dass sie ihren Tag mit einem schwarzen Kaffee (den sie liebt) beginnen und, wenn sie Zeit für die Zubereitung hatte, bis 10 Uhr morgens eine Mahlzeit aus Eiern und Gemüse zu sich nehmen sollte. Wenn sie keine Zeit hatte, sollte Mandy ein einfaches Frühstück aus drei gekochten Eiern essen, durch die sie 18 Gramm Proteine zu sich nahm. Danach sollte sie zwei weitere feste Mahlzeiten zum Mittag- und Abendessen zu sich nehmen und gegen 19 Uhr aufhören, zu essen, was einem Zeitfenster von neun Stunden entsprach. Außerdem nahm sie Magnesium zur Verbesserung der Insulinresistenz.

Als ich Mandy einen Monat später wiedertraf, hatte sich ihr Taillenumfang um einen Zentimeter verringert und sie fühlte sich energiegeladener. Sie hatte sich sogar einen Personal Trainer gesucht. Zu dem Zeitpunkt aß Mandy noch immer Zucker, weil es bei dem Teil des Plans noch darum ging, dass sie sich »besser fühlen« sollte, und sie den Teil »keine dessert-artigen Lebensmittel mehr« noch nicht erreicht hatte.

»Ich fühle mich so viel besser«, berichtete sie mir. »Sie sind der erste Mensch, der mir jemals gesagt hat, dass ich essen darf, um mich gut zu fühlen, wenn man bedenkt, wie ich aussehe.«

Mit »wie ich aussehe« meinte Mandy ihre Körperform. Sie meinte, ich sei die erste Person, die ihr Gewicht sah, und ihr dennoch sagte, sie solle so essen, dass sie sich gut fühlte.

Mandy fuhr mit den proteinreichen Frühstücken und dem beschränkten Essensfenster fort und konnte, weil sie über so viel mehr Energie verfügte, schließlich auch ihre Dessert-artigen Nahrungsmittel weglassen.

Als wir sechs Monate später erneut ihren Insulinspiegel testeten, lagen all ihre Werte im normalen Bereich. Bis zu dem Zeitpunkt hatte sich ihr Taillenumfang um 10 Zentimeter verringert.

Ihnen ist vielleicht aufgefallen, dass die einzigen Zahlen, die ich in Mandys Geschichte erwähnt habe, ihre Insulinwerte und die verlorenen Zentimeter um ihre Taille sind. Wenn es um Insulinresistenz und Gewichtszunahme am Bauch geht, sind das die Zahlen, die zählen – nicht das Gewicht auf der Waage! Wenn Sie daran arbeiten, die Insulinresistenz umzukehren, sollten Sie daran denken, dass Muskeln mehr wiegen als Fett. Durch Muskelaufbau könnte sich Ihr Gewicht tatsächlich erhöhen. Daher rate ich Ihnen, Ihre Waage wegzuwerfen oder in der Garage zu deponieren.

Bitte lassen Sie sich nicht verunsichern, wenn Sie möglicherweise keinen nennenswerten Fettabbau feststellen können, bis Ihr Nüchterninsulin unter 60 pmol/l (10 mIU/l) fällt. Konzentrieren Sie sich also nicht auf das Gewicht oder gar die Zentimeter, sondern auf die Senkung des Insulinspiegels – in dem Wissen, dass Sie dadurch Entzündungen reduzieren, gesünder werden und den Weg für eine zukünftige Gewichtsabnahme ebnen.

Weitere kluge Strategien, um eine Insulinresistenz umzukehren

Wir haben uns Methoden angeschaut, um eine Insulinresistenz umzukehren und bislang über Bewegung, Proteine, Intervallfasten und den Verzicht auf Dessert-artige Lebensmittel gesprochen, was schon eine ganze Bandbreite an Maßnahmen ist. Es gibt aber noch ein paar weitere Punkte, die Sie in Betracht ziehen können.

Unterstützen Sie einen gesunden zirkadianen Rhythmus, denn dadurch verbessert sich die Insulinsensitivität. Falls Sie in Nachtschichten arbeiten, sollten Sie versuchen, Ihre berufliche Situation zu verändern.

Sorgen Sie für ein gesundes Mikrobiom, denn dadurch verbessert sich die Insulinsensitivität. Übrigens kann auch die häufige Einnahme von Antibiotika zu einer Gewichtszunahme führen.[238] Wenn Sie häufig Antibiotika einnehmen müssen, kann Ihre primäre Strategie zur Gewichtsreduktion darin bestehen, einen Weg zu finden, häufige Infektionen zu vermeiden, wie Sie in der Geschichte von Antonella und ihren Blasenentzündungen in Kapitel 10 sehen werden.

Letztlich ist auch ein **gesunder Spiegel an Schilddrüsenhormonen** wichtig für eine intakte Insulinsensitivität.

Nahrungsergänzungsmittel und pflanzliche Präparate bei Insulinresistenz

Ehe wir uns den Nahrungsergänzungsmitteln widmen, sollten Sie wissen, dass bei der Umkehr einer Insulinresistenz Ernährung und Lebensweise wirksamer sind als jedes Nahrungsergänzungsmittel. Sie können zusätzlich eines oder mehrere der folgenden Nahrungsergänzungsmittel einnehmen, wobei Sie mit Magnesium beginnen sollten.

Magnesium

Magnesium ist mein wichtigstes Ergänzungsmittel, um eine Insulinresistenz umzukehren. Den Forschungsergebnissen zufolge hängt eine magnesiumreiche Ernährung mit einem geringeren Risiko für Insulinresistenz zusammen, während eine magnesiumarme Ernährung mit einem höheren Risiko für Insulinresistenz einhergeht.[239] Manche Wissenschaftler gehen sogar so weit, dass sie einen Magnesiummangel als eine der Hauptursachen für Insulinresistenz nennen.[142]

Ich verschreibe jeder Patientin mit Insulinresistenz Magnesium und nenne es »natürliches« Metformin.

Wie es wirkt: Magnesium sorgt für gesunde Mitochondrien (Kapitel 10) und verhindert den hohen, intrazellulären Kalziumspiegel, der Insulinresistenz hervorrufen kann.

Was Sie sonst noch wissen müssen: Die therapeutische Dosis liegt bei 300 Milligramm, und ich empfehle Magnesium-Bisglycinat (Magnesium zusammen mit der Aminosäure Glycin), denn Glycin verfügt über seine ganz eigenen insulinsensibilisierenden Eigenschaften.[240] Wie in Kapitel 7 erklärt, verschreibe ich meist Magnesium zusammen mit Taurin.

Berberin

In mehreren klinischen Untersuchungen hat sich Berberin als wirksam für die Behandlung der Insulinresistenz gezeigt und schnitt sogar besser ab als das Diabetesmedikament Metformin.[241] [242] Es hat außerdem die gute Nebenwirkung, Angst zu reduzieren.[243]

Wie es wirkt: Berberin aktiviert das Enzym AMP-aktivierte Proteinkinase. Es fördert die Verbrennung von Ketonen und wird manchmal auch als »Hauptenergieschalter« bezeichnet.[244] Berberin sensibilisiert außerdem die Zellen direkt für Insulin, senkt die Glukoseproduktion in der Leber und verlangsamt den Abbau von Kohlehydraten im Darm.[245]

Was Sie sonst noch wissen müssen: Berberin ist ein alkaloider Phytonährstoff aus einem von mehreren verschiedenen pflanzlichen Arzneimitteln wie Gelbwurzel (Hydrastis canadensis), Berberitze (Berberis vulgaris) oder dem chinesischen Kraut Phellodendron amurense. Die Einnahme kann als konzentriertes Berberinextrakt oder als Zubereitung des ganzen Krauts erfolgen. Die therapeutische Dosis eines Berberinextrakts liegt bei 350 bis 500 mg zweimal täglich, während die therapeutische Dosis einer Zubereitung aus der ganzen Pflanze von der Konzentration abhängt.

Es gibt ein paar Vorsichtsmaßnahmen: Nehmen Sie kein Berberin ein, wenn Sie schwanger sind oder stillen. Und fragen Sie Ihren Arzt, ehe Sie es mit einem verschreibungspflichtigen Medikament wie zum Beispiel Antidepressiva, Betablockern, Antibiotika oder Immunsuppressiva kombinieren, denn dadurch kann sich die Wirksamkeit dieser Medikamente verändern. Kombinieren Sie Berberin nicht mit Metformin, denn die beiden Substanzen wirken durch ähnliche Mechanismen, und eine Kombination kann zu anormal niedrigen Blutzuckerwerten führen.

Nehmen Sie Berberin nicht länger als acht Wochen am Stück ein, es sei denn auf ärztlichen Rat, denn Berberin hat eine antimikrobielle Wirkung und kann das Darmmikrobiom beeinflussen. Bei einer kurzfristigen Anwendung ist die antimikrobielle Wirkung von Berberin gesundheitsfördernd und kann Verdauungsprobleme, wie zum Beispiel Dünndarmfehlbesiedlung und Darmdurchlässigkeit, lindern.[246] Bei einer längeren Anwendung kann dieselbe Wirkung zu einem Rückgang der Darmbakterien führen. Ich bin mit Berberin vorsichtig und verschreibe es meist für acht Wochen, wobei es fünf Tage lang eingenommen wird und dann eine zweitägige Einnahmepause erfolgen soll. Nach acht Wochen rate ich dazu, das Präparat einen Monat lang abzusetzen, ehe man wieder mit der Einnahme beginnt. Sprechen Sie vor der Einnahme am besten mit einem Arzt.

Inositol

Inositol oder Myo-Inositol ist ein weiteres Nahrungsergänzungsmittel, das sich in klinischen Studien bei Insulinresistenz sowohl bei polyzystischem Ovarialsyndrom als auch in der Menopause als hilfreich erwiesen hat.[247] In der Studien zur Menopause erfuhren die Frauen, die ein Jahr lang Inositol nahmen, eine signifikante Senkung der Insulinwerte sowie Verbesserungen bei Serumglukose, Cholesterin und Blutdruck.

Wie es wirkt: Myo-Inositol verstärkt die Wirkung von Insulin in den Zellen.

Was Sie sonst noch wissen müssen: Die therapeutische Dosis liegt bei 2 bis 6 Gramm am Tag als geteilte Dosis. Bisher wurden keine Nebenwirkungen festgestellt.

Checkliste für die Umkehr einer Insulinresistenz

- Essen Sie ausreichend Proteine.
- Bewegen Sie sich, um Muskeln aufzubauen.
- Versuchen Sie es mit sanftem Intervallfasten.
- Reduzieren Sie hochdosierte Fruktose.
- Nehmen Sie Magnesium ein.

Autoimmune Schilddrüsenerkrankungen

Die Schilddrüse ist eine schmetterlingsförmige Drüse an der Halsvorderseite. Sie produziert Hormone, die für Energie und Stoffwechsel wichtig sind.

Eine Schilddrüsenerkrankung ist bei Frauen und mit zunehmendem Alter häufiger. Wenn Sie also weiblich und über vierzig sind, haben Sie mindestens eine Chance von eins zu zehn, dass etwas mit Ihrer Schilddrüse nicht in Ordnung ist.[248] Das Schwierigste an Schilddrüsenerkrankungen ist, dass sie leicht für die Perimenopause gehalten werden können – und umgekehrt.

Zu den **Symptomen einer Schilddrüsenunterfunktion** (Hypothyreose) gehören Hitzewallungen, Erschöpfung, Gewichtszunahme, Gelenkschmerzen, Angst, Depressionen, hoher Cholesterinspiegel, Veränderungen der Verdauung, starke Menstruationsblutungen, unregelmäßige Blutungen, Haarausfall, Temperaturunverträglichkeit, Gehirnnebel und Gedächtnisprobleme.

Zu den **Symptomen einer Schilddrüsenüberfunktion** (Hyperthyreose) gehören Hitzewallungen, Herzrasen, Haarverlust, Gelenkschmerzen, Angst, Schlaflosigkeit und Erschöpfung.

Vergleichen Sie diese Symptome mit denen der Perimenopause: Schlaflosigkeit, Gehirnnebel, Erschöpfung, Gewichtszunahme, immunologische Veränderungen, Haarausfall und starke Menstruationsblutungen. Wie Sie sehen, überschneiden sich einige der Symptome einer Schilddrüsenerkrankung und die der Perimenopause. Das kann die Diagnose erschweren.

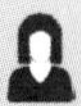

Bernadette – mein Arzt kann meine Schilddrüsenmedikamente nicht richtig einstellen

»Ich brauche Hilfe für meine Schilddrüse«, erzählte mir Bernadette. »Mein Arzt findet einfach nicht die richtige Dosis für meine Schilddrüsenmedikamente.«

»Ihren Blutwerten entnehme ich, dass Sie eine leichte Schilddrüsenunterfunktion haben. Und jetzt haben Sie Schilddrüsenmedikamente probiert, die Ihnen aber nicht geholfen haben. Habe ich das richtig verstanden? Unter welchen Symptomen leiden Sie denn?«, hakte ich nach.

Bernadette beschrieb neuerdings Gehirnnebel, Erschöpfung, nächtliches Aufwachen um drei Uhr, Schulterschmerzen und eine verringerte Fähigkeit, mit Stress umzugehen. Der Gehirnnebel beeinträchtigte ihre Leistung bei Vorstellungsgesprächen erheblich.

»Stressige Situationen konnte ich immer hervorragend meistern«, sagte sie. »Jetzt ist genau das Gegenteil der Fall; ich komme damit gar nicht mehr zurecht. Und die Schilddrüsenmittel haben überhaupt nicht geholfen.«

»Sie sind 49«, merkte ich an. »Hat Ihr Arzt überlegt, dass es an der Perimenopause liegen könnte?«, wollte ich wissen.

»Nein, meine Periode ist noch regelmäßig«, antwortete sie.

»Das spielt keine Rolle«, erklärte ich. »Die Symptome der Perimenopause setzen meist ein, wenn die Periode noch regelmäßig ist. Ich denke, wir sollten zumindest eine Behandlung für die Perimenopause probieren.«

Bernadette war damit einverstanden, es mit abendlichem Magnesium und oralem, mikronisiertem Progesteron (Prometrium) zusätzlich zur morgendlichen Einnahme ihrer Schilddrüsenmedikamente zu probieren. Als sie zwei Monate später erneut zu mir kam, berichtete sie über eine drastische Verbesserung des Gehirnnebels und dass sie endlich nachts durchschlafen konnte.

Als wären die Überschneidungen zwischen den Symptomen einer Schilddrüsenerkrankung und der Perimenopause nicht genug, gibt es auch Überschneidungen zwischen beiden Erkrankungen und den Symptomen der Insulinresistenz: Gewichtszunahme, Erschöpfung, hoher Cholesterinspiegel, starke Menstruationsblutungen und Androgenüberschuss (Gesichtsbehaarung).

Das sieht wie folgt aus:

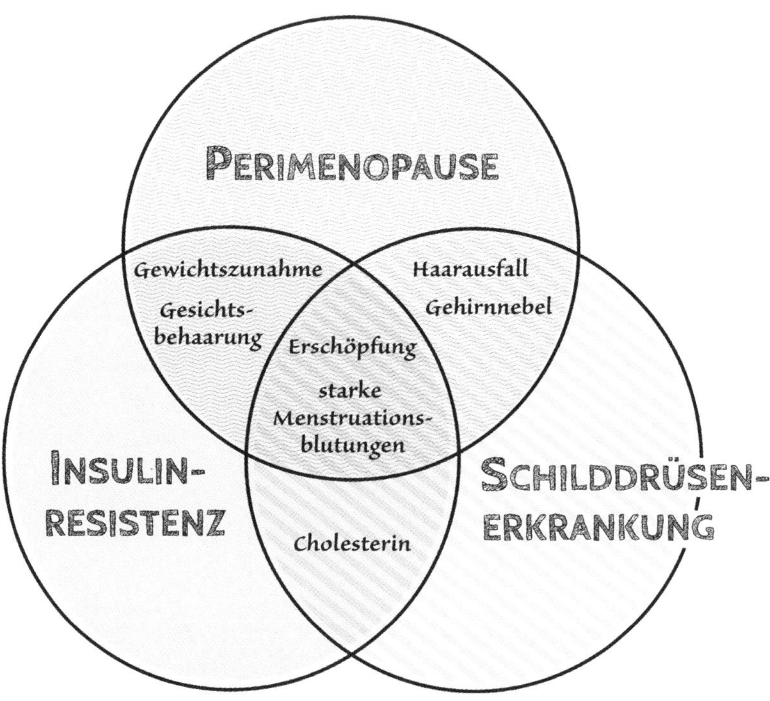

Abbildung 9: Überschneidung der Symptome einer Schilddrüsenerkrankung, der Perimenopause und der Insulinresistenz

Abgesehen von einer Überschneidung der Symptome gibt es auch Wechselwirkungen zwischen den drei Erkrankungen, und zwar:

- Sowohl Perimenopause als auch Schilddrüsenerkrankungen steigern das Risiko für Insulinresistenz.
- Insulinresistenz verschlimmert die Symptome der Perimenopause und der Menopause.

- Die Perimenopause steigert das Risiko für eine autoimmune Schilddrüsenerkrankung.

Hinweis: Um sich besser zu fühlen, müssen alle drei Erkrankungen behandelt werden. Dies beginnt damit, dass Insulinresistenz und Schilddrüsenerkrankung erst einmal erkannt werden müssen.

Der Zusammenhang zwischen Perimenopause und Schilddrüsenerkrankung ist so groß, dass manche Ärzte dies als *Thyropause*[249] bezeichnen. Dabei handelt es sich um eine Hypothyreose, die durch einen Abfall der Eierstockhormone, insbesondere des Progesterons, ausgelöst wird.

Wie löst die Perimenopause eine Schilddrüsenerkrankung aus?

Der Verlust von Progesteron verringert das sogenannte freie oder verfügbare Schilddrüsenhormon[250] und kann die Autoimmunität auslösen, die den meisten Fällen von Schilddrüsenunter- und -überfunktion zugrunde liegt.

Hinweis: Nach der Geburt ist ein weiterer Zeitpunkt, zu dem der Verlust von Progesteron autoimmune Schilddrüsenprobleme auslösen kann.

Auf Autoimmunität sind wir schon zuvor zu sprechen gekommen: Etwa haben wir in Kapitel 4 gesehen, dass die Neukalibrierung des Immunsystems während der Perimenopause ein »Kipppunkt« sein kann, der den Weg zu einer Autoimmunerkrankung ebnet.[6] In Kapitel 5 sprachen wir über den Zusammenhang zwischen Glutensensitivität und autoimmunen Schilddrüsenerkrankungen sowie über die Tatsache, dass hochdosiertes Jod nicht sicher ist, wenn Sie Schilddrüsenantikörper haben.

Haben Sie eine Autoimmunerkrankung der Schilddrüsenerkrankung? Wenn bei Ihnen eine Schilddrüsenerkrankung diagnostiziert wurde, handelt es sich höchstwahrscheinlich um eine Autoimmunerkrankung, da diese in den Industrienationen die häufigste Ursache ist. Möglich sind die autoimmune Entzündung Hashimoto-Thyreoiditis und die nicht entzündliche Basedow-Krankheit

Hinweis: Die Hashimoto-Thyreoiditis verursacht in der Regel eine Hypothyreose, kann aber auch zu kurzen hyperthyreotischen Phasen führen. Die Basedow-Krankheit verursacht eine Hyperthyreose.

Für die Diagnose von Hashimoto-Thyreoiditis werden Schilddrüsenantikörper oder TPO-Antikörper getestet. Möglicherweise ist Ihr Arzt nicht auf das Ergebnis eingegangen, weil das Vorhandensein von Schilddrüsenantikörpern allein aus ärztlicher Sicht kein Anlass für die Verschreibung von Schilddrüsenhormonen ist. Aus ganzheitlicher Sicht jedoch spielt das Vorhandensein von Antikörpern jedoch sehr wohl eine Rolle, denn ein höherer Antikörperspiegel korreliert mit weiteren Symptomen. [251] Antikörper bzw. Autoimmunität können durch die weiter unten besprochene Ernährung und Nahrungsergänzungsmittel verbessert werden.

Spezialthema: Ihre Füße sagen etwas über Ihre Schilddrüse aus

Ich weiß, es hört sich merkwürdig an, aber die Hashimoto-Thyreoiditis kann sich manchmal an den Füßen zeigen.

Zu den häufigen Symptomen an den Füßen gehören:

- raue, trockene Haut,
- Rissbildung an den Fersen,
- deutlich verdickte Haut an den Fußsohlen,
- Gelbfärbung der Fußsohlen,
- kalte Füße,
- juckende Füße,
- geschwollene Knöchel,

- Fußschmerzen oder Plantarfasziitis,
- Pilzinfektionen,
- dicke, brüchige Nägel.

Natürlich kann es auch eine andere Erklärung für diese Symptome geben, darum sollten Sie sich auf jeden Fall an Ihren Arzt wenden. Wenn Sie unerklärliche Fußsymptome zusammen mit Erschöpfung, hohem Cholesterinspiegel oder anderen Schilddrüsensymptomen (zuvor aufgeführt) haben, sollten Sie Ihren Arzt bitten, Sie auf eine Schilddrüsenerkrankung zu untersuchen (einschließlich Schilddrüsenantikörper; siehe unten).

Diagnose einer Schilddrüsenerkrankung

Der Standardtest für Schilddrüsenerkrankungen ist eine Blutuntersuchung auf das Thyreoidea-stimulierende Hormon (TSH), das in der Hypophyse gebildet wird. Produziert Ihre Schilddrüse ausreichend (oder zu viele) Schilddrüsenhormone, signalisiert sie Ihrer Hypophyse, weniger TSH zu bilden. Produziert Ihre Schilddrüse zu wenige Schilddrüsenhormone, signalisiert sie Ihrer Hypophyse, mehr TSH zu bilden.

Somit besteht eine umgekehrte Beziehung zwischen TSH und der Schilddrüsenfunktion, wobei ein hoher TSH-Wert auf niedrige Schilddrüsenhormonspiegel oder eine Hypothyreose und ein niedriger TSH-Wert auf hohe Schilddrüsenhormonspiegel oder eine Hyperthyreose hinweist. Die Hypothyreose ist dabei häufiger.

Hinweis: Bei Hashimoto-Thyreoiditis kann man zwischen Hyper- und Hypothyreose hin- und herschwanken.

Wie hoch ist ein »hoher« TSH-Spiegel? Die diagnostische Messlatte für Schilddrüsenunterfunktionen wurde viel diskutiert. Gemäß aktuellen Richtlinien besteht eine Schilddrüsenunterfunktion erst, wenn Ihr TSH-Wert über 4 mIU/L liegt. Solange er darunter liegt, geht man von einer normalen Schilddrüsenfunktion aus. Dieser obere Normwert steigt allerdings mit dem Alter (>70–80 Jahre sind es 5,0 mU/L und >80 Jahre 6,0 mU/L).

Darum ist die Beurteilung einer Schilddrüsenunterfunktion leichter, indem das TSH zusammen mit dem freien T4 (dem Schilddrüsenhormon Thyroxin), den Symptomen und den Schilddrüsenantikörpern betrachtet wird.

Hinweis: Eine Metaanalyse aus dem Jahr 2020 kam zu dem Schluss, dass eine klinische Schilddrüsenunterfunktion besser durch eine Blutuntersuchung auf freies T4 (Thyroxin) beurteilt werden kann als allein mit den Standardwerten für TSH.[254]

Tipps für ein Arztgespräch zwecks einer Schilddrüsenuntersuchung

Ihr Arzt oder Ihre Ärztin wird voraussichtlich TSH und freies T4 bestimmen lassen. Wenn Ihr TSH-Wert in Ordnung ist, wird er weitere Untersuchungen nur bei Risikofaktoren oder Beschwerden anordnen. In diesem Fall wäre es eine Möglichkeit, den Test auf Schilddrüsenantikörper selbst zu bezahlen. Zudem können Sie Ihren Arzt darauf hinweisen, dass es in Ihrer Familie bereits autoimmune Schilddrüsenerkrankungen gab, denn eine Familienanamnese zusammen mit Symptomen kann ausreichen, um weitere Tests zu begründen.

Konventionelle Behandlung von Schilddrüsenerkrankungen

Hyperthyreose (Schilddrüsenüberfunktion)

Die Funktion der Schilddrüse hemmende Medikamente, wie zum Beispiel Propylthiouracil (PTU) oder Carbimazol, sind die gängigen Behandlungsform für Hyperthyreose (Schilddrüsenüberfunktion). Möglicherweise rät man Ihnen auch zu einer Radiojodtherapie oder einer chirurgischen Entfernung der gesamten oder von Teilen der Schilddrüse. Eine umfassende Erörterung der Hyperthyreose würde den Rahmen dieses Buches sprengen. Bitte sprechen Sie mit Ihrem Arzt oder Ihrer Ärztin.

Hypothyreose (Schilddrüsenunterfunktion)

Die Gabe von Schilddrüsenhormonen ist die konventionelle Behandlungsmethode. Meist wird dafür Levothyroxin (L-Thyroxin) gegeben, das bioidentisch mit dem Schilddrüsenhormon T4 ist.

Um wirksam zu sein, muss Thyroxin von unseren Zellen in Triiodothyronin, das aktive T3, umgewandelt werden. Leider gibt es einige Faktoren, die diese Umwandlung behindern können, wie zum Beispiel chronische Entzündungen, Stress, Insulinresistenz und/oder das Vorliegen einer häufigen genetischen Variante des Deiodinase-Enzyms, das T4 in T3 umwandelt.[255] Wenn Sie an einem der genannten Probleme leiden, stellen Sie möglicherweise fest, dass Thyroxin (T4) nur dafür sorgt, dass Ihre TSH-Werte wieder im normalen Bereich liegen, Sie sich aber keine Spur besser fühlen. Zu den Symptomen einer schlechten Umwandlung von T4 in T3 gehören Erschöpfung, Gehirnnebel und Depressionen.

Die Lösung für Probleme bei der Umwandlung von T4 zu T3 besteht in der Einnahme einer Kombinationstherapie aus Thyroxin (T4) plus Triiodothyronin (T3). Die Kombinationstherapie ist keine neue Sache, denn bis in die 1970er-Jahre war das Standardmedikament für die Schilddrüse »getrockneter Schilddrüsenextrakt«, der sowohl T4 als auch T3 enthält. Bei diesem Schilddrüsenextrakt handelt es sich um Schilddrüsenmaterial vom Schwein oder Rind. Es ist noch heute erhältlich.

Mit der Erfindung des synthetischen T4s änderten sich die Richtlinien, und T4 ist nun schon seit fünfzig Jahren das Mittel der Wahl. Doch seit Kurzem geht man wieder häufiger zur Kombinationstherapie über. Es gibt verstärkt Hinweise, dass manche Patienten sich unter der Standardbehandlung mit Thyroxin (T4) wohl fühlen, während andere sowohl T4 als auch T3 benötigen.[256]

Eine T4/T3-Kombinationstherapie ist wie folgt verfügbar:

- das Standardmedikament Levothyroxin bzw. L-Thyroxin (T4) kombiniert mit Liothyronin (T3)
- eine Kapsel T4 und T3 – individuell in der Apotheke zusammengestellt
- Schilddrüsenextrakt oder getrocknete Schweineschilddrüse.

Tipps für ein Arztgespräch über eine Kombinationstherapie aus T4 und T3

Weisen Sie ausdrücklich darauf hin, dass Sie nach wie vor unter Erschöpfung und/oder Gehirnnebel oder Depressionen leiden, auch wenn Ihre TSH- und T4-Werte im normalen Bereich liegen. Klären Sie, ob ein mehrmonatiger Versuch mit einer Kombinationstherapie von T3 und T4 möglich wäre.

Spezialthema: Warum Sie womöglich die Dosis Ihrer Schilddrüsenhormone in der Perimenopause anpassen müssen

In jeder Situation mit hohem Östrogengehalt kann sich Ihr Bedarf an Schilddrüsenhormonen erhöhen. Dazu zählt, wenn man die Anti-Baby-Pille nimmt, sich einer Östrogentherapie unterzieht oder auch nur das hohe, schwankende Östrogen in der Perimenopause. Das liegt daran, dass Östrogen den Spiegel eines Proteins namens Thyroxin-bindendes Globulin (TBG) steigert, was dazu führt, dass weniger Schilddrüsenhormone verfügbar sind. Kurz gesagt: Hohes Östrogen kann bedeuten, dass Sie mehr von Ihren Schilddrüsenmedikamenten benötigen.

Umgekehrt kann die Einnahme von Progesteron den Bedarf an Schilddrüsenhormonen senken, weil dadurch mehr Schilddrüsenhormone zur Verfügung stehen. [250] Die Einnahme von Progesteron kann bedeuten, dass Sie weniger Ihrer Schilddrüsenmedikamente benötigen. Fragen Sie dazu Ihren Arzt

Ehe wir das Thema der Schilddrüsenmedikamente hinter uns lassen, möchte ich sagen, dass ich Schilddrüsenhormone (auch Levothyroxin) als natürliche und äußerst hilfreiche Medikation erachte. Wenn Ihre Blutwerte besagen, dass Sie Schilddrüsenhormone benötigen, sollten Sie diese nehmen.

Ernährung und Lebensweise bei autoimmunen Schilddrüsenerkrankungen

Die folgenden Strategien beziehen sich auf die Schilddrüsenerkrankung Hashimoto-Thyreoiditis und sollten zusätzlich zu (nicht anstelle) einer Behandlung mit Schilddrüsenhormonen erfolgen. Andere Arten von Schilddrüsenerkrankungen benötigen eine andere Behandlungsweise.

Gluten vermeiden

Die meisten Frauen mit Hashimoto-Thyreoiditis fühlen sich ohne Gluten deutlich besser, und es gibt sogar einige Forschungsarbeiten, die Hashimoto-Thyreoiditis mit Zöliakie und auch Nicht-Zöliakie-Glutensensitivität (NGCS) in Verbindung bringen. Beispielsweise ergab eine Studie, dass bis zu 15 Prozent der Hashimoto-Patienten auch eine unentdeckte Zöliakie hatten und anschließend Hashimoto-Thyreoiditis durch eine glutenfreie Ernährung vollständig eindämmen konnten.[257] In einer anderen Studie wurden bis zu 50 Prozent der Hashimoto-Patienten positiv auf die Zöliakie-Gene HLA-DQ2 und HLA-DQ8 getestet und zeigten bis zu einem gewissen Grad eine gluteninduzierte Darmdurchlässigkeit.[97]

Korrigieren Sie eine Darmdurchlässigkeit

Aus Kapitel 5 wissen Sie, dass sich bei einer Darmdurchlässigkeit Lücken zwischen den Darmzellen bilden, die es Proteinen und anderen Giftstoffen ermöglichen, das Immunsystem zu aktivieren und Autoimmunerkrankungen auszulösen oder zu verschlimmern. Laut Wissenschaftler Dr. Alessio Fasano ist eine Darmdurchlässigkeit einer von drei Faktoren, die eine Autoimmunerkrankung auslösen. Die anderen zwei Faktoren sind eine genetische Prädisposition und Umweltauslöser, wie zum Beispiel eine Virusinfektion.[258]

Indem Sie die Darmdurchlässigkeit behandeln, können Sie Ihre autoimmune Schilddrüsenerkrankung sowie Fibromyalgie (siehe weiter unten) als auch andere Erkrankungen verbessern:

- Identifizieren und beseitigen Sie die Hauptursache für die Darmdurchlässigkeit, zum Beispiel Gluten oder eine andere Nahrungsmittelunverträglichkeit. Andere mögliche Auslöser können eine

Dünndarmfehlbesiedlung, Alkohol und bestimmte Medikamente sein, wie zum Beispiel Magensäureblocker, die Anti-Baby-Pille und nicht-steroidale Antirheumatika NSAR.
- Finden Sie heraus, ob Sie zu wenig Magensäure haben, und korrigieren Sie dies durch ein Enzym, wie zum Beispiel Betain HCL, worüber wir in Kapitel 5 gesprochen haben.
- Finden Sie heraus, ob Sie einen Mangel an Zink und vorgebildetem Vitamin A haben, zwei Nährstoffe, die für Gewebeintegrität und Immunfunktion unerlässlich sind. Gegebenenfalls sollten Sie diese supplementieren.
- Nehmen Sie eventuell ein Probiotikum ein, wie zum Beispiel *Lactobacillus plantarum* 299v, womit man Reizdarm behandelt.

Sprechen Sie schließlich auch mit einem Arzt, um eine zugrunde liegende chronische Virusinfektion wie das Epstein-Barr-Virus (EBV) festzustellen, das nachweislich einer von mehreren möglichen Auslösern von Hashimoto-Thyreoiditis ist.[259] Die Behandlung von EBV umfasst die Unterstützung des Immunsystems durch Zink, Selen und Vitamin D.

Nahrungsergänzungsmittel bei autoimmunen Schilddrüsenerkrankungen

Wir haben bereits ein paar Nahrungsergänzungsmittel bei Darmdurchlässigkeit und EBV besprochen. Davon abgesehen ist das wichtigste Nahrungsergänzungsmittel für autoimmune Schilddrüsenerkrankungen Selen.

Selen

Selen ist ein entscheidender Nährstoff sowohl für die Schilddrüse als auch das Immunsystem. Es wurde in mehreren klinischen Studien zur Behandlung von autoimmunen Schilddrüsenerkrankungen getestet, und es wurde festgestellt, dass es die Schilddrüsenantikörper sowohl bei Hashimoto-Thyreoiditis als auch bei Morbus Basedow deutlich reduziert.[149]

Wie es wirkt: Selen ist ein struktureller Bestandteil von Selenoproteinen, Enzymen, die Entzündungen und oxidativen Stress in der Schilddrüse reduzieren. Selen hilft auch bei Umwandlung von T4 in T3 und kann die Schilddrüse vor Jod schützen.

Was Sie sonst noch wissen müssen: Die therapeutische Dosis von Selen liegt bei 100 bis 150 µg am Tag. Eine höhere Dosis kann toxisch sein, weshalb Sie die Einnahme von 200 µg am Tag insgesamt, also auch aus anderen Quellen nicht überschreiten sollten. Dazu gehören auch selenreiche Lebensmittel, wie zum Beispiel Paranüsse.

Spezialthema: Jod ist als Behandlung für autoimmune Schilddrüsenerkrankungen ungeeignet

Es gibt verschiedene Arten von Schilddrüsenerkrankungen. In einigen Teilen der Welt ist Jodmangel die Hauptursache für Hypothyreose und kann mit Jod behandelt werden.

In den meisten westlichen Ländern ist eine Jodmangel-Hypothyreose selten der Fall, weil Lebensmittel und Salz mit Jod angereichert werden. Damit bleibt die autoimmune Schilddrüsenerkrankung die Hauptursache der Hypothyreose und das Ziel aller bisher diskutierten Behandlungen.

Die Einnahme von Jod gehört nicht zur Behandlung von autoimmunen Schilddrüsenerkrankungen und kann sogar sowohl Hashimoto-Thyreoiditis als auch Morbus Basedow verschlimmern. Anders gesagt: Wenn Sie Schilddrüsenantikörper haben, sollten Sie kein Jod für die Schilddrüse nehmen, können aber eine kleine Menge für Ihre Brüste nehmen (Kapitel 9). Wenn Sie keine Schilddrüsenantikörper haben, Ihr TSH aber leicht erhöht ist, können Sie es unter Aufsicht Ihres Arztes oder Ihrer Ärztin mit einer Jodeinnahme probieren.

Damit sind wir am Ende der autoimmunen Schilddrüsenerkrankungen angelangt. Manche der vorgestellten Behandlungsmethoden können auch bei anderen Autoimmunerkrankungen helfen, wie zum Beispiel *rheumatoider Arthritis* und *Lupus*, zwei Erkrankungen, die in der Perimenopause und Menopause auftauchen oder sich verschlechtern können.[6]

Checkliste für Schilddrüsenerkrankungen

- Bitten Sie Ihren Arzt, zu testen, ob Sie »Schilddrüsenantikörper« haben, damit Sie wissen, ob Sie eine Autoimmunerkrankung haben.
- Wenn es sich um eine autoimmune Schilddrüsenerkrankung handelt, vermeiden Sie Gluten und nehmen Sie zusätzlich Selen ein.
- Möglicherweise kommt eine Kombinationstherapie aus T4 und T3 in Betracht.

Jetzt schauen wir uns einige andere Arten von Entzündungen an, die in der Menopause auftreten können. Beginnen wollen wir mit perimenopausalen Allergien.

Allergien

In der Perimenopause können Allergiesymptome auftreten, wie zum Beispiel Heuschnupfen, Ekzeme, Nesselsucht und Asthma. Durch eine Studie wurde herausgefunden, dass bei Frauen im Perimenopausenübergang doppelt so häufig Asthma diagnostiziert wird wie zu anderen Zeitpunkten in ihrem Leben.[260] Zu Allergien in der Perimenopause kommt es aufgrund der Neukalibrierung des Immunsystems und der Tendenz zu hohem Histamin und Mastzellenaktivierung, worüber wir schon gesprochen haben.[261]

Allergien in der Perimenopause verschwinden in der Menopause meistens wieder.

Eine andere Form der menopausalen Allergie ist die *Salicylat-Intoleranz*, die, falls sie auftritt, meist etwa fünf Jahre nach der letzten Periode auftritt. Sie führt zu Schwellungen und einem roten Gesicht sowie Kopfschmerzen. Die Behandlung liegt darin, salicylatreiche Substanzen wie Tee und Kräuterpräparate zu meiden und Glycin einzunehmen, was beim Abbau von Salicylaten hilft.

Konventionelle Behandlung von Allergien in der Perimenopause

Zur Standardbehandlung gehören **Antihistaminika**, was sinnvoll ist, denn insbesondere die müde machenden Arten von Antihistaminika sind gut für den Schlaf.

Progesteron allein kann eine positive antihistamine Wirkung haben. Seien Sie mit Östrogen hingegen vorsichtig, denn es kann eine Histaminreaktion verschlimmern.

Ernährung und Lebensweise bei Allergien in der Perimenopause

Eine histaminarme Ernährung ist die beste Strategie bei allen Allergien. Siehe Kapitel 5.

Nahrungsergänzungsmittel bei Allergien in der Perimenopause

Vitamin B6

Vitamin B6 kann die Symptome von Allergien in der Perimenopause lindern.

Wie es wirkt: Es reguliert das Enzym Diaminoxidase (DAO) im Darm und unterstützt somit einen gesunden Histaminabbau.

Was Sie sonst noch wissen müssen: Im Allgemeinen empfehle ich zwischen 20 und 100 Milligramm am Tag auf mehrere Dosen aufgeteilt (z. B. 30 mg zweimal täglich). Vorsichtig müssen Sie bei einer langfristigen Tagesdosis von mehr als 150 Milligramm sein, denn dann kann es zu dauerhaften Nervenschädigungen kommen.

Quercetin

Das Bioflavonoid Quercetin ist ein gelbes Pflanzenpigment, das schon lange zur Vorbeugung von Heuschnupfen und anderen Allergiesymptomen eingesetzt wird.

Wie es wirkt: Es stabilisiert die Zellmembranen der Mastzellen und verhindert somit eine Histaminfreisetzung.[262]

Was Sie sonst noch wissen müssen: Die therapeutische Dosis hängt von der Konzentration im Präparat ab, aber meist enthalten sie 300 bis 600 Milligramm, die zwei- bis dreimal täglich eingenommen werden sollten. Allgemein gilt es als sicher und hat nur wenige Nebenwirkungen.

Checkliste bei Allergien

- Allergien in der Perimenopause sind meist nur temporär.
- Nehmen Sie eventuell Antihistaminika ein.
- Lesen Sie über die histaminarme Ernährung in Kapitel 5.

Schmerzen

Schmerzende Muskeln und Gelenke sind in der Perimenopause und Menopause häufig der Fall und laut manchen Studien sogar häufiger als Hitzewallungen.[263] Andere perimenopausale Symptome sind Rückenschmerzen, Arthrose, Migräne, Fibromyalgie und alte Verletzungen, die plötzlich wieder schmerzen, wie zum Beispiel ein Zeh, den man sich vor Jahren gebrochen hat.

Warum genau das so ist, weiß man noch nicht, aber die Zunahme von Schmerzen wird meist dem Verlust der entzündungshemmenden Wirkungen von Progesteron und Östrogen zugeschrieben. Perimenopausale Schlafstörungen könnten auch eine Rolle spielen, weil Schlafmangel, insbesondere der Mangel an Tiefschlaf, die Schmerzschwelle senken und somit die Schmerzempfindlichkeit erhöhen kann.

Wenn sie unter Schmerzen leiden, wenden Sie sich bitte an Ihren Arzt, damit er andere Möglichkeiten ausschließen kann. Dazu gehört auch Hashimoto-Thyreoiditis,[264] ein häufiger Grund für *Plantarfasziitis* oder Fußschmerzen.

Tipps für ein Arztgespräch bei Schmerzen

- Klären Sie, ob Ihre Schlafprobleme die Ursache Ihrer Schmerzen sein könnten.
- Klären Sie, ob diese Symptome mit der Perimenopause zusammenhängen und somit lediglich vorübergehend sind.
- Klären Sie, ob möglicherweise eine Autoimmunerkrankung der Schilddrüsenerkrankung die Ursache für Ihre Schmerzen sein könnte, und fragen nach einem Test auf Schilddrüsenantikörper.

Sobald Ihr Arzt oder Ihre Ärztin die Ursache identifiziert hat, liegt die beste Strategie darin, diese anzugehen. Wenn zum Beispiel Schlafstörungen das Problem sind, sollten Sie sich den Abschnitt über Schlaf in Kapitel 7 durchlesen.

Konventionelle Behandlung von Schmerzen in der Perimenopause

Eine Therapie aus Östrogen plus Progesteron kann Schmerzen während der Perimenopause und der Menopause lindern, auch wenn zum jetzigen Zeitpunkt die Beweise eher anekdotischer Natur sind. Eine umfangreiche Studie fand heraus, dass Frauen unter einer Hormontherapie weniger häufig eine Kniearthrose bekamen.[265]

Progesteron allein kann aufgrund seiner schlaffördernden und entzündungshemmenden Wirkung ebenfalls hilfreich sein. Lesen Sie dazu bitte den Abschnitt *Wie Sie mit Ihrem Arzt oder Ihrer Ärztin über Progesteron in der Perimenopause sprechen sollten* auf Seite 173.

Was die konventionellen Medikamente anbelangt, so halte ich eine Hormontherapie für geeigneter als Antidepressiva oder die dauerhafte Einnahme von Schmerzmitteln.

Schmerzmittel. Wenn Sie Schmerzmittel benötigen, sollten Sie ausführlich mit Ihrem Arzt oder Ihrer Ärztin besprechen, welches Mittel für Sie das richtige ist. Bei Fibromyalgie wird meist niedrig dosiertes Amitriptylin, ein trizyklisches Antidepressivum, verschrieben, das recht bedenkenlos eingenommen werden kann, wenn Sie es wirklich benötigen. Es kann jedoch zu Gewichtszunahme führen.

Um die passenden Schmerzmedikamente zu finden, braucht man zuerst die richtige Diagnose. Wenn Sie beispielsweise Schmerzen im Zusammenhang mit Hashimoto-Thyreoiditis haben, sollten Sie sich den Abschnitt über die Schilddrüse in diesem Kapitel durchlesen. Wenn Sie unter Arthrose leiden, suchen Sie sich ärztliche Hilfe für diese Erkrankung. Eine umfassende Erörterung der verschiedenen Arten von Schmerzen und ihrer Behandlungsformen würde den Rahmen dieses Buches sprengen, aber ich zähle Ihnen dennoch ein paar Behandlungsüberlegungen für Fibromyalgie auf, denn das ist das häufigste temporäre Schmerzsyndrom in der Perimenopause.

Ernährung und Lebensweise bei Fibromyalgie

Behandeln Sie eine eventuell vorliegende Darmdurchlässigkeit, denn sowohl Darmdurchlässigkeit als auch eine Dünndarmfehlbesiedlung hängen stark mit Fibromyalgie zusammen[267] und könnten sogar die primäre zugrundeliegende Ursache sein. Lesen Sie die Informationen zu Darmdurchlässigkeit im Abschnitt *Autoimmune Schilddrüsenerkrankungen* zu Beginn dieses Kapitels.

Finden Sie Wege zur Entspannung. Setzen Sie Strategien aus dem Abschnitt *Das Nervensystem beruhigen* in Kapitel 5 um. Meine Top-Favoriten bei Fibromyalgie sind Yoga, Bewegung im Grünen und ausreichend Schlaf, was leichter gesagt als getan sein kann, denn Schlaflosigkeit ist ein Symptom der Fibromyalgie. Lesen Sie auch den Abschnitt über *Schlaf* in Kapitel 7, insbesondere den Teil über die Einnahme von Progesteron allein.

Sorgen Sie für sanfte sportliche Betätigung. Etwas Sport ist gut, weil dadurch Muskeln aufgebaut werden und der Schlaf sich verbessert. *Zu viel* Sport hingegen kann Fibromyalgie-Schmerzen verschlimmern und zu sogenannter »postexertioneller Malaise« führen, was bedeutet, dass man sich nach dem Sport ein paar Tage lang so fühlt, als wäre man von einem LKW überrollt worden. Am besten fangen Sie langsam mit kurzen Yogaeinheiten oder Spaziergängen an. Das Ziel ist dabei, nicht mehr als 60 Prozent Ihrer maximalen Herzfrequenz zu erreichen. Danach können Sie sich langsam steigern.

Spezialthema: Restless-Legs-Syndrom

Beim Restless-Legs-Syndrom (RLS) handelt es sich um Schmerzen oder ein unangenehmes Kribbeln in den Beinen und man verspürt das starke Bedürfnis, diese zu bewegen. Es ist ein häufiges Symptom sowohl bei Fibromyalgie als auch der Perimenopause, kann aber auch das Ergebnis eines Eisenmangels oder anderer Faktoren sein.

Die konventionelle Behandlung besteht darin, die zugrundeliegende Ursache anzugehen, wie zum Beispiel einen Eisenmangel. Gibt es keine Erklärung für das Restless-Legs-Syndrom, umfasst die konventionelle Behandlung Schlaftabletten und Medikamente, die den Neurotransmitter Dopamin steigern.

Die beste natürliche Behandlungsform ist Magnesium, das in vielen Fällen die Symptome des Restless-Legs-Syndroms vollständig beseitigt. Andere gute Strategien sind die Feststellung und Behandlung anderer zugrundeliegender Ursachen, wie zum Beispiel einer chronischen Entzündung, einem Vitamin-D-Mangel oder Verdauungsbeschwerden, wie DDFB (Kapitel 5), die alle mit dem Restless-Legs-Syndrom in Verbindung gebracht wurden.[268]

Nahrungsergänzungsmittel bei Fibromyalgie

Magnesium

Wir haben jetzt schon so oft über Magnesium gesprochen, dass Sie wahrscheinlich nicht überrascht sind, dass ich hier wieder davon spreche. Magnesium ist meine bevorzugte Behandlungsform bei Fibromyalgie, und es hat sich in mindestens einer klinischen Studie als äußerst wirksam gezeigt.[269]

Wie es wirkt: Magnesium unterstützt die zelluläre Energieproduktion, verbessert die Schlafqualität und schützt das Nervensystem vor der anregenden Wirkung von Glutamat.[270]

Was Sie sonst noch wissen müssen: Lesen Sie bitte die vorigen Abschnitte über Magnesium für die richtige Dosierung. Wenn oral eingenommenes Magnesium bei Ihnen Durchfall verursacht, sollten Sie es mit einem Gel oder einer Creme auf der Haut ausprobieren.

Melatonin

Auch über Melatonin haben wir schon ein paar Mal gesprochen. Laut einer kürzlichen systematischen Übersicht[271] kann es die Symptome von Fibromyalgie lindern.

Wie es wirkt: Melatonin hat schmerzlindernde, antioxidative und entzündungshemmende Wirkungen und kann den zirkadianen Rhythmus regulieren.

Was Sie sonst noch wissen müssen: Die Dosis für Fibromyalgie liegt bei 0,5 bis 5 Milligramm. Bitte lesen Sie, was ich in Kapitel 7 über Melatonin geschrieben habe.

Checkliste bei Schmerzen

- Wenden Sie sich für eine Diagnose an Ihren Arzt oder Ihre Ärztin und gehen Sie das ursächliche Problem an.
- Nehmen Sie Magnesium.
- Arbeiten Sie daran, Ihren Schlaf zu verbessern, möglicherweise mit Hilfe von Progesteron oder Melatonin.

Damit sind wir am Ende dieses »körperlichen« Kapitels angelangt, in dem wir ausführlich über Gewichtszunahme in der Menopause, Schilddrüsenerkrankungen, Allergien und Schmerzen gesprochen haben. Über Gewicht und andere, eher bleibende körperliche Probleme wie zum Beispiel Scheidentrockenheit werden wir noch in Kapitel 10 sprechen.

Vorher müssen wir uns aber noch die übermäßig starken Perioden in der Perimenopause anschauen und über Adenomyose, Myome und Brustschmerzen sprechen.

Kapitel 9

Die Östrogen-Achterbahn, starke Perioden und Brustschmerzen

Die Perimenopause ist eine turbulente Zeit für das Östrogen. Wie wir in Kapitel 4 gesehen haben, kann in den letzten Jahren Ihrer Periode das Östrogen höher sein als jemals zuvor, was aber leider mit der fast vollständigen Abnahme von Progesteron verbunden ist. Die Kombination aus hohem Östrogen und wenig bis gar keinem Progesteron kann zu gereizter Stimmung führen, wie in Kapitel 7 besprochen, außerdem zu starken, schmerzhaften Perioden und Brustschmerzen.

Dabei geht es um viel, denn wie die Wissenschaftsjournalistin Natalie Angier in ihrem Buch *Frau – Eine intime Geographie des weiblichen Körpers* schreibt, sind die Vierziger eine gefährliche Zeit für die Gebärmutter. Sie schreibt über Generationen an Frauen, die ihre Gebärmutter durch eine Hysterektomie verloren haben – einen chirurgischen Eingriff, den man Ihnen möglicherweise vorschlägt, wenn Ihre Periode zu schlimm wird.

Dabei gibt es einiges zu bedenken.

Zuerst sollten Sie wissen, dass es viele moderne Alternativen zu einer Hysterektomie gibt, wie zum Beispiel eine Hormonspirale und andere Verfahren, über die wir im Laufe dieses Kapitels sprechen werden.

Zweitens sollten Sie wissen, dass es vollkommen in Ordnung ist, auf konventionelle Behandlungsformen zurückzugreifen. Das gilt für jedes Symptom, aber insbesondere für starke Menstruationsblutungen in der Perimenopause, denn man kann nicht von Ihnen erwarten, dass Sie diese Art von Blutung lang aushalten. In einer idealen Welt hätten Sie die Möglichkeit, schon in einem frühen Stadium, ehe Ihre Periode allzu schlimm wird, mit natürlichen Behandlungsformen zu beginnen. Wenn Sie diese Möglichkeit aber nicht hatten oder jetzt an dem Punkt einer ernsten Adenomyose oder einer anderen Ursache für die starken Blutungen sind, haben Sie womöglich keine andere Wahl, als sich einem solchen Verfahren zu unterziehen. Trotzdem lohnt es sich, natürliche Behandlungsformen auszuprobieren, denn sie können funktionieren. Und selbst wenn das nicht der Fall ist, haben sie wahrscheinlich positive Auswirkungen auf Stimmung oder die Brüste.

Letztlich sollten Sie immer eine zweite Meinung einholen. Ich hatte unzählige Patientinnen, denen ihr Gynäkologe sagte, eine Hysterektomie sei die einzige Möglichkeit, sie aber von einem anderen Gynäkologen eine ganz andere Meinung hörten.

Tipps für ein Arztgespräch, wenn eine Operation zur Diskussion steht

- Klären Sie unbedingt, ob der Eingriff sofort notwendig ist.
- Klären Sie, ob die Symptome sich auch von allein bessern könnten, zum Beispiel mit Eintritt der Menopause. Hier wäre außerdem von Interesse, wie lange es in Ihrem Fall noch bis zum Eintritt der Menopause dauern könnte.
- Fragen Sie nach alternativen Behandlungsmöglichkeiten, die anstatt einer Operation greifen könnten.

Schauen wir uns jetzt die beiden Hauptsymptome an, die Sie betreffen könnten: starke Regelblutung und Unterleibsschmerzen.

Hinweis: Alle folgenden Einschätzungen und Behandlungen gelten nur dann für Sie, wenn Sie in der Perimenopause sind und noch eine Regelblutung haben. Liegt Ihre letzte Periode mehr als ein Jahr zurück, wenden Sie sich bei Blutungen bitte an Ihren Arzt oder Ihre Ärztin.

Starke Menstruationsblutungen

Eine starke Menstruationsblutung bedeutet einen Blutverlust von insgesamt mehr als achtzig Milliliter Menstruationsflüssigkeit über alle Tage Ihres Zyklus oder eine Blutung, die länger als sieben Tage anhält. Der medizinische Fachausdruck für starke Menstruationsblutungen ist *Menorrhagie.*

Wie viel sind achtzig Milliliter?

Sofern Sie keine Menstruationstasse benutzen, haben Sie wahrscheinlich die genaue Menge Ihrer Menstruationsflüssigkeit niemals gemessen. Sie können das aber schätzen, indem Sie zählen, wie viele Menstruationsprodukte Sie verbrauchen. Eine vollgesogene normale Binde oder ein normaler Tampon nimmt zum Beispiel fünf ml bzw. rund einen Teelöffel, und ein Super-Tampon zehn Milliliter auf. Achtzig Milliliter entsprechen also sechszehn vollgesogenen normalen Tampons oder acht vollgesogenen Super-Tampons über alle Tage Ihrer Periode verteilt. Wenn Ihr Menstruationsprodukt nicht ganz vollgesogen ist, passen Sie dies einfach an die Zählung an. Zum Beispiel entspricht ein halbvollgesogener Tampon der Größe normal rund 2,5 Milliliter.

Einfach ausgedrückt: Sie sollten Ihre Binde oder Ihren Tampon nicht häufiger als einmal alle zwei Stunden am Tag wechseln müssen. Und Sie sollten nachts nicht aufstehen müssen, um eine Binde zu wechseln, weil der Blutfluss über Nacht normalerweise leichter wird.

Wenn Sie jetzt denken: »Moment! Ich verliere viel mehr Blut als diese Menge«, sind Sie damit nicht allein. Es ist möglich, weitaus mehr als achtzig Milliliter Blut zu verlieren, insbesondere während der Perimenopause, denn da kann sich die Blutung sehr verstärken, und es ist möglich, eher 500 Milliliter (zwei Tassen voll) während einer einzigen

Periode zu verlieren. Ja, Sie haben richtig gelesen: 500 Milliliter statt achtzig Milliliter. Wenn Sie sich jetzt angesprochen fühlen, sollten Sie den Rest dieses Abschnitts lesen und Ihren Arzt oder Ihre Ärztin aufsuchen.

Blutungen, die länger als sieben Tage anhalten, und Blutungen außerhalb der Regel

Langanhaltende Blutungen sind ein Problem, denn sie führen erstens zu einem größeren Verlust an Flüssigkeit und Eisen, und zweitens sind sie ein deutlicher Hinweis darauf, dass etwas nicht in Ordnung ist. So können zum Beispiel Adenomyose, Myome, Gebärmutterpolypen oder anovulatorische Zyklen die Ursache sein, was wir uns alles noch genauer anschauen werden.

Blutklümpchen während der Periode

Blutklümpchen während der Periode sind meist mit starkem Menstruationsfluss verbunden, denn aufgrund des schnellen Blutflusses ist der Körper nicht immer in der Lage, natürliche Gerinnungshemmer zu bilden. Ein paar Blutklümpchen sind vollkommen normal, aber wenn Sie regelmäßig Klümpchen entdecken, die größer als 2 Zentimeter sind, sollten Sie das ärztlich abklären lassen.

Eisenmangel

Eines der größten Probleme bei starkem Blutfluss ist, dass sich Eisenmangel entwickeln wird. Zu den Symptomen gehören Erschöpfung, Kurzatmigkeit, Haarausfall und die Neigung zu Blutergüssen. Über Tests auf Eisenmangel und die entsprechende Behandlung werden wir in diesem Kapitel noch sprechen.

Anzeichen dafür, dass Ihre Periode zu stark ist, sind:

- eine Binde oder ein Tampon ist in weniger als einer Stunde vollgesogen,
- Sie benötigen eine Binde und einen Tampon gleichzeitig,
- Sie wachen in der Nacht auf, weil Sie die Binde wechseln müssen,
- Blutungen über mehr als sieben Tage,
- die Blutklümpchen sind größer als zwei Zentimeter,

- Sie müssen Ihre Aktivitäten aufgrund der starken Blutung einschränken,
- Symptome eines Eisenmangels wie Erschöpfung, Haarausfall oder Kurzatmigkeit.

Spezialthema: Vielleicht kommt für Sie eine Menstruationstasse infrage

Menstruationstassen sind kleine, flexible Tassen aus Silikon oder Latex, die man in die Vagina einführt, wo sie die Menstruationsflüssigkeit auffangen, statt sie aufzusaugen.

Je nach Größe kann eine Tasse bis zu dreißig Milliliter Flüssigkeit auffangen, also mindestens doppelt so viel, wie eine Binde oder ein Super-Tampon aufnehmen kann. Dadurch sind diese Tassen ideal bei starker Menstruationsblutung. Laut einer kürzlichen Besprechung in der medizinischen Fachzeitschrift The Lancet sind sie eine sichere und effektive Alternative zu Tampons oder Binden.[272] Möglicherweise sind sie auch in Kombination mit einer Spirale sicher, aber da sollten Sie Ihren Arzt oder Ihre Ärztin fragen.

Um eine Menstruationstasse einzuführen, falten Sie sie einfach einmal vertikal und führen Sie sie dann ein, sodass sie sich öffnen und dicht an die Scheidenwand anlegen kann. Eine Menstruationstasse sitzt weniger tief in der Scheide als ein Tampon.

Regelschmerzen

Das zweithäufigste Periodensymptom der Perimenopause sind Regelschmerzen, die »normal« oder »stark« sein können, wobei ich der Meinung bin, Schmerzen sind in keinem Ausmaß *normal.*

Unter normalen Regelschmerzen versteht man häufig verbreitete Regelschmerzen, die nicht durch eine zugrundeliegende Erkrankung hervorgerufen werden. Man nennt sie auch *primäre Dysmenorrhö.*

Starke Regelschmerzen werden durch Erkrankungen wie Myome, Endometriose oder Adenomyose verursacht. Man nennt sie auch *sekundäre Dysmenorrhö.*

 *Dysmenorrhö*

Dysmenorrhö ist der medizinische Fachausdruck für eine schmerzhafte Menstruation.

Wie kann man zwischen normalen und starken Schmerzen unterscheiden? Normale Regelschmerzen sind Krämpfe im Unterbauch oder Rücken am Tag, ehe Ihre Periode einsetzt, oder am ersten bis zweiten Tag Ihrer Periode. Sie können durch Ibuprofen gelindert werden und stören Sie nicht maßgeblich in Ihrem Alltag. Normale Regelschmerzen sollten auch mit den natürlichen Behandlungsformen, die im Abschnitt über Schmerzen in diesem Kapitel aufgeführt werden, verschwinden; wenn nicht, handelt es sich nicht um normale, sondern um starke Regelschmerzen.

Im Gegensatz dazu sind starke Regelschmerzen pochend, brennend, stechend oder schießend. Sie können mehrere Tage anhalten und auch zwischen den Perioden oder beim Sex auftreten. Starke Regelschmerzen bessern sich unter Ibuprofen nicht und können sogar so schlimm sein, dass Sie sich übergeben müssen oder nicht zur Arbeit gehen können.

Hinweis: Lähmende Regelschmerzen sind niemals normal.

Wenn Sie unter starken Regelschmerzen leiden, sollten Sie sich die folgenden Abschnitte durchlesen und dann Ihren Arzt oder Ihre Ärztin aufsuchen.

Eine Diagnose erhalten

Starke oder schmerzhafte Perioden in der Perimenopause sind wahrscheinlich nichts, was Sie allein durchstehen können. Wenn Sie es noch nicht getan haben, sollten Sie sich deswegen an Ihren Arzt oder Ihre Ärztin wenden. Das ist ein wichtiger Schritt, selbst wenn Sie die häufig vorgeschlagene Pille oder Hormonspirale nicht wünschen. Warum? Weil Sie nur nach einer eingehenden Untersuchung all Ihre Möglichkeiten abwägen können, darunter auch die Einnahme von Progesteron-Kapseln, die Ihr Arzt oder Ihre Ärztin womöglich nicht sofort vorschlägt, die aber für viele Arten von Blutungen und Schmerzen hilfreich sein können.

Wenn Sie zum Arzt gehen, wird er wahrscheinlich einige Blutuntersuchungen, einen Ultraschall und eventuell auch eine Untersuchung des Beckenraums machen. Dabei stehen folgende mögliche Erkrankungen im Fokus:

- primäre Dysmenorrhö,
- Endometriose,
- Adenomyose,
- Myome,
- anovulatorische Blutungen (einschließlich Endometriumhyperplasie und Gebärmutterpolypen),
- Schilddrüsenerkrankungen,
- eine Blutgerinnungs- oder Blutungsstörung, wie zum Beispiel das sogenannte Von-Willebrand-Syndrom.

Dabei handelt es sich um die häufigsten Ursachen für Schmerzen oder Blutungen, über die wir im Rest dieses Kapitels sprechen werden. Schmerzen können auch durch eine Beckenbodenfunktionsstörung oder durch Blasenprobleme hervorgerufen werden, worüber wir im nächsten Kapitel sprechen werden. Die Ursache können aber auch andere Erkrankungen sein, die ich in diesem Buch nicht behandeln werde, zum Beispiel Infektionen, Verklebungen und das Beckenvenensyndrom. Klären Sie das bitte mit Ihrem Arzt oder Ihrer Ärztin ab.

Noch ein Wort zu sogenannten anovulatorischen Blutungen, falls Sie diesen Begriff nicht kennen. In Kapitel 4 haben wir über ovulatorische und anovulatorische Zyklen gesprochen, und dieses Thema ist auch für dieses Kapitel relevant. Um anovulatorische Zyklen handelt es sich, wenn Sie zwar Östrogen, aber kein Progesteron bilden. Sie sind die wahrscheinlichste Erklärung für Ihre starken Perioden. Anovulatorische Zyklen können auch eine Endometriumhyperplasie und Gebärmutterpolypen (mehr darüber bald) hervorrufen.

Für anovulatorische Zyklen gibt es viele verschiedene Namen, die Ihnen bei dem Gespräch mit Ihrem Arzt helfen können:

- Hormonungleichgewicht,
- Östrogen- und Progesteron-Ungleichgewicht,
- dysfunktionale uterine Blutungen,
- Ovulationsstörung,
- Östrogen ohne Gegenspieler,
- Durchbruchblutung,
- Östrogendominanz.

Tipps für ein Arztgespräch bei Periodenproblemen

Machen Sie deutlich, wie schlimm Ihre Situation ist. Sie brauchen so viele Informationen wie möglich, einschließlich der genauen Bezeichnung Ihrer Diagnose.

- Berichten Sie, welche Menge an Menstruationsflüssigkeit Sie in jedem Zyklus verlieren und weisen Sie darauf hin, dass dies weit mehr ist als die normale Obergrenze von achtzig Milliliter.
- Informieren Sie Ihren Arzt oder Ihre Ärztin über die Anzahl der Tage, die Ihre Periode andauert.
- Berichten Sie auch über Ihre Zwischenblutungen.
- Klären Sie Ihren Arzt über Ihr hohes Schmerzlevel auf und welche Menge an Schmerzmitteln Sie nehmen müssen. Falls Ihre Schmerzen so stark sind, dass Sie sich an diesen Tagen sogar bei Ihrem Arbeitgeber krankmelden müssen, erwähnen Sie das unbedingt.
- Berichten Sie auch über Schmerzen außerhalb der Periode.
- Falls Sie stechende Schmerzen im Unterleib beim Geschlechtsverkehr haben, informieren Sie Ihren Arzt.

Wenn Ihr Arzt oder Ihre Ärztin Ihre Diagnose vorher nicht genau bezeichnet hat, liegt das daran, dass dies aus seiner bzw. ihrer Sicht nichts daran ändert, dass Sie die Hormonspirale verwenden sollten. Das ist ein guter Ansatz, und ehrlich gesagt halte ich die Hormonspirale für die beste, allerdings nicht einzige Möglichkeit, wie wir noch sehen werden. Nur wenn Sie über alle Informationen verfügen, können Sie abwägen, was Sie tun wollen.

Wie Sie die genaue Bezeichnung Ihrer Diagnose erfragen:

- Erkundigen Sie sich nach einem möglichen Vorliegen von Endometriose oder Adenomyose.
- Klären Sie, ob es sich bei Ihren Schmerzen um zyklische Schmerzen bei Endometriose handeln kann, auch wenn Sie keine Gebärmutter mehr haben.
- Fragen Sie nach der neuen Ultraschalltechnik zur Feststellung von Endometriose.
- Klären Sie, ob Sie Myome haben und diese zu Ihren starken Blutungen beitragen.
- Klären Sie, ob es sich lediglich eventuell um primäre Dysmenorrhö ohne eine pathologische Ursache handelt.
- Bei Vermutung einer hormonellen Ursache sollte Sie klären, ob es sich bei Ihnen um anovulatorische Blutungen handelt.
- Klären Sie, ob Ihre Endometriumhyperplasie oder Ihre Gebärmutterpolypen an anovulatorischen Zyklen liegen könnten.
- Fragen Sie nach einem Test auf eine Schilddrüsenerkrankungen, da diese eine häufige Erklärung für starke Perioden ist.
- Klären Sie, ob bei Ihnen möglicherweise eine Gerinnungsstörung wie das Von-Willebrand-Syndrom vorliegt, das ebenfalls eine häufige Erklärung für starke Perioden ist.

Im Rahmen der Untersuchung können Eierstockzysten entdeckt werden, deshalb im Folgenden eine kurze Erläuterung dazu.

Spezialthema: Eierstockzysten

Unter Eierstockzysten versteht man einen mit Flüssigkeit gefüllten Hohlraum im Eierstock. Es gibt verschiedene Arten von Eierstockzysten, die alle unterschiedlich behandelt werden.

Bei den sogenannten »polyzystischen Eierstöcken« handelt es sich nicht um echte Zysten, sondern um Follikel oder Eibläschen, die im Eierstock normal sind. Sie müssen nicht behandelt werden.

(Die hormonelle Erkrankung PCOS hat nichts mit Zysten in den Eierstöcken zu tun.)

Die häufigste Form einer Eierstockzyste ist eine funktionelle Zyste, was ein vergrößerter Follikel oder Gelbkörper ist. Auch wenn sie meist harmlos sind, können funktionelle Zysten sehr groß werden, weshalb sie vom Arzt überwacht und manchmal auch operativ entfernt werden müssen. Ein korrekter Jodspiegel ist die beste Methode, um das Risiko für funktionelle Zysten zu reduzieren. Leider wird durch eine Hormonspirale das Risiko vergrößert.

Bei manchen Arten von Eierstockzysten handelt es sich um Endometriome. Sie sind ein Symptom von Endometriose, die eine Behandlung erforderlich macht.

Es gibt auch noch andere Formen von Eierstockzysten, weshalb Sie mit Ihrem Arzt oder Ihrer Ärztin sprechen sollten.

Häufige Behandlungsformen

Ehe wir uns den Behandlungsempfehlungen für die jeweiligen Erkrankungen widmen, sprechen wir erst über ein paar Behandlungsformen, die immer wieder erwähnt werden: Hormonspirale, Eisenpräparate, Progesteronbehandlung und milchproduktfreie Ernährung.

Hormonspirale

Über die Hormonspirale haben wir in Kapitel 3 als Verhütungsform gesprochen. Sie hat aber auch die beeindruckende Fähigkeit, Unterleibsschmerzen zu verbessern und den Menstruationsfluss um neunzig Prozent zu verringern.

Daher kann es sein, dass die Hormonspirale für Sie die beste Wahl ist, insbesondere, wenn die einzige Alternative eine Operation ist. Wie bereits erklärt, unterscheidet sich die Hormonspirale von anderen hormonellen Verhütungsmitteln, da mit ihr natürliche ovulatorische Zyklen und die Produktion von Progesteron möglich sind. Der Wirkstoff, der von der Hormonspirale freigegeben wird, ist das Gestagen Levonorgestrel (kein Progesteron), der zu Eierstockzysten, Haarverlust und Stimmungsschwankungen führen kann. Man kann die Hormonspirale gegen die Blutungen und gleichzeitig Progesteronkapseln für Schlaf- und andere Probleme nehmen.

Eisenpräparate

Bei starken Perioden, ungeachtet der Ursache, besteht das Risiko für einen Eisenmangel, der wiederum das Risiko für Anämie, Schilddrüsenunterfunktion, Haarverlust, Erschöpfung und ein schlechtes Immunsystem mit sich bringt. Indem ein Eisenmangel die Blutviskosität verringert, kann auch Ihre Periode stärker werden, was zu einem Teufelskreis führen kann, indem starke Perioden einen Eisenmangel hervorrufen, der wiederum zu starken Perioden führt.

Der erste Schritt besteht darin, das Blut auf gespeichertes Eisen zu untersuchen. Dieser Test nennt sich *Serum-Ferritin,* und ein gesunder Spiegel an Serum-Ferritin liegt zwischen 50 und 200 ng/ml.

Starker Menstruationsfluss ist die häufigste, aber nicht die einzige Ursache für einen Eisenmangel bei Frauen in ihren fruchtbaren Jahren. Ihr Arzt oder Ihre Ärztin muss vielleicht noch andere Faktoren untersuchen.

Tipps für ein Arztgespräch für einen Eisentest

- Klären Sie, ob Ihr Erschöpfungsgefühl und Ihr Haarausfall auf einen zu niedrigen Eisenwert zurückzuführen sein könnte und ob gegebenenfalls die Durchführung eines Bluttests einschließlich des Ferritin-Wertes möglich wäre.
- Weisen Sie darauf hin, wie viel Milliliter Menstruationsflüssigkeit Sie pro Zyklus verlieren.

Hinweis: Wenn Sie es nicht schaffen, Ihren Eisenwert zu erhöhen, so könnte dies ein Hinweis auf Zöliakie oder Nicht-Zöliakie-Glutensensitivität sein.

Die beste Nahrungsmittelquelle für Eisen ist sogenanntes Hämeisen aus rotem Fleisch und – in geringerem Maße – Hühnchen, Eiern und Fisch. Sie können Eisen auch aus Hülsenfrüchten und grünem Blattgemüse beziehen, dabei handelt es sich jedoch nicht um Hämeisen und es ist schwieriger zu absorbieren. Wenn Ihre Periode sehr stark ist, werden Sie über die Nahrung wohl nicht genug Eisen aufnehmen können, sodass Sie es supplementieren müssen oder eine Infusion mit Eisen benötigen. Nehmen Sie nur dann Eisen ein, wenn Sie sicher sind, dass Sie es benötigen, denn zu viel Eisen kann schädlich sein.

Eisentabletten oder -kapseln. Das konventionelle Eisenpräparat ist ein Eisensalz, wie zum Beispiel Eisenfumarat, das preisgünstig und hochdosiert ist, aber leider nicht gut absorbiert wird und zu Nebenwirkungen im Verdauungstrakt führen kann wie zum Beispiel Übelkeit, Verstopfung, Durchfall, Blähungen oder schwarzem Stuhl. Eine sanftere Methode ist Eisenchelat, also Eisen in Kombination mit einer Aminosäure wie zum Beispiel Glycin. Dieses ist niedriger dosiert, aber besser absorbierbar und führt zu weniger Nebenwirkungen.

Eisen nimmt man am besten zur Hauptmahlzeit und nicht zusammen mit Tee, Kaffee oder Kalziumpräparaten ein. Man kann die Eisenaufnahme durch die gleichzeitige Einnahme von Vitamin C und Eisen an jedem zweiten Tag anstatt täglich verbessern.[273]

Allerdings kann es auch beim allerbesten Eisenpräparat ein paar Monate dauern, bis die normalen Hämoglobinwerte hergestellt sind. Wenn Sie unter einer starken Periode leiden, sind eventuell Infusionen nötig.

 ***Hämoglobin***

Hämoglobin ist das sauerstofftransportierende Protein in den roten Blutzellen. Es enthält Eisen.

Eiseninfusionen. Eine Eiseninfusion ist eine hohe Dosis an Eisen, die über eine Kanüle direkt in die Vene gegeben wird und den Hämoglobinspiegel innerhalb weniger Wochen wieder normalisieren kann. In der Regel gibt es keine Nebenwirkungen, doch manche meiner Patientinnen berichteten über vorübergehende Entzündungssymptome wie zum Beispiel Fieber. Eisen kann auch direkt ins Gesäß gespritzt werden, doch das ist schmerzhaft und kann einen Bluterguss hinterlassen, weshalb ich es nicht empfehle.

Progesteron

Progesteronkapseln können den Periodenfluss und Schmerzen verringern. Das ist mit der Einnahme eines Gestagens wie Norethisteron vergleichbar, aber ohne die Nebenwirkungen oder das potentiellen Brustkrebsrisiko durch Gestagene. Stattdessen kann sich Progesteron positiv auf Brüste, Stimmung und Schlaf auswirken.

Wie wir in Kapitel 6 gesehen haben, hat Ihr Arzt oder Ihre Ärztin Progesteron möglicherweise nicht auf dem Schirm, denn zurzeit ist es nur als Hormontherapie in der Menopause zugelassen und nicht für Erkrankungen, wie starke Blutungen, Endometriose oder Adenomyose. Doch die Gynäkologen, mit denen ich gesprochen habe, sind sich einig, dass Progesteron bei diesen Erkrankungen eingesetzt werden kann, aber es gibt ein paar Vorsichtsmaßnahmen:

- echtes Progesteron ist sanfter als ein Gestagen, weshalb es in einer höheren Dosis eingenommen werden muss, um die gleiche periodenerleichternde Wirkung zu haben
- echtes Progesteron ist bei bestimmten Erkrankungen, wie zum Beispiel Endometriumhyperplasie, möglicherweise nicht stark genug
- echtes Progesteron ist teurer als ein Gestagen.

Progesteron kann entweder durchgängig eingenommen werden (was bei Adenomyose oder sehr starker Blutung nötig sein kann) oder zyklisch, was bedeutet, dass es zwei Wochen lang genommen wird, worauf eine zweiwöchige Einnahmepause folgt.

Zyklische Progesterontherapie

Eine zyklische Progesterontherapie kann besonders bei PCOS helfen, wie wir bei Julie in Kapitel 3 gesehen haben. Es wirkt, indem die Androgene gesenkt werden und der Eisprung wiederhergestellt wird.[274]

Tipps für ein Arztgespräch über den Einsatz von Progesteron bei starken Blutungen

Klären Sie, ob Sie versuchsweise einige Monate die Einnahme von Progesteron gegen Ihre starken Blutungen (oder Schmerzen) ausprobieren könnten. Verweisen Sie auf die vergleichbar gute Wirkung wie bei Gestagenen, um den Blutfluss zu verringern (oder Schmerzen zu lindern), jedoch ohne die Nebenwirkungen. Sie können auch auf die Beobachtungen von JC Prior hinweisen, die besagen, dass bei Frauen mit starken Menstruationsblutungen, die bereits unter Anämie leiden oder am Beginn der Perimenopause stehen und noch regelmäßige Zyklen haben oder in einer frühen Phase des Menopausenübergangs mit unregelmäßigen Zyklen sind und typische Symptome wie Nachtschweiß, Schlafprobleme oder starke Stimmungsschwankungen haben, die vollständige orale Dosis an mikronisiertem Progesteron (300 mg zur Schlafenszeit) über insgesamt drei Monate täglich verabreicht werden muss.

Milchproduktfreie Ernährung

Meine klinische Beobachtung ist, dass der Verzicht auf Kuhmilchprodukte Schmerzen verbessern und den Periodenfluss verringern kann. Es gibt dazu leider nicht viele Forschungsarbeiten, aber ich konnte diesen Effekt bei meinen Patientinnen immer wieder beobachten, wie zum Beispiel bei Shirley in Kapitel 5. Ich denke der Hauptmechanismus ist, dass das Milchprotein (A1-Casein) die Mastzellen stimuliert, die – wie Sie vielleicht noch aus Kapitel 4 wissen – eine Freisetzung von Prostaglandinen und Heparin verursachen, was zu Schmerzen und starken Blutungen führen kann.[62]

Spezialthema: Schnelle Wege, den Periodenfluss zu verringern

Die natürlichen Behandlungsmethoden, die in diesem Kapitel besprochen werden, können eine starke Periode verhindern, sie aber nicht stoppen, wenn sie bereits im Gange ist. Wenn Sie etwas während der Menstruationsblutung benötigen, wird Ihr Arzt oder Ihre Ärztin Ihnen wahrscheinlich zu Tranexamsäure oder Ibuprofen raten.

Tranexamsäure ist ein antifibrinolytisches Medikament, was bedeutet, dass es die Blutgerinnung fördert, wodurch sich die Blutung verlangsamt. Zu den möglichen Nebenwirkungen gehören

Übelkeit, Kopfschmerzen und Muskelsteifigkeit. Da es sich um ein Gerinnungsmittel handelt, wird es im Allgemeinen nicht in Kombination mit anderen Medikamenten, bei denen ein Gerinnungsrisiko besteht, wie zum Beispiel der Verhütungspille, empfohlen.

Nicht-steroidale Antirheumatika (NSAR) wie Ibuprofen, Mefenaminsäure oder Naproxen können den Menstruationsfluss deutlich reduzieren.[275] Mögliche Nebenwirkungen sind Magengeschwüre und Bluthochdruck, meistens aber nur bei täglicher Einnahme.

Beide Medikamente können bei Bedarf genommen werden, was bedeutet, dass Sie sie nur nehmen, wenn Sie schon bluten oder kurz bevor die Blutung einsetzt. Sie sind ein wertvoller Plan B, während Sie darauf warten, dass die anderen Behandlungen Wirkung zeigen.

Das war nun ein Überblick über die Behandlungsstrategien, auf die wir immer wieder zu sprechen kommen werden, doch es sind nicht die einzigen Strategien. Schauen wir uns im Folgenden die Behandlungsmöglichkeiten bei den einzelnen Erkrankungen an.

Normale Regelschmerzen

Primäre Dysmenorrhö wird durch Prostaglandine verursacht. Das sind hormonähnliche Substanzen, die eine Vielzahl an physiologischen Wirkungen haben, unter anderem eine Verengung der Blutgefäße. Hohe Histaminwerte können auch zu Regelschmerzen beitragen.

Regelschmerzen in der Perimenopause

Vielleicht haben Sie als Teenager unter Regelschmerzen gelitten, die sich danach besserten – und dann, in der Perimenopause wiederkamen. Regelschmerzen sind sowohl in der ersten als auch der zweiten Pubertät häufig, weil man dann über weniger Progesteron mit seiner Prostaglandin reduzierenden Wirkung verfügt.

Konventionelle Behandlung normaler Regelschmerzen

NSAR (nicht-steroidale Antirheumatika), wie Ibuprofen, Mefenaminsäure oder Naproxen, sind die konventionelle Behandlungsmethode für normale Regelschmerzen. Das ist ein vernünftiger Ansatz, insbesondere, weil die Schmerzen nur ein paar Tage im Monat anhalten. Außerdem können diese Medikamente den Blutfluss deutlich reduzieren.

Hormonelle Verhütungsmittel sind eine weitere Option, die aber bei normalen Regelschmerzen nicht nötig sein sollten, denn normale Regelschmerzen reagieren schnell und gut auf natürliche Behandlungsweisen.

Ernährung und Lebensweise bei normalen Regelschmerzen

Versuchen Sie es mit einer milchproduktfreien Ernährung, um Prostaglandine, Mastzellenaktivierung und Histamin zu senken. Siehe Kapitel 5.

Nahrungsergänzungsmittel bei normalen Regelschmerzen

Zink

Zink ist mein liebstes Nahrungsergänzungsmittel bei Regelschmerzen, und es hat in einer klinischen Studie gut abgeschnitten.[276]

Wie es wirkt: Es reduziert Prostaglandine und Entzündungen.

Was Sie sonst noch wissen müssen: Die Standarddosis liegt bei 30 Milligramm direkt nach dem Essen.

Magnesium

Wie bei vielen anderen Erkrankungen, über die wir in diesem Buch sprechen, ist Magnesium ein weiteres Nahrungsergänzungsmittel, das Sie nehmen können.

Wie es wirkt: Es reduziert Prostaglandine[277] und entspannt die Gebärmutter.

Was Sie sonst noch wissen müssen: Magnesium wirkt sowohl vorbeugend als auch bei akuten Regelschmerzen. Sie können Magnesium während des ganzen Monats nehmen, um Prostaglandine zu senken, und auch eine höhere Dosis einnehmen, wenn Sie Ihre Periode haben, um akute Schmerzen zu lindern. Ich empfehle 300 Milligramm Magnesium-Glycinat.

Checkliste für normale Regelschmerzen

- Nehmen Sie NSAR, wenn Sie sie benötigen.
- Vermeiden Sie Kuhmilchprodukte.
- Probieren Sie es mit Zink und Magnesium.
- Wenn sich Ihre Schmerzen nicht bessern, gehen Sie bitte zum Arzt, damit er weitere Untersuchungen anordnet.

Endometriose und Adenomyose

Endometriose ist eine entzündliche Erkrankung, bei der Gewebe, das der Gebärmutterschleimhaut ähnelt (Endometriumgewebe) an Stellen außerhalb der Gebärmutter wächst. Das Hauptsymptom sind Schmerzen, doch Endometriose kann auch zu Blähungen, Verdauungsproblemen, Zwischenblutungen und Unfruchtbarkeit führen. Am häufigsten treten Endometrioseherde im Bereich der Gebärmutter und der Eierstöcke sowie an den Eileitern auf. Tritt Endometriose an den Eierstöcken auf, nennt man diese Herde Endometriome oder Schokoladenzysten.

Adenomyose ist eine ähnliche Erkrankung, bei der Gebärmutterschleimhaut (Endometriumgewebe) in das Muskelgewebe der Gebärmutter einwächst. Das Hauptsymptom sind starke Blutungen, aber Adenomyose kann auch zu Schmerzen, Zwischenblutungen und Unfruchtbarkeit führen.

Sowohl Endometriose als auch Adenomyose können zu schmerzhaften Blasensymptomen führen, wie zum Beispiel einer interstitiellen Zystitis (chronische Blasenentzündung), die sich mit den oben genannten Behandlungsformen bessern sollten.

Endometriose und Adenomyose sind zwar unterschiedliche Erkrankungen, aber ich bespreche sie gemeinsam, weil sie häufig gleichzeitig auftreten und auf ähnliche Behandlungsformen reagieren.

Endometriose und Adenomyose in der Perimenopause und der Menopause

Beide Erkrankungen können Sie in jedem Alter bekommen, aber bei Endometriose treten die ersten Symptome meist im Teenageralter oder in den Zwanzigern auf. Möglicherweise mussten Sie sich schon einer oder mehreren Operationen unterziehen. Bei Adenomyose hatten Sie womöglich keine Symptome, bis Sie Ende dreißig oder schon in den Vierzigern waren. Man kann auch beide Erkrankungen haben und zuerst Endometriose in jüngeren Jahren bekommen und dann später sowohl Endometriose als auch Adenomyose.

Beide Krankheiten werden durch Östrogen stimuliert, weshalb sich die Symptome in der Perimenopause verschlechtern, in der Menopause aber zurückgehen oder ganz verschwinden können. In der Praxis ist das nicht immer der Fall, und die Symptome können auch nach der Menopause als chronische Unterleibsschmerzen, Blasenschmerzen und Schmerzen beim Geschlechtsverkehr bleiben. Bei Endometriose können die Schmerzen auch bestehen bleiben, selbst wenn Sie keine Gebärmutter mehr haben, denn Endometriose ist keine Gebärmuttererkrankung. Wenn Sie auch nach der Menopause noch Schmerzen haben, könnte dies damit zusammenhängen, dass Sie weiterhin Östrogen ausgesetzt sind, und zwar entweder durch eine Östrogentherapie oder aufgrund von Insulinresistenz, die Östrogen ansteigen lässt.

Eine Diagnose erhalten

Bei Endometriose kann es manchmal Jahre dauern, bis man eine Diagnose erhält. Auch Adenomyose bleibt oftmals lange Zeit unentdeckt.

Diagnose der Endometriose. Der derzeitige Goldstandard für die Diagnose ist die transvaginale Ultraschalluntersuchung, die in der Regel ausreichend ist für ein aussagekräftiges Ergebnis. Ergänzende Verfahren sind die Magnetresonanztomografie und die transrektale Ultraschalluntersuchung. Sind alle Untersuchungen unauffällig, erfolgt eine Hormongabe, um die Beschwerden zu lindern. Führt diese nach sechs bis zwölf Monaten nicht zur Beschwerdefreiheit, bleibt nur noch die Laparoskopie. Ein operativer Eingriff mag Ihnen als eine extreme Maßnahme für eine Diagnose erscheinen, aber bei dieser Gelegenheit kann man auch die Endometrioseherde entfernen und die Krankheit dadurch verbessern. Eines Tages ist vielleicht auch eine Blutuntersuchung möglich,[278] derzeit sind aber alle dazu infrage kommenden Blutwerte für sich allein genommen nicht aussagefähig genug.

Diagnose der Adenomyose. Adenomyose kann manchmal, aber nicht immer, im Ultraschall gesehen werden und wird oftmals mit Myomen verwechselt, die wir weiter unten besprechen. Eine genauere Diagnosemethode ist die Magnetresonanztomographie (MRT), die Ihr Arzt möglicherweise anordnen wird. Zu den Risikofaktoren für Adenomyose gehört unter anderem, dass Sie in den Vierzigern sind, Kinder geboren haben oder sich einer Operation unterziehen mussten, wie zum Beispiel einem Kaiserschnitt oder der Entfernung eines Myoms.

Tipps für ein Arztgespräch über Endometriose oder Adenomyose

- Fragen Sie Ihren Arzt oder Ihre Ärztin, ob bei Ihnen Endometriose oder Adenomyose vorliegen könnte.
- Klären Sie, ob es sich bei Ihren Schmerzen um Zyklusschmerzen bedingt durch Endometriose handeln könnte, auch wenn Sie keine Gebärmutter mehr haben.
- Fragen Sie nach der neuen Ultraschalltechnik, mit der man Endometriose erkennen kann.

Konventionelle Behandlung der Endometriose und Adenomyose

Endometriose und Adenomyose sind nicht heilbar, weshalb die Behandlung nur der Linderung der Symptome dient, bis Sie in die Menopause kommen.

Die Laparoskopie, auch »Schlüssellochoperation« genannt, ist eine Methode, um Endometrioseherde, einen kleinen Bereich der Adenomyose oder die gesamte Gebärmutter zu entfernen (siehe Ende dieses

Abschnitts). Bei Endometriose hängt der Langzeiterfolg der Operation vom Geschick und der Kompetenz des Chirurgen ab und davon, ob alle Herde entfernt werden konnten.[279]

Hinweis: Eine Operation heilt die Endometriose nicht, kann aber die Schmerzen so weit lindern, dass eine natürliche Behandlung erfolgreich sein kann.

Hormonsuppression umfasst Medikamente wie die Anti-Baby-Pille, Depo-Clinovir, oder Zoladex. Sie unterdrücken das Östrogen, was zwar hilfreich, aber wahrscheinlich nicht ganz so effektiv ist, wie Sie es benötigen würden. Laut der Cochrane Collaboration (eine internationale Instanz für evidenzbasierte Medizin) gibt es keine eindeutigen Hinweise, dass die Pille bei Endometriose hilft.[280] Außerdem kann die Hemmung von Östrogen Nebenwirkungen wie Depressionen und Osteoporose mit sich bringen.

Gestagene wie Dienogest (z.B. Visanne) und Levonorgestrel (z.B. die Mirena-Hormonspirale), unterdrücken Östrogen nicht, können aber die Symptome dennoch bis zu einem gewissen Grad lindern. Die Hormonspirale kann außerdem den Menstruationsfluss um 90 Prozent reduzieren, was ein Lebensretter bei Adenomyose sein kann.

Progesteron (Utrogestan, Famenita) funktioniert auf dieselbe Art und Weise wie Gestagen, hat aber weniger Nebenwirkungen. Lesen Sie die vorigen Abschnitte über Progesteron. Außerdem sollten Sie wissen, dass Sie bei Adenomyose möglicherweise eine hohe Dosis von 300 Milligramm benötigen.

Antihistaminika können bei manchen Frauen die Symptome lindern, denn Histamin und die Aktivierung von Mastzellen spielen bei der Entstehung von Endometriose eine Rolle. Antihistaminika können auch Schmerzen lindern und den Blutfluss reduzieren.

Weitere konventionelle Behandlungsmöglichkeiten bei Adenomyose

Die folgenden Behandlungsmöglichkeiten gelten nur für Adenomyose, aber nicht Endometriose.

Endometriumablation ist die Verödung der Gebärmutterschleimhaut durch verschiedene Techniken wie Hitze-, Strom- oder Kälteanwendungen. Sie kommt nur infrage, wenn die Adenomyose noch nicht zu weit in die Gebärmuttermuskulatur vorgedrungen ist. Leider kann es auch bei diesem Verfahren sein, dass Sie am Ende doch eine Hysterektomie benötigen.[281] Weitere Informationen über Ablation finden Sie im Abschnitt über anovulatorische Blutungen in diesem Kapitel.

Gebärmutterarterien-Embolisation ist ein nicht-chirurgischer Eingriff, bei der die mit Adenomyose durchsetzten Areale verkleinert werden, indem ihnen die Blutzufuhr abgeschnitten wird. Bei Adenomyose birgt das Verfahren ein höheres Risiko für Komplikationen als bei Myomen, für die es häufiger eingesetzt wird. Wie auch bei der Ablation kann es sein, dass Sie schlussendlich doch eine Hysterektomie benötigen.[282]

Hysterektomie ist die chirurgische Entfernung der gesamten Gebärmutter. Sie kann mittels Abdominalchirurgie, aber auch laparoskopisch mittels eines Verfahrens namens Morcellement erfolgen. Dabei wird die zerkleinerte Gebärmutter durch das Laproskop abgesaugt. Einem Morcellement sollten Sie sich keinesfalls unterziehen, falls es auch nur den leisesten Verdacht auf Gebärmutterkrebs gibt, denn bei diesem Verfahren kann der Krebs streuen. Eine Hysterektomie ist eine drastische Maßnahme, aber sie kann die richtige Entscheidung sein, insbesondere, wenn Sie noch Jahre von der Menopause und somit auch Jahre vom natürlichen Rückgang der Erkrankung entfernt sind. Wenn Sie Ihre Eierstöcke behalten, kommen Sie allein durch die Entfernung der Gebärmutter nicht in die Menopause.

Spezialthema: Langfristige Vorteile, wenn Sie Ihre Gebärmutter behalten

Die Entscheidung über eine Hysterektomie müssen Sie mit Ihrem Arzt oder Ihrer Ärztin besprechen und die verschiedenen Aspekte in Ihrem Fall abwägen. Ein paar Dinge sollten Sie beachten:

- Durch eine totale Hysterektomie, bei der Gebärmutter und Eierstöcke entfernt werden, kommen Sie in eine chirurgisch induzierte Menopause, die sogar mit einer Hormontherapie viele negative Langzeitfolgen haben kann, unter anderem Osteoporose, Herzerkrankungen und Demenz.
- Eine partielle (teilweise) Hysterektomie, bei der nur die Gebärmutter entfernt wird, kann ebenfalls Langzeitfolgen haben, denn die Gebärmutter ist wichtig für die anatomische Struktur Ihres Beckens, die Orgasmusfähigkeit und sogar für das Gehirn. Laut einer kürzlich durchgeführten Tierstudie über das Gebärmutter-Eierstock-Hirn-System scheint die Gebärmutter in gewisser Weise das räumliche Gedächtnis zu unterstützen.[283]
- Die meisten Erkrankungen, bei denen oft zu einer Hysterektomie geraten wird (starke Perioden und Adenomyose) verbessern sich mit der Menopause, sodass Sie nur die nächsten Jahre durchhalten müssen.

Durch den Erhalt Ihrer Gebärmutter profitieren Sie wie folgt:

- verbesserte Blasenfunktion,
- gesünderer Beckenboden und geringeres Risiko eines Prolapses,
- bessere Orgasmusfähigkeit,
- stärkere Knochen,[284]
- geringeres Risiko für Herzerkrankungen.[285]

Natürlich ist manchmal eine Hysterektomie notwendig, aber manchmal ist sie auch mit Progesteron und den folgenden Behandlungsformen zu vermeiden.

Natürliche Behandlung von Endometriose und Adenomyose

Um den natürlichen Behandlungsansatz bei Endometriose und Adenomyose zu verstehen, müssen wir zunächst erst einmal einen Schritt zurückgehen und über die Ursache der Erkrankungen sprechen, die nicht auf das Östrogen zurückzuführen ist, auch wenn es sehr wohl eine Rolle spielt. Darum ist der konventionelle Ansatz in der Medizin, Östrogen zu unterdrücken. Aber leider kann sich die Unterdrückung von Östrogen negativ auf die Stimmung und Knochengesundheit auswirken, und eine Unterdrückung von Östrogen ist durch natürliche Präparate nicht möglich. Stattdessen ist der beste natürliche Ansatz, sich auf die Korrektur der Immunstörung zu konzentrieren, die beiden Krankheiten – insbesondere aber der Endometriose – zugrunde liegt.

Hinweis: Endometriose und Adenomyose werden von Östrogen beeinflusst, aber nicht durch Östrogen oder eine »Östrogendominanz« verursacht.

Was meine ich mit Immunstörung? Ich will damit sagen, dass Frauen mit Endometriose und Adenomyose eine anormale Immunfunktion haben, einschließlich veränderter Konzentrationen und Verhaltensweisen von Immunzellen (insbesondere Mastzellen) und einem höheren Spiegel an entzündlichen Zytokinen und Autoantikörpern, ähnlich wie bei einer Autoimmunerkrankung. Laut Dr. Jeffrey Braverman, US-amerikanischer Reproduktionsimmunologe, haben die meisten Frauen mit Endometriose den Genotyp, der mit einer Autoimmunerkrankung in Verbindung gebracht wird.[286] Das bedeutet aber nicht, dass Endometriose eine Autoimmunerkrankung ist, sondern nur, dass es viele Gemeinsamkeiten gibt.

Forschungsergebnisse zeigen, dass das Problem bei beiden Erkrankungen nicht so sehr das Vorhandensein der anormalen Läsionen im Beckenbereich oder im Gebärmuttermuskel ist, sondern vielmehr die anormale Reaktion des Immunsystems auf diese Läsionen. Anders gesagt: Würde das Immunsystem normal funktionieren, sollte es diese Herde beseitigen und ihr Wachstum verhindern können, wie es bei allen Frauen der Fall ist, die trotz einer sogenannten retrograden Menstruation (Menstruationsflüssigkeit fließt durch die Eileiter zurück) und der Wanderung von Endometriumzellen in die Gebärmutterwand keine Endometriose oder Adenomyose entwickeln.

Aber bei einer Immunstörung, die mit Endometriose und Adenomyose verbunden ist, beseitigt das Immunsystem diese Läsionen nicht, sondern fördert ihr Wachstum mit entzündlichen Zytokinen und anderen Immunfaktoren.

Was kann man also tun, um die Immunfunktion zu normalisieren? Schritt eins aus naturheilkundlicher Sicht ist, mit dem Darm anzufangen, denn wie wir in Kapitel 5 gesehen haben, gibt es einen starken Zusammenhang zwischen dem Darm und dem Immunsystem.

Der Zusammenhang mit Verdauungsproblemen

Sowohl Endometriose als auch Adenomyose hängen stark mit Verdauungsproblemen zusammen[287], und die große Frage lautet: »Warum?« Die konventionelle Erklärung lautet, dass die Koexistenz von Endometriose und Reizdarm einmal an einer so genannten viszeralen Hypersensitivität liegt (eine erhöhte Schmerzwahrnehmung in Becken und Unterleib), und von Endometrioseherden und Adhäsionen (Verklebungen) im Darm herrührt.

 ***Adhäsionen***

Adhäsionen, auch Verklebungen genannt, sind Bindegewebsstränge oder Narbengewebe, die mit dem Beckenboden verwachsen sind und daher zu Schmerzen führen. Die Ursache kann entweder Endometriose oder eine zur Behandlung einer Endometriose durchgeführte Operation sein.

Eine andere Erklärung ist, dass das Reizdarmsyndrom an sich Endometriose und Adenomyose hervorruft. Mit anderen Worten, dass ein zugrundeliegendes Problem mit dem Mikrobiom und/oder Darmdurchlässigkeit direkt zu Entzündungen und der Immunstörung von Endometriose und Adenomyose führt. Diese Überlegung wird durch eine kürzlich veröffentliche Studie unterstützt, die Endometriose mit einem Ungleichgewicht der Darmbakterien in Zusammenhang brachte.[288], Außerdem weisen einige faszinierende Forschungen über das Beckenmikrobiom darauf hin, d.h. die im Becken oder Bauchfell lebenden Bakterien. Laut der Hypothese der bakteriellen Verunreinigung bei Endometriose[289] besteht bei Frauen mit Endometriose eine Darmdurchlässigkeit, was dazu führt, dass Darmbakterien in die Beckenhöhle dringen und die Giftstoffe Lipopolysaccharide (LPS) freisetzen, die wir in Kapitel 5 kennengelernt haben. LPS sind stark entzündungsfördernd und können eine Immunstörung verursachen. Es gibt mehrere Belege dafür, die besagen, dass Beckenbakterien und LPS Endometriose fördern können:

- Frauen mit einer Vorgeschichte an gynäkologischen Infektionen entwickeln doppelt so häufig Endometriose.[290]
- Antibiotika können die Symptome der Endometriose verbessern[291].
- In kürzlichen Tierstudien haben sich Antibiotika als wirksam bei der Verkleinerung der Endometrioseherde gezeigt.[292]

Das bedeutet alles nicht, dass Bakterien Endometriose direkt verursachen, sondern lediglich, dass bakterielle Giftstoffe eine Endometriose fördern bzw. verschlimmern können.

Ernährung und Lebensweise bei Endometriose und Adenomyose

Sorgen Sie für ausreichende Nährstoffe, insbesondere die Nährstoffe Zink und vorgebildetes Vitamin A, die für die gesunde Funktion sowohl des Endometriumgewebes als auch des Immunsystems unerlässlich sind. Denken Sie daran, dass Sie bei einer veganen Ernährung beide Nährstoffe nur in geringem Maße bekommen, weshalb Sie sie möglicherweise supplementieren sollten. Denken Sie auch daran, dass höhere Dosen Vitamin A in der Schwangerschaft nicht sicher sind.

Behandeln Sie eine Darmdurchlässigkeit, um Ihr Immunsystem vor ungesunden Bakterien und den Giftstoffen LPS zu schützen. Lesen Sie die Abschnitte über Darmdurchlässigkeit und DDFB in den Kapitel 5 und 8. Beispielsweise kann eine kurzfristige FODMAP-arme Ernährung sowohl Darmprobleme als auch Endometriose verbessern.[293 294] Eine langfristige FODMAP-arme Ernährung ist zu einschränkend, weshalb Sie sich die Behandlungsformen bei Reizdarm in Kapitel 5, einschließlich Berberin und anderen antimikrobielle wirkenden Kräuterpräparaten, anschauen sollten. Arbeiten Sie möglichst mit Ihrem Arzt oder Ihrer Ärztin zusammen.

Probieren Sie es mit einer strikten glutenfreien, A1-Casein-freien Ernährung über mindestens drei Monate. Sowohl Gluten als auch Casein können eine Immunstörung fördern (nicht verursachen), und es hat sich gezeigt, dass eine glutenfreie Ernährung Endometrioseschmerzen erheblich lindern kann.[295 296] Suchen Sie sich Hilfe bei Ihrem Arzt oder Ihrer Ärztin, denn möglicherweise kommen noch andere Nahrungsmittelunverträglichkeiten in Betracht, wie zum Beispiel Soja oder Eier. Auf ein erhöhtes Risiko für eine Überempfindlichkeit gegenüber Eiern weisen starke Ekzeme in der Kindheit hin.

Probieren Sie es mit einer histaminarmen (milchproduktfreien) Ernährung (Kapitel 5) wegen der Rolle von Histamin und der Mastzellenaktivierung bei Endometriose und Adenomyose.[297] Eine histaminarme Ernährung kann auch bei interstitieller Zystitis (Blasenschmerzen) helfen.

Probieren Sie eine nickelfreie Ernährung aus, wenn Sie eine Nickelempfindlichkeit haben. In Kapitel 5 habe ich über die mögliche Rolle einer Nickelempfindlichkeit bei manchen Fällen von Reizdarm und Endometriose gesprochen.

Wenn Sie jetzt finden, dass das eine überwältigende Anzahl an Diäten ist, sollten Sie wissen, dass es meistens auf eine Vermeidung von Weizen und Milchprodukten hinausläuft, denn diese führen im Grunde jede Liste an. Meinen Patientinnen rate ich meistens anfangs zu einer strikten weizen- und milchproduktfreien Ernährung, und dann schauen wir, wie es ihnen damit geht.

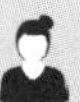

Francine – Krämpfe und große Blutklumpen jeden Monat

»Ich habe den schlimmsten Fall von Adenomyose, den mein Gynäkologe jemals gesehen hat«, erzählte mir Francine. Sie sagte, sie hätte jeden Monat Schmerzen und es kämen golfballgroße Blutklumpen aus ihr heraus, die kaum die Toilette hinunterzuspülen seien, und dass sie das Gefühl hätte, sie fielen quasi aus ihrem Becken heraus.

»Mein Arzt sagt, eine Hormonspirale oder eine Hysterektomie seien meine einzigen Möglichkeiten«, sagte sie schließlich.

»Möglicherweise«, stimmte ich dem Arzt zu, doch Francine wollte noch anderes ausprobieren. Um ihr zu helfen, musste ich zuerst wissen, in welchem Alter ihre Mutter in die Menopause gekommen war. »Bei Ihnen ist es nämlich wahrscheinlich ähnlich«, erklärte ich ihr. »Und wir müssen einschätzen, wie lange Sie diese Symptome noch haben könnten.«

»Meine Mutter war 52 Jahre alt«, antwortete Francine. »Ich bin 49, also habe ich bis dahin wahrscheinlich noch drei Jahre.«

Ich erfuhr mehr über die gesundheitliche Vorgeschichte von Francines Familie, unter anderem, dass ihre Mutter und zwei ihrer Brüder an unterschiedlichen Autoimmunerkrankungen litten. Francine selbst hatte die Autoimmunerkrankung Hashimoto-Thyreoiditis und weitere Symptome von Sodbrennen und chronischer Nasennebenhöhlenverstopfung.

»Autoimmunerkrankungen lassen stark auf ein Problem mit Gluten schließen«, erklärte ich ihr. »Genauso wie Sodbrennen und Nasennebenhöhlenprobleme.«

Francine erklärte, sie verzichtete teilweise auf Gluten, würde aber ab und an ein Stück Sauerbrot zu sich nehmen. Ich riet ihr, strikt auf Gluten und A1-Casein zu verzichten und 200 Milligramm Prometrium einzunehmen. An den Tagen mit starkem Menstruationsfluss nahm sie weiterhin das Schmerzmittel Nurofen und bekam ab und an von ihrem Arzt eine Infusion mit Eisen. Außerdem nahm sie die Nahrungsergänzungsmittel Selen und Kalzium-D-Glucarat, was einen gesunden Östrogenstoffwechsel unterstützt (siehe unten).

Als erstes verbesserte sich das Sodbrennen, was ein gutes Zeichen war, denn wie Sie vielleicht noch wissen, fördert ein gesundes Verdauungssystem ein gutes Immunsystem. Francines Schmerzen und Blutungen änderten sich unter der Behandlung rund drei Monate lang nicht, doch dann verbesserten sich ihre Schmerzen erheblich und die Blutung reduzierte sich um die Hälfte. So hielt sie es die nächsten Jahre lang aus, bis ihre Periode mit fünfzig ganz aufhörte.

Ein interessanter Aspekt bei Francines Geschichte war, als sie rund ein Jahr nach Beginn der Behandlung versuchte, wieder Gluten zu essen, woraufhin Sodbrennen, Bauchschmerzen und allgemeine körperliche Schmerzen sofort zurückkehrten.

»Ich wusste nicht, dass Sie Schmerzen im Körper hatten«, meinte ich.

»Ja, die hatte ich schon immer, aber ich dachte, das hätte mit der Schilddrüse zu tun«, antwortete Francine.

»Die Schmerzen im Körper haben wahrscheinlich mit der autoimmunen Schilddrüsenerkrankung zu tun«, erklärte ich. »Aber wohl auch mit Gluten und der Immunstörung, die der Adenomyose zugrunde liegt.«

Nach diesem Experiment verzichtete Francine auf Gluten im Rahmen ihrer Behandlung von Hashimoto-Thyreoiditis, Sodbrennen, Schmerzen und Adenomyose.

Adenomyose wird nicht durch Östrogen verursacht, aber stark davon beeinflusst – wie fast jede Krankheit, über die wir in diesem Kapitel sprechen. Darum ist das Verständnis über einen gesunden Östrogenstoffwechsels und wie man ihn fördern kann so wichtig.

Östrogenstoffwechsel

Der Östrogenstoffwechsel – die gesunde Ausleitung von überflüssigem Östrogen aus dem Körper – besteht aus zwei Schritten.

Schritt eins ist die sogenannte Konjugation, bei der Östrogen in der Leber durch Moleküle wie Gluconsäure inaktiviert wird. Für eine erfolgreiche Konjugation ist eine gute Versorgung mit Nährstoffen erforderlich, insbesondere mit Folat, Vitamin B6, Vitamin B12, Zink, Selen, Magnesium und Proteinen. Außerdem muss die Leber frei von den toxischen Wirkungen endokriner Disruptoren und Alkohol sein, denn bei einem gestörten Östrogenstoffwechsel verstärkt Alkohol einen ohnehin schon hohen Östrogenspiegel.

Schritt zwei ist die Ausscheidung des konjugierten Östrogens über den Darm – ein Prozess, der mit gesunden Darmbakterien effektiver ist. Ungesunde Darmbakterien stören den Östrogenstoffwechsel (und führen zu einem Östrogenüberschuss), indem ein Enzym namens *Beta-Glucuronidase* gebildet wird, das Östrogen dekonjugiert oder reaktiviert und dafür sorgt, dass es reabsorbiert wird. Der gesamte Prozess heißt *enterohepatischer Kreislauf* oder »Darm-Leber-Kreislauf«.

Wie man einen gesunden Östrogenstoffwechsel fördert

Das Wissen um den Östrogenstoffwechsel und insbesondere die Rolle der Darmbakterien bringt uns zu einigen Strategien, um Östrogen niedrig zu halten:

- Reduzieren Sie Ihren Alkoholkonsum oder trinken Sie am besten gar keinen Alkohol.
- Sorgen Sie für eine gesunde Verdauung und ein gesundes Darmmikrobiom.
- Essen Sie Phytoöstrogene, die einen gesunden Östrogenstoffwechsel fördern
- Nehmen Sie eventuell Jod ein, das die Östrogenrezeptoren herunterregulieren kann.
- Setzen Sie sich weniger endokrinen Disruptoren wie Plastik und Pestiziden aus, denn diese können den Östrogenstoffwechsel stören.
- Prüfen Sie, ob Sie eine Insulinresistenz haben und beheben diese, um die hohe Estronproduktion zu verhindern, die in Bauchfett stattfinden kann (Kapitel 4).

Nahrungsergänzungsmittel bei Endometriose und Adenomyose

Kalzium-D-Glucarat

Kalzium-D-Glucarat ist das Kalziumsalz der *D-Glucarsäure*, die aus Kreuzblütler-Gemüse gewonnen wird. Der aktive Bestandteil ist das Glucarat, nicht das Kalzium.

Wie es wirkt: Es unterstützt einen gesunden Östrogenstoffwechsel, indem das bakterielle Enzym Beta-Glucuronidase gehemmt wird.

Was Sie sonst noch wissen müssen: Die therapeutische Dosis liegt zwischen 1000 und

1500 Milligramm, und meist ist es nur hilfreich, wenn Sie eindeutige Anzeichen eines Östrogenüberschusses haben, wie zum Beispiel eine starke Monatsblutung oder Brustschmerzen. Da Adenomyose meist mit einem Östrogenüberschuss zusammenhängt, kann Kalzium-D-Glucarat hilfreich sein. Bei Endometriose, bei der der Östrogenspiegel meist normal ist, ist es weniger hilfreich. Es ist allerdings zu bedenken, dass Kalzium-D-Glucarat die Wirkung von bestimmten Medikamenten verringern kann, indem deren Stoffwechsel und der Abbau aus dem Körper beschleunigt werden. Sprechen Sie mit Ihrem Arzt oder Apotheker über mögliche Wechselwirkungen.

Zink

Zink ist so wichtig für eine gesunde Immunfunktion, dass ein Zinkmangel als ein Faktor der Immunstörung bei Endometriose angesehen wird.[298]

Wie es wirkt: Es repariert Darmdurchlässigkeit,[299] verringert Entzündungen[300] und lindert Schmerzen.[301]

Was Sie sonst noch wissen müssen: Die therapeutische Dosis liegt bei 30 Milligramm direkt nach dem Essen. Lesen Sie bitte auch die vorigen Abschnitte über Zink.

Berberin

Berberin, der Phytonährstoff, den wir in Kapitel 5 bei DDFB und in Kapitel 8 bei Insulinresistenz kennengelernt haben, kann auch bei Endometriose und Adenomyose helfen. Beispielsweise kam eine kürzliche Laborstudie zu dem Schluss, dass »Berberin das LPS-induzierte Fortschreiten einer Adenomyose verbessert.«[302]

Wie es wirkt: Es wirkt entzündungshemmend und antimikrobiell und reduziert die schädlichen Bakterien im Darm und senkt den Gehalt der entzündungsfördernden Lipopolysaccharide (LPS). Es kann auch zur Behebung von Darmdurchlässigkeit beitragen.

Was Sie sonst noch wissen müssen: Berberin ist in der Schwangerschaft nicht sicher und kann außerdem Wechselwirkungen mit anderen Medikamenten haben. Bitte lesen Sie den Abschnitt über Berberin in Kapitel 8 und fragen Sie Ihren Arzt.

Medizinisches Cannabis

Medizinisches Cannabis haben wir bereits in Kapitel 7 als Behandlung von Schlaflosigkeit in der Perimenopause kennengelernt; es kann auch die Symptome von Endometriose und Adenomyose lindern. Laut einer kürzlich durchgeführten australischen Studie[303] nutzt mindestens eine von zehn Frauen mit Endometriose Cannabis gegen Schmerzen, Angst, Blähungen und Übelkeit.

Wie es wirkt: Es verringert Schmerzen und Angst, indem es mit dem Endocannabinoid-System interagiert.

Was Sie sonst noch wissen müssen: CBD oder eine Mischung aus CBD und THC (Kapitel 7) wird meist als Öl konsumiert und wirkt etwa nach einer halben bis zwei Stunden.

Jod

Vielen meiner Patientinnen mit Endometriose und Adenomyose geht es besser, wenn sie Jod einnehmen, auch wenn Jod leider noch für keine der beiden Erkrankungen untersucht wurde.

Wie es wirkt: Es regelt die Östrogenrezeptoren runter und unterstützt eine gesunde Immunfunktion.

Was Sie sonst noch wissen müssen: Zuviel Jod kann Ihrer Schilddrüse schaden, darum sollten Sie nicht mehr als 500 µg (0,5 mg) Jod am Tag einnehmen, außer Ihr Arzt rät Ihnen zu einer anderen Dosierung. (Siehe auch Kapitel 5).

Kurkuma oder Curcumin

Curcumin ist der aktive Bestandteil von Kurkuma und wurde als potenzielles Medikament bei einer Reihe von entzündlichen Erkrankungen einschließlich Endometriose untersucht.[304]

Wie es wirkt: Es hat entzündungshemmende und immunregulierende Eigenschaften und reduziert die Aktivität der Aromatase, das östrogenbildende Enzym. Außerdem beruhigt es Mastzellen und Histamin und hemmt die Angiogenese, die Bildung neuer Blutgefäße, die die Endometriose-Herde versorgen. Und außerdem kann Curcumin den Menstruationsfluss verringern, indem es Prostaglandine reduziert.

Was Sie sonst noch wissen müssen: Nehmen Sie zur besseren Absorption Curcumin zum Essen ein, aber nicht gleichzeitig mit Eisen, denn Curcumin kann die Eisenaufnahme hemmen. Es gilt allgemein als sicher, kann aber die Symptome einer Salicylat-Intoleranz verschlimmern (Kapitel 8). Außerdem ist es nicht sicher, wenn Sie eine Gerinnungs- oder Blutungsstörung haben.

Spezialthema: Die Rolle von Gerinnungsstörungen bei starken Menstruationsblutungen

Eine Gerinnungsstörung ist eine Krankheit, bei der die Gerinnungsfähigkeit des Blutes gestört ist. Das kann verschiedene Ursachen haben, aber die häufigste ist, dass eine genetische Krankheit vorliegt, wie zum Beispiel Hämophilie oder das häufigere Von-Willebrand-Syndrom.

Wenn Sie schon Ihr ganzes Leben lang starke Menstruationsblutungen hatten, besteht eine Wahrscheinlichkeit von eins zu fünf, dass Sie am Von-Willebrand-Syndrom[305] leiden, darum sollten Sie das von einem Arzt abklären lassen.

Symptome des Von-Willebrand-Syndroms sind:

- starke Menstruationsblutungen seit den ersten Perioden
- postpartale Blutungen
- Blutungen nach Operationen
- Blutungen bei Zahnarztbehandlungen
- Neigung zu blauen Flecken und Nasenbluten
- häufiges Zahnfleischbluten
- familiäre Vorgeschichte mit starken Perioden oder anderen Blutungssymptomen.

Checkliste für Endometriose und Adenomyose

- Holen Sie sich eine Diagnose.
- Versuchen Sie, Gluten und Kuhmilchprodukte strikt zu vermeiden.
- Nehmen Sie gegebenenfalls Progesteronkapseln und Curcumin ein.
- Lassen Sie Ihren Beckenbereich von einem Physiotherapeuten untersuchen.
- Denken Sie daran, dass sich die Symptome mit der Menopause bessern sollten, sich unter einer Östrogentherapie jedoch verschlimmern können.

Myome

Gebärmuttermyome (auch Leiomyome oder Fibromyome genannt) sind gutartige Wucherungen in der Gebärmuttermuskulatur. Bis zu einem gewissen Grad sind sie genetisch bedingt, weshalb je nach familiärer Vorgeschichte die Wahrscheinlichkeit hoch ist, dass Sie bis zum Alter von 50 mindestens ein Myom haben. Außerdem ist die Wahrscheinlichkeit hoch, dass es keinerlei Symptome verursacht und sich selbst nicht bemerkbar macht, bis es zufällig bei einem Ultraschall entdeckt wird. Bei den meisten Myomen handelt es sich um Zufallsbefunde, was bedeutet, dass sie zwar da, aber nicht die Ursache für Ihre Blutungen oder Schmerzen sind.[306] Nur ein kleiner Teil der Myome sitzt an einer Stelle, an der sie Schmerzen, starke Blutungen oder andere Symptome wie Völlegefühl oder häufiges Wasserlassen durch Druck auf die Blase verursachen.

Tipps für ein Arztgespräch bei Myomen

- Klären Sie, ob das Myom die Ursache Ihrer Schmerzen oder der starken Blutungen sein könnte, auch wenn die meisten Myome in der Regel keine Symptome verursachen.

Wenn das Myom keine Symptome verursacht, muss es auch nicht behandelt werden.

Myome in der Menopause

Myome werden durch Östrogen begünstigt, weshalb sie also mit der Menopause schrumpfen sollten. Ist das nicht der Fall, liegt das wahrscheinlich an einer Insulinresistenz, die einen hohen Östrogenspiegel verursacht.[307]

Konventionelle Behandlung von Myomen

NSARs oder hormonelle Verhütungsmittel wie die Hormonspirale sind meist die ersten Schritte, um Schmerzen und/oder Blutungen bei Myomen in den Griff zu bekommen. Insbesondere eine Hormonspirale ist eine gute Wahl.

Eine Hormonsuppression mit Medikamenten wie Depo-Clinovir oder Zoladex, kann Myome schrumpfen lassen, aber es kann auch zu Nebenwirkungen, wie Depressionen oder Osteoporose, kommen.

Das Medikament Ulipristalacetat (Esmya) zur Behandlung gegen Myome wird kritisch gesehen und ist nicht in allen Ländern zugelassen (in Deutschland ist die Zulassung wegen Sicherheitsbedenken seit 2020 ausgesetzt, Anm. d. Verlags).

Eine Gebärmutterablation kann die starken Blutungen durch manche Myome verringern. Weitere Informationen über Ablation finden Sie im Abschnitt *Anovulatorische Blutungen* in diesem Kapitel.

Zu den minimalinvasiven Techniken zur Abtragung eines Myoms gehören die fokussierte Ultraschalltechnologie (FUS), die mit hochenergetischem Ultraschall arbeitet, die Myolyse, die mit Hitze oder Strom arbeitet, und die Gebärmutterarterien-Embolisation, bei der kleine Partikel injiziert werden, um dem Myom die Blutzufuhr abzuschneiden. Bei diesen Verfahren besteht zwar ein geringes Risiko für Infektionen und Schmerzen, aber sie sind allgemein sicherer als Myomektomie oder Hysterektomie.

Myomektomie ist die chirurgische Entfernung eines Myoms und kann abdominal oder laparoskopisch erfolgen. Sie ist zwar effektiv, doch die Myome können erneut wachsen.

Unter **Hysterektomie** versteht man die Entfernung der gesamten Gebärmutter. Lesen Sie dazu auch die vorigen Abschnitte zu diesem Thema.

Ernährung und Lebensweise bei Myomen

Es gibt kein natürliches Heilmittel gegen Myome. Man kann lediglich das Wachstum so weit verlangsamen, bis sie sich in der Menopause von selbst verkleinern.

Arbeiten Sie an einer Umkehr der Insulinresistenz (Kapitel 8), denn Insulinresistenz fördert das Myomwachstum.[309 310]

Fördern Sie einen gesunden Östrogenstoffwechsel (siehe oben), denn hohes Östrogen fördert das Myomwachstum. Die stimulierende Wirkung von Östrogen ist der Grund für das erhöhte Myomrisiko in Zusammenhang mit Alkohol, endokrinen Disruptoren wie Phthalaten[109] und den starken synthetischen Östrogenen der Pille.[311]

Nahrungsergänzungsmittel bei Myomen

Nahrungsergänzungsmittel, die Sie eventuell nehmen sollten, sind **Magnesium** und **Inositol**, wenn Sie Insulinresistenz haben, und **Kalzium-D-Glucarat**, wenn Sie Symptome eines hohen Östrogenspiegels haben. Außerdem kommen Jod und Vitamin D in Betracht.

Jod

Jod ist mein liebstes Nahrungsergänzungsmittel, um das Wachstum von Myomen zu verlangsamen und zu verhindern. Leider gibt es dazu nicht viele Forschungsarbeiten, außer einer Studie, die Myome mit Schilddrüsenknoten in Verbindung bringt, und einen vermuteten Jodmangel als mögliche zugrundeliegende Ursache für beide Erkrankungen sieht.[312]

Wie es wirkt: Es regelt die Östrogenrezeptoren herunter und reduziert dadurch die Östrogenstimulation der Gebärmuttermuskulatur.

Was Sie sonst noch wissen müssen: Jod kann bei allen Erkrankungen helfen, die durch Östrogen gefördert werden, weshalb es bei Endometriose, Adenomyose und Brustschmerzen ebenfalls helfen kann. Lesen Sie dazu auch Kapitel 5.

Vitamin D3

Frauen mit einem niedrigen Vitamin-D-Spiegel sind deutlich anfälliger für Gebärmuttermyome,[313] was vielleicht teilweise erklärt, dass Myome häufiger bei Frauen mit dunklerer Haut vorkommen, für die es schwerer ist, genug Sonnenlicht zu bekommen, um ausreichend Vitamin D zu bilden.

Wie es wirkt: Es gibt erste Forschungsergebnisse, die darauf schließen lassen, dass Vitamin D das Wachstum von Myomzellen hemmt.[314]

Was Sie sonst noch wissen müssen: Die empfohlene Dosis liegt zwischen 1000 und 3000 IU. Wie wir im nächsten Kapitel noch sehen werden, wirkt Vitamin D am besten in Kombination mit Vitamin K2. Im Sommer müssen Sie Vitamin D wahrscheinlich nicht supplementieren.

Checkliste bei Myomen

- Myome schrumpfen in der Menopause auf natürliche Weise.
- Möglicherweise ist es angezeigt, sich einer minimalinvasiven Methode zur Abtragung oder Zerstörung des Myoms zu unterziehen.
- Identifizieren Sie eine Insulinresistenz und kehren Sie sie um.
- Nehmen Sie Jod und/oder Vitamin D ein.

Anovulatorische Blutungen

Überspringen Sie diesen Abschnitt bitte nicht, auch wenn Ihnen der Begriff anovulatorische Blutungen nichts sagt. Denn es handelt sich hierbei um nichts anderes als ein Hormonungleichgewicht bzw. eine Östrogendominanz, und ist der häufigste Grund für starke Blutungen in den Vierzigern. In Kapitel 3 habe ich erklärt, dass Sie in diesem Alter jede Menge Östrogen mit anovulatorischen Zyklen bilden, aber kein Progesteron. Das bedeutet, dass das Progesteron fehlt, das die Gebärmutterschleimhaut abbaut, was zu unregelmäßigen, starken Blutungen oder übermäßig langen Blutungen führen kann. Anovulatorische Zyklen können sich auch zu ernsteren Problemen wie Endometriumhyperplasie und/oder Gebärmutterpolypen ausweiten.

Endometriumhyperplasie ist eine hormonell bedingte Verdickung der Gebärmutterschleimhaut (Endometrium), die atypische Zellen enthalten kann. Manchmal kann daraus Krebs entstehen, deshalb sollten Sie sich von einem Arzt untersuchen lassen.

Gebärmutterpolypen sind anormale Wucherungen der Gebärmutterschleimhaut, die ein paar Millimeter, aber auch mehrere Zentimeter groß werden können. Genau wie eine Hyperplasie können sie zu Krebs ausarten, weshalb sie von einem Arzt untersucht oder behandelt werden müssen.

Hinweis: Wenn Ihre letzte Periode mindestens zwölf Monate her ist, ist jede Blutung, egal in welcher Menge, anormal und könnte ein Hinweis auf Endometrium-Hyperplasie sein. Lassen Sie das von Ihrem Arzt oder Ihrer Ärztin abklären.

Konventionelle Behandlung anovulatorischer Blutungen

Gestagene bauen die Gebärmutterschleimhaut ab und können entweder oral oder über eine Hormonspirale aufgenommen werden. In vielen Fällen können Gestagene durch Progesteron ersetzt werden, aber bei Endometriumhyperplasie kann die Einnahme von stärkeren Gestagenen erforderlich sein.

Progesteron ist die wichtigste Behandlungsform für anovulatorische Blutungen, denn ein Progesteronmangel ist die Hauptursache des Problems. Lesen Sie dazu auch *Wie Sie mit Ihrem Arzt oder Ihrer Ärztin über Progesteron bei starken Blutungen sprechen sollten* zu Beginn dieses Kapitels.

Dilation und Kürettage (D&K) ist ein kleinerer chirurgischer Eingriff, bei dem der Gebärmutterhals geweitet und dann die Gebärmutterschleimhaut abgeschabt wird. Dieses Verfahren wurde zur Behandlung von anovulatorischen Blutungen eingesetzt, hat sich aber langfristig nicht als wirksam erwiesen, da die Gebärmutterschleimhaut wieder nachwächst. Heutzutage erfolgt die Kürettage vorwiegend als diagnostische Untersuchung auf Endometriumhyperplasie, Gebärmutterpolypen oder Gebärmutterkrebs.

Chirurgische Entfernung von Gebärmutterpolypen ist in manchen Fällen notwendig. Gleichzeitig können Polypen aber auch von selbst wieder verschwinden, also fragen Sie Ihren Arzt oder Ihre Ärztin, ob es möglich ist, eine Zeit lang abzuwarten.

Endometriumablation ist die Zerstörung der Gebärmutterschleimhaut, die ich erstmals im Abschnitt über Adenomyose beschrieben habe. Sie kann auch bei dieser Art von Blutung helfen, denn nach der Ablation wird die Blutung leichter oder Sie werden gar keine Blutung mehr haben, selbst wenn Sie noch einen Zyklus haben. Die Wirkung hält meist fünf Jahre lang an, danach kann die Gebärmutterschleimhaut nachwachsen, und eine Wiederholung des Eingriffs oder eine Hysterektomie können erforderlich sein[315]. Viele Frauen fühlen sich nach einer Ablation wohl, aber manche berichten auch über unangenehme Nebenwirkungen wie Blutungen und heftige, wehenähnliche Schmerzen.[316]

Die Hysterektomie ist eine weitere Option, die aber bei anovulatorischen Blutungen selten empfohlen wird. Lesen Sie dazu auch das Spezialthema *Langfristige Vorteile, wenn Sie Ihre Gebärmutter behalten.*

Ernährung, Lebensweise und Nahrungsergänzungsmittel bei anovulatorischen Blutungen

Versuchen Sie es mit einer milchproduktfreien Ernährung, um den Blutfluss zu verringern. So wie in Shirleys Patientengeschichte in Kapitel 5.

Arbeiten Sie an einer Umkehr bei vorliegender Insulinresistenz (Kapitel 8), denn Insulinresistenz kann anovulatorische Blutungen verursachen oder verschlimmern.

Lassen Sie eine möglicherweise vorliegende Schilddrüsenerkrankung behandeln (Kapitel 8), denn eine Schilddrüsenunterfunktion kann anovulatorische Blutungen verursachen und verschlimmern.

Spezialthema: Die Rolle von Schilddrüsenerkrankungen bei anovulatorischen Zyklen und starken Blutungen

Schilddrüsenunterfunktion gilt schon lange als eine Ursache von starken Menstruationsblutungen und sollte immer ausgeschlossen werden. Das schreibt auch der Arzt Dr. Andrew Weeks im British Medical Journal: »Bei allen Frauen mit unerklärter Menorrhagie sollte die Schilddrüse untersucht werden.«[317] Eine Studie aus dem Jahr 2017 sprach ähnliche Empfehlungen aus und kam zu dem Schluss, dass die »Schilddrüsenfunktion in die Beurteilung von gestörten Gebärmutterblutungen miteinbezogen werden sollte« und »das würde unnötige Operationen und unnötige Hormongaben vermeiden.«[318]

Eine Schilddrüsenunterfunktion kann starke Blutungen verursachen, indem erstens Eisprung und Progesteronproduktion beeinträchtigt werden, zweitens das sexualhormonbindende Globulin gesenkt wird, wodurch freies oder aktives Östrogen ansteigt, drittens der Östrogenstoffwechsel sich verlangsamt, und viertens

Gerinnungsfaktoren verringert werden,[319] was die Fähigkeit des Körpers, Blutungen zu stoppen, reduziert.

Die Behandlung von starken Perioden aufgrund einer Schilddrüsenunterfunktion liegt darin, Schilddrüsenhormone einzunehmen und weitere Behandlungsmethoden anzuwenden, wie sie in Kapitel 8 beschrieben sind. Wenn Ihre Schilddrüsenfunktion nicht untersucht wurde, bitten Sie Ihren Arzt darum, indem Sie darauf hinweisen, dass dies eine häufige Erklärung für starke Perioden ist.

Checkliste für anovulatorische Blutungen

- Nehmen Sie Progesteron oder Gestagen ein.
- Finden Sie heraus, was den Eisprung behindert und beheben dies. Das könnte zum Beispiel Insulinresistenz oder eine Schilddrüsenerkrankung sein.

Brustschmerzen

Schließlich kommen wir zu Brustschmerzen, die in der Regel ebenfalls durch hohe Östrogen- und niedrige Progesteronspiegel verursacht werden. Brustschmerzen können außerdem durch einen hohen Prolaktinspiegel hervorgerufen werden. Lesen Sie dazu den Abschnitt über *Mönchspfeffer* in Kapitel 7.

Eine Diagnose erhalten

Wenn Sie unter Brustschmerzen leiden oder einen Knoten in der Brust haben, sollten Sie einen Termin bei Ihrem Arzt machen, damit er Sie untersucht und möglicherweise eine Überweisung für eine bildgebende Untersuchung ausstellt. Möglicherweise liegt eine fibrozystische Brusterkrankung (knotige Brüste) oder Mastalgie (Brustschmerzen) vor.

Hinweis: Bei den meisten Brustschmerzen handelt es sich nicht um Krebs.

Die sogenannte Mastalgie kann zyklisch auftreten, also vor Ihrer Periode, oder nicht-zyklisch, was die ganze Zeit über bedeutet und meist an anovulatorischen Zyklen liegt. In beiden Fällen ist ein hoher Östrogenspiegel die Ursache, der das Brustgewebe stark stimuliert. Progesteron hingegen wirkt beruhigend auf das Brustgewebe und kann Brustschmerzen lindern.

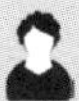

Sasha – Brustschmerzen bedeuten meist einen hohen Östrogenspiegel

»Meine Brüste sind ständig geschwollen«, erzählte mir Sasha. »Das ist so schlimm, dass ich sie festhalten muss, wenn ich eine Treppe hinuntergehe.«

Sasha hatte schon seit längerer Zeit Knoten in der Brust, die von ihrem Arzt untersucht und als gutartig diagnostiziert worden waren.

Sie war 48 und nahm an, sie sei aufgrund der Hysterektomie, die vor fünf Jahren bei ihr durchgeführt worden war, in der Menopause. »Mein Arzt hat mir ein Östrogen-Pflaster gegen die Vaginalbeschwerden verschrieben, aber ich musste es absetzen, weil dadurch meine Brustschmerzen so viel schlimmer wurden.«

»Es ist eher ungewöhnlich, sowohl unter Scheidentrockenheit als auch unter Brustschmerzen zu leiden«, erklärte ich ihr. »Scheidentrockenheit wird durch einen niedrigen Östrogenspiegel hervorgerufen und Brustschmerzen durch einen hohen. Ist Ihr Arzt sicher, dass es sich bei der Scheidentrockenheit um die typische Scheidentrockenheit in der Menopause handelt?«

Ich riet Sasha, sich eine zweite Meinung über ihre Scheidentrockenheit einzuholen, insbesondere, da ihr FSH-Wert nur bei 12 mIU/L und somit nicht im menopausalen Bereich lag. Die Vaginalbeschwerden stellten sich als Narbengewebe und nicht als Trockenheit heraus, was deutlich mehr Sinn ergab.

Sasha fing die Behandlung mit dem Östrogen-Pflaster nicht wieder an, sondern nahm stattdessen drei Milligramm molekulares Jod, worauf wir noch zu sprechen kommen werden. Nach zwei Monaten waren ihre Brustschmerzen vollkommen weg.

Konventionelle Behandlung von Brustschmerzen

Tragen Sie einen BH, der Ihre Brüste stützt, gut sitzt und keinen Bügel hat.

Versuchen Sie es mit Schmerzmitteln, wie Paracetamol oder Ibuprofen, aber nur zur gelegentlichen (nicht täglichen) Einnahme.

Verzichten Sie (wenn möglich) auf Medikamente, die zu Brustschmerzen führen können. Dazu gehörten bestimmte SSRI-Antidepressiva, Diuretika, die Pille und Spironolacton (Aldactone). Fragen Sie dazu Ihren Arzt oder Ihre Ärztin.

Nehmen Sie Progesteron ein. Wenn es aufgrund anderer Beschwerden ohnehin verschrieben wird, dann ist eine angenehme Nebenwirkung die Linderung von Brustschmerzen. Ihr Arzt wird Ihnen wahrscheinlich eher kein Progesteron zur Behandlung von Brustschmerzen verschreiben, auch wenn es dabei keine Bedenken hinsichtlich der Sicherheit gäbe.

Ernährung und Lebensweise bei Brustschmerzen

Versuchen Sie es mit einer milchproduktfreien oder histaminarmen Ernährung (Kapitel 5), um Histamin zu reduzieren, das Brustschmerzen verschlimmern kann.

Sorgen Sie für einen gesunden Östrogenstoffwechsel (siehe oben). Dazu gehört auch, Alkohol zu reduzieren oder ganz auf ihn zu verzichten.

Essen Sie Phytoöstrogene, die zum Beispiel in Samen und Hülsenfrüchten enthalten sind, denn Phytoöstrogene können eine positive Anti-Östrogen-Wirkung haben und einen gesunden Östrogenstoffwechsel fördern.

Nahrungsergänzungsmittel bei Brustschmerzen

Jod

Jod ist die beste Behandlung bei Brustschmerzen. Forschungsergebnisse weisen darauf hin, dass es die fibrozystische Brusterkrankung heilen[150] und möglicherweise auch das Brustkrebsrisiko senken kann.[146]

Wie es wirkt: Jod stabilisiert die Östrogenrezeptoren, von denen es jede Menge im Brustgewebe gibt, und reguliert sie herunter.

Was Sie sonst noch wissen müssen: Die für das Brustgewebe beste Art von Jod ist molekulares Jod. Im Vergleich zu Jodid wird es langsamer in die Schilddrüse und schneller in die Brüste absorbiert,[150] wodurch es für die Schilddrüse sicherer und besser gegen die Brustschmerzen ist. Vor der Einnahme von Jod sollten Sie sich auf Schilddrüsenantikörper testen lassen, wie in den Kapiteln 5 und 8 erläutert. Wenn Sie Schilddrüsenantikörper haben, sollte Ihre Tagesdosis 500 µg (0,5 mg) nicht überschreiten, es sei denn, Ihr Arzt rät Ihnen ausdrücklich dazu. Wenn Sie keine Schilddrüsenantikörper und auch kein anderes Schilddrüsenproblem haben, können Sie wahrscheinlich bedenkenlos drei Milligramm ausprobieren, wie ich es auch Sasha (oben) und Mia (Kapitel 5) verschrieben habe.

Checkliste bei Brustschmerzen

- Sprechen Sie mit Ihrem Arzt.
- Probieren Sie es mit einer milchproduktfreien Ernährung.
- Nehmen Sie Jod, sofern dies für Sie sicher ist.

Spezialthema: Brustkrebsrisiko reduzieren

Es gibt so viele Risikofaktoren für Brustkrebs, dass diese ein eigenes Buch einnehmen würden. Am besten sprechen Sie mit Ihrem Arzt oder Ihrer Ärztin über Ihre individuellen Risikofaktoren und halten sich an seinen bzw. ihren Rat.

Risikofaktoren für Brustkrebs sind:

- eine familiäre Brustkrebs-Vorgeschichte oder eine genetische Mutation, die mit Brustkrebs in Verbindung steht,

- jüngeres Alter bei der ersten Periode oder älteres Alter bei Beginn der Menopause
- hoher Alkoholkonsum,
- Rauchen,
- Insulinresistenz,
- Vorgeschichte mit hormonellen Verhütungsmitteln oder eine Therapie aus Östrogen plus Gestagen.

Faktoren, die das Brustkrebsrisiko senken:

- keine familiäre Brustkrebs-Vorgeschichte,
- geringer Alkoholkonsum,
- Nichtraucherin,
- regelmäßige Bewegung oder Sport,
- Stillen in der Vergangenheit,
- Phytoöstrogene aus Hülsenfrüchten und Samen,
- ausreichende Jodaufnahme.[146]

Manche dieser Faktoren können Sie kontrollieren, andere hingegen nicht. Daher können Sie Ihr Brustkrebsrisiko nur reduzieren, aber nicht ganz ausschließen. Was die Lebensweise anbelangt, so lauten meine besten Empfehlungen zur Risikoreduzierung: erstens Alkohol reduzieren, zweitens sich auf Insulinresistenz prüfen und gegebenenfalls umkehren, drittens Jod nehmen, wenn es unbedenklich ist, und viertens weniger Milchprodukte zu sich nehmen (siehe die in Kapitel 5 aufgeführten Forschungsergebnisse).

Ich hoffe, durch dieses Kapitel sind Sie sich der Behandlungsmöglichkeiten bei starken Menstruationsblutungen und Brustschmerzen bewusst. Und wenn Sie eine harte Zeit mit Ihrer Periode haben, können Sie sich auf ihr Ende freuen – und auf das, was danach kommt. Dies ist nämlich Thema des nächsten und letzten Kapitels.

Kapitel 10

Was danach kommt

In diesem Kapitel geht es darum, was Sie erwartet, wenn Sie die Menopause erreicht haben. Sie sind durch den Sturm der Perimenopause gegangen und befinden sich nun – um die Ärztin JC Prior zu zitieren – in der »freundlicheren und ruhigeren Lebensphase, die zu Recht als Menopause bezeichnet wird.«

Zu den Symptomen der Perimenopause, die jetzt hinter Ihnen liegen sollten, gehören starke Regelblutungen, Brustschmerzen, Stimmungsschwankungen, Migräne und hoffentlich auch Hitzewallungen und Schlafprobleme. Sowohl Hitzewallungen als auch Schlafprobleme halten meist länger an, und zwar durchschnittlich rund vier Jahre, was meist die drei Jahre vor der letzten Periode und ein Jahr nach der letzten Periode umfasst. Die Hitzewallungen können länger andauern und schon zehn Jahre vor der letzten Periode einsetzen und/oder auch bis zu zehn Jahre danach anhalten – was bei Ihnen hoffentlich nicht der Fall ist. Falls doch, lesen Sie bitte das Spezialthema *Was, wenn die Hitzewallungen einfach nicht aufhören?* (Kapitel 7) und den Abschnitt *Östrogen ausschleichen* (Kapitel 6). Bedenken Sie auch, dass Schlafapnoe ein Dauerproblem sein kann, in dessen Zusammenhang Sie auch eine Insulinresistenz behandeln sollten, falls eine vorliegt.

Zu den Symptomen, die noch vor Ihnen liegen können, gehören Scheidentrockenheit, Stressinkontinenz, Blasenentzündungen, Libidoverlust, Probleme mit dem Beckenboden, Scheidenprolaps, Haarausfall,

Gesichtsbehaarung und Gewichtszunahme. Dazu kommen noch das langfristige Osteoporoserisiko, Herzerkrankungen und Gedächtnisprobleme. Das sind die Themen, die wir in diesem Kapitel behandeln werden, wobei wir mit Scheidentrockenheit und einer ganzen Reihe an Symptomen, die sich »Urogenitales Menopausensyndrom« nennen, beginnen werden.

Das Urogenitale Menopausensyndrom (UGMS)

Das Urogenitale Menopausensyndrom, kurz UGMS, hört sich kompliziert an, und womöglich denken Sie, es würde Sie nicht betreffen, aber glauben Sie mir, das tut es höchstwahrscheinlich. Die Wahrscheinlichkeit, dass Sie bis zum Alter von 60 Jahren zumindest an einigen der UGMS-Symptome leiden, liegt bei 50 Prozent, und die Wahrscheinlichkeit, dass Sie im Alter von siebzig Jahren Symptome haben, sogar bei 75 Prozent. UGMS kann sich unter einer Behandlung deutlich verbessern; unbehandelt verschlimmern sich die Symptome höchstwahrscheinlich.

Das urogenitale Menopausensyndrom ist der Sammelbegriff für all die Scheiden-, Blasen- und Beckenbodensymptome durch einen niedrigen Östrogenspiegel. Früher nannte man es vulvovaginale Atrophie oder atrophische Vaginitis, womit anfangs nur Scheidentrockenheit gemeint war. Später wurden diese Begriffe so ausgeweitet, dass sie sich nun auch auf die folgenden Symptome beziehen:

- Scheidentrockenheit und fehlende Scheidenflüssigkeit,
- Brennen, Schmerzen, Trockenheit, Gereiztheit, Juckreiz oder Rissbildung in der Scheide,
- Schmerzen oder Blutungen beim Geschlechtsverkehr,
- Schmerzen beim Wasserlassen,
- wiederkehrende Harnwegsinfektionen,
- Harndrang oder Stressinkontinenz (Pinkeln beim Husten),
- Verlust von Libido, Erregbarkeit oder Orgasmusfähigkeit,
- Scheidenprolaps.

Wie Sie sehen, geht es bei UGMS um weitaus mehr, und manche Symptome können wirklich kräftezehrend sein. Wenn die australische Naturheilpraktikerin und Expertin für Vaginalgesundheit Moira Bradfield Strydom herausfinden will, wie stark die UGMS-Symptome ihrer Patientinnen sind, ist eine ihrer typischen Fragen an die Frauen, ob sie Schmerzen haben, wenn sie sich in Jeans hinsetzen. Eine weitere seltsam anmutende Frage lautet: »Vermeiden Sie es, Hosen oder Unterhosen zu tragen, um die Scheidensymptome und die Reizungen zu minimieren?« Wenn Sie solche Schmerzen oder ein solch unangenehmes Gefühl kennen, sollten Sie sich an Ihren Arzt wenden, damit er andere Ursachen ausschließen kann. Ansonsten wird er Ihnen wahrscheinlich eine Behandlung für UGMS verschreiben, auf die wir gleich zu sprechen kommen. Seien Sie unbesorgt, denn Ihr Arzt bekommt tagtäglich von solchen Symptomen zu hören – es gibt also keinen Grund, sich zu schämen.

Um noch einmal auf die Liste der Symptome zurückzukommen: Die meisten sind selbsterklärend, aber ein Scheidenprolaps muss vielleicht genauer erklärt werden.

Spezialthema: Beckenorganprolaps

Ein Scheidenprolaps gehört zum UGMS, ist aber auch Teil einer umfangreicheren Reihe an Problemen namens Beckenorganprolaps. Dabei sinken die Unterleibsorgane tiefer in das Becken hinein, sodass eine Ausbuchtung in der Scheide oder im Anus entsteht. Beispielsweise können Blase, Gebärmutter oder Enddarm in die Scheide sinken oder der Enddarm in den Anus. Zu den Symptomen eines Prolapses gehören Schmerzen oder Druckgefühl im Becken oder unteren Rücken, Blasenprobleme (wie zum Beispiel Harnverlust), Verstopfung, Schmerzen beim Geschlechtsverkehr und das Gefühl, es würde etwas aus der Scheide herausfallen.

Zu den Risikofaktoren gehören die Menopause, Myome, Hysterektomie, Rauchen, Übergewicht und vaginale Entbindung, insbesondere komplizierte.

Es gibt einige nicht-invasive Behandlungsmethoden bei einem Prolaps, einschließlich der mechanischen Behandlung mit einem Pessar und Übungen für Rumpf, Rücken und Beckenboden. Laut der australischen Physiotherapeutin Heba Shaheed ist das Ziel, sowohl Kraft als auch Koordination zu verbessern, sodass es zu einer besseren Zusammenarbeit zwischen Rumpfmuskeln und den Muskeln des übrigen Körpers kommt. Shaheed meint, dadurch »könne der Körper optimiert werden, um seine Funktion zu verbessern und den Prolaps so weit zu kompensieren, dass er Sie nicht mehr einschränkt.«

Es gibt auch mehrere chirurgische Möglichkeiten, um die Beckenorgane wieder an der richtigen Stelle zu befestigen, was manchmal mithilfe synthetischer Materialien erfolgt. Viele der chirurgischen Verfahren sind wirkungsvoll und sicher, aber für ein (jetzt nicht mehr angewandtes) Verfahren wurde ein Polypropylen-Netz verwendet, das bei manchen Frauen Schmerzen verursachte und seitdem Gegenstand einer Sammelklage ist.

Vaginal verabreichtes Östrogen kann ebenfalls bei Scheidenprolaps helfen.

Konventionelle Behandlung des urogenitalen Menopausensyndroms

Vaginal verabreichtes Östrogen ist die Nummer eins unter den Behandlungsformen für UGMS. Wie wir in Kapitel 6 erfahren haben, gibt es das Präparat Ovestin, bei dem es sich um natürliches bioidentisches Estriol handelt. Vaginal verabreichtes Östrogen hilft bei allen Symptomen des UGMS, einschließlich Scheidentrockenheit, verringerter Libido, ständigen Blasenentzündungen und Prolaps. Außerdem ist es sehr sicher. Eine der einzigen möglichen (aber nicht häufigen) Nebenwirkungen ist Hefepilz oder Soor in der Scheide, denn Östrogen kann das Hefewachstum fördern. Auf der anderen Seite kann Östrogen aber auch eine andere Form von vaginalem Ungleichgewicht namens bakterielle Vaginose verhindern.

 *Bakterielle Vaginose*

Eine Vaginose ist eine Überwucherung mit einer oder mehreren Arten normaler Vaginalbakterien. Zu den Symptomen gehören Juckreiz, Brennen und wässriger Ausfluss.

Wenden Sie sich in einem solchen Fall an Ihren Arzt. Wenn Sie sich nicht erklären können, woher das Problem kommt, bedenken Sie: Wenn die Symptome bei vaginaler verwendetes Anwendung von Östrogengel auftreten, handelt es sich wahrscheinlich um eine Hefeinfektion. Wenn Sie Symptome haben, obwohl Sie kein Gel verwenden, handelt es sich wahrscheinlich um eine bakterielle Vaginose.

Einer der vielen Vorteile von vaginalem Östrogen ist, dass es wiederkehrende Harnwegsinfekte verhindern kann.

Antonella – keine Antibiotika mehr

Bei Antonella lag die letzte Periode drei Jahre zurück und sie hatte seitdem Probleme mit ihrem Gewicht. Als sie das erste Mal zu mir kam, erzählte sie mir, dass sie fast durchgehend Antibiotika nehmen musste, weil sie immer wieder Harnwegsinfekte hatte.

»Oh, das ist nicht gut für Ihren Stoffwechsel«, sagte ich. »Es könnte einen Zusammenhang zwischen der Antibiotikaeinnahme und dem Problem, dass Sie nicht abnehmen können, geben.«

»Aber was soll ich denn machen?«, fragte sie mich. »Ich habe immer wieder Blasenentzündungen.«

Ich riet Antonella, mit ihrem Arzt über vaginal angewandtes Östrogen zu sprechen, um die Blasenentzündungen zu verhindern. Sechs Monate später musste sie kein Antibiotika mehr nehmen und machte auch endlich Fortschritte beim Gewichtsverlust.

Eine systemische Östrogentherapie wie mit Pflastern kann auch bei UGMS helfen, aber nicht immer. Möglicherweise brauchen Sie ebenfalls vaginal angewandtes Östrogen.

Vaginales DHEA-Gel ist ebenfalls wirksam, je nach Land jedoch in unterschiedlicher Weise verfügbar.

Testosteron wird manchmal verschrieben, um die Libido oder das sexuelle Verlangen wieder in Schwung zu bringen. Es kann auch das Lustgefühl, die Erregung und den Orgasmus unterstützen, aber nur, wenn Sie über ausreichend Östrogen verfügen, was bedeutet, dass Sie zuerst Östrogen nehmen müssen und dann, wenn nötig, Testosteron einnehmen können. In Kapitel 6 habe ich Bedenken zu Testosteron geäußert, insbesondere darüber, wie Testosteron zu Insulinresistenz und Gewichtszunahme im Bauchbereich beitragen und in hohen Dosen zu Gesichtsbehaarung und Haarausfall führen kann. Wenn Sie keine Insulinresistenz haben und eine niedrigdosierte Testosteroncreme für Ihre Libido ausprobieren möchten, sollte das kein Problem darstellen. Eine Creme oder ein transdermales Gel ist sicherer als eine Tablette oder Spritze.

Physiotherapie für den Beckenboden kann Stressinkontinenz und Scheidenprolaps lindern. Sprechen Sie mit Ihrem Arzt, damit er Sie zu einem Physiotherapeuten überweist.

Vaginale Lasertherapie nutzt Lichtstrahlen, um zuerst das Vaginalgewebe zu schädigen und bei dessen Heilung die Kollagenproduktion anzuregen. Sie ist teuer und in manchen Ländern noch nicht anerkannt. Ich denke jedoch, die Lasertherapie ist für das Vaginalgewebe nicht so gut wie Zink, worüber wir noch sprechen werden.

Gleitmittel, die beim Geschlechtsverkehr verwendet werden, können sowohl das Wohlbefinden als auch das Lustgefühl steigern. Es gibt Gleitgele auf Wasser- und auf Silikonbasis, aber man kann auch ein Öl verwenden, wie zum Beispiel Oliven-, Süßmandel- oder Kokosöl.

Allgemein ist ein silikon- oder wasserbasiertes Gleitgel beim Geschlechtsverkehr wahrscheinlich am besten geeignet, aber lesen Sie das Etikett, um sicherzustellen, dass es keinen reizenden Alkohol oder Konservierungsstoffe enthält, einen Vagina-freundlichen pH-Wert von 4,5 hat und die sogenannte Osmolalität unter 1200 mOsm/kg liegt. (Osmolalität ist die Konzentration aller gelösten Teilchen in einer Lösung. Gleitmittel mit hoher Osmolalität können dem Vaginalgewebe schaden, sind aber leider noch immer auf dem Markt.)

Pflanzenöle eignen sich gut für das Vorspiel, aber seien Sie sich darüber im Klaren, dass ein Öl oder ein ölbasiertes Gleitgel Latexkondome zerstört. Außerdem kann Öl (insbesondere Mineralöl) bakterielle Vaginose fördern.[320]

Vaginale Feuchtigkeitscremes werden täglich angewandt. Sie rehydrieren Vulva- und Vaginalgewebe, indem der Flüssigkeitsgehalt erhöht, Vaginalsekret nachgeahmt und der pH-Wert gesenkt wird, was zu einem gesunden Vaginalmikrobiom beitragen kann. Genauso wie Gleitgele sollten Feuchtigkeitscremes keine Konservierungsstoffe enthalten und einen niedrigen pH-Wert und eine geringe Osmolalität haben.

Ein zinkhaltiges vaginales Feuchtigkeitsgel könnte bald auf den Markt kommen. Es hat in ersten Studien[321] sowohl bei Scheidentrockenheit als auch Atrophie besser abgeschnitten als herkömmliche Feuchtigkeitscremes. Es wirkt dadurch, dass Zink sich positiv auf die Scheidenepithelzellen auswirkt (siehe unten).

Ein gutes Feuchtigkeitsmittel sollte Trockenheit und Juckreiz lindern, aber was ist zu tun, wenn es richtig schlimm juckt?

Spezialthema: Zwei mögliche Ursachen für vaginalen Juckreiz: Vulvadermatitis und Lichen sclerosus

Vulvadermatitis ist genau das, wonach es sich anhört: Dermatitis oder ein Ekzem der Vulva. Das kann zu starkem Juckreiz, Wundsein, Brennen oder sogar Schmerzen führen. Der erste Schritt ist, sofort auf alle Seifen, Parfums oder Waschmittel zu verzichten, die Ihre Scheide reizen könnten. Als nächstes sollten Sie einen Gynäkologen oder Dermatologen aufsuchen, der eine kurzfristige Anwendung einer kortisonhaltigen Salbe verordnen kann. Vaginale Probiotika (über die ich später noch spreche) können ebenfalls helfen.

Lichen sclerosus ist eine chronische, entzündliche Hauterkrankung, die weiße Flecken im Intimbereich verursacht. Man geht von einem autoimmunen Reaktion aus, und häufig wird diese Erkrankung mit einer Autoimmunerkrankung der Schilddrüse assoziiert.[322] Lesen Sie dazu den Abschnitt über Autoimmunerkrankungen der Schilddrüse in Kapitel 8 und suchen Sie einen Gynäkologen auf.

Ernährung und Lebensweise bei UGMS

Die natürliche Behandlung von UGMS besteht insbesondere darin, erstens für die Gesundheit der Vaginalepithelzellen und zweitens für ein gesundes *Vaginalmikrobiom* zu sorgen. Es hat sich gezeigt, dass ein gesundes Vaginalmikrobiom bakterielle Vaginose und Harnwegsinfekte verhindern, aber auch UGMS-Symptome wie Trockenheit, Atrophie und Schmerzen bessern kann.[323]

Hinweis: Wussten Sie schon? Im Unterschied zu einem gesunden Darmmikrobiom mit vielen verschiedenen Bakterienarten, sind in einem gesunden Vaginalmikrobiom nur recht wenige Bakterienarten vorhanden. Der Großteil gehört zu den Laktobazillen.

Es gibt eine enge Wechselwirkung zwischen den Epithelzellen und dem Vaginalmikrobiom: Einerseits produzieren gesunde Epithelzellen Glykogen, das gesunde Vaginalbakterien nährt; ein gesundes Vaginalmikrobiom wiederum sorgt für gesunde Epithelzellen.

Wie bereits erklärt, ist eine Therapie mit vaginalem Östrogen sowohl für die Epithelzellen als auch für das Vaginalmikrobiom förderlich, denn dadurch wird Glykogen stimuliert, das die Vaginalbakterien nährt.

Tipps zu Ernährung und Lebensweise bei UGMS:

Keine Intimduschen oder Intimpflegetücher verwenden, denn sie verändern den pH-Wert der Scheide und schaden dem Mikrobiom.

Rauchen Sie nicht, denn Rauchen senkt den Östrogenspiegel und schädigt das Vaginalmikrobiom.

Vermeiden Sie so gut es geht Antibiotika, denn sie können das Mikrobiom schädigen.

Sport, insbesondere kraftsteigernde Übungen für Rumpf und Rücken, können dazu beitragen, die Funktion des Beckenbodens wiederherzustellen.

Eine **oxalatarme Ernährung** ist eine weitere Behandlungsmöglichkeit für Vulvodynie (unerklärliche Vulvaschmerzen). Dazu muss die Aufnahme von oxalatreichen pflanzlichen Nahrungsmitteln wie zum Beispiel Spinat oder Mangold reduziert werden.

Sorgen Sie für eine ausreichende Versorgung mit Proteinen, Vitamin A, essenziellen Fettsäuren und insbesondere Zink.

Nahrungsergänzungsmittel bei UGMS

Zink

Zink unterstützt ein gesundes Vaginalepithel. Laut der Expertin für vaginale Gesundheit, Moira Bradfield Strydom, kann sich Scheidentrockenheit bereits wenige Woche nach der oralen Einnahme von Zink deutlich verbessern.

Wie es wirkt: Zink ist ein essenzieller Nährstoff für ein intaktes Gewebes.

Was Sie sonst noch wissen müssen: Die therapeutische Dosis liegt bei dreißig Milligramm direkt nach dem Essen. Lesen Sie dazu auch die vorherigen Abschnitte über Zink.

Vaginalprobiotika

Eine Studie mit Frauen in der Menopause ergab, dass die Einnahme der Bakterienstämme *Lactobacillus rhamnosus* GR-1 und *Lactobacillus reuteri* RC-14 die Symptome einer bakteriellen Vaginose lindern kann.[324] Probiotika können auch wiederkehrende Harnwegsinfekte in der Menopause verhindern.[325]

Wie es wirkt: Vaginale probiotische Stämme können die Gesundheit und Zusammensetzung des Vaginalmikrobioms normalisieren.

Was Sie sonst noch wissen müssen: Vaginalprobiotika können oral eingenommen oder in die Scheide eingeführt werden. Ein vaginal anzuwendendes Produkt kombiniert den Probiotikastamm *Lactobacillus acidophilus* KS400 mit einer niedrigen Dosis Estriol.

D-Mannose

D-Mannose ist ein einfacher Zucker, der Harnwegsinfekte verhindern kann.[325]

Wie es wirkt: Es behindert *E. coli*-Bakterien daran, sich an der Blasenwand anzuheften.

Was Sie sonst noch wissen müssen: Die therapeutische Tagesdosis zur Prävention von Harnwegsinfekten liegt bei 2 Gramm, und es sind keine Nebenwirkungen bekannt.

Tipp: Magnesium kann ebenfalls bei Blaseninkontinenz oder häufigem Harndrang helfen, indem es die Blase beruhigt und diese sich so vollständig entleeren kann.

Sanddornöl

Sanddornöl hat in einer klinischen Studie bei UGMS gut abgeschnitten, und nach einer dreimonatigen oralen Einnahme hatten sich bei manchen Teilnehmerinnen Scheidentrockenheit, Juckreiz und das brennende Gefühl verbessert.[326]

Wie es wirkt: Wie Zink verbessert Sanddornöl die Intaktheit der Vaginalepithelzellen.

Was Sie sonst noch wissen müssen: Die Dosis in der Studie lag bei drei Gramm am Tag oral eingenommen. Es sind keine Nebenwirkungen bekannt.

Spezialthema: Lust und Verlangen

Können Sie Sex oder Masturbation nicht mehr so sehr genießen? Sexuelles Verlangen oder Libido können mit der Menopause abnehmen. Bei manchen Frauen bleibt das sexuelle Verlangen gleich oder steigert sich sogar. Das liegt daran, dass die Menopause nur ein Faktor dabei ist.

Zu den anderen Faktoren gehören:

- Stress oder Schlafprobleme,
- Erschöpfung oder Schmerzen,
- Schilddrüsenerkrankungen,
- Medikamente wie Antidepressiva, Antihistaminika, Antimykotika, Betablocker, orale Verhütungsmittel, Gestagene, Spironolacton, Cholesterinsenker und Magensäureblocker,
- medizinische Probleme des Partners oder Beziehungsprobleme.

Wenn Ihr Lustempfinden durch eines dieser Probleme beeinträchtigt wird, sollten Sie am besten dieses Problem angehen, was vielleicht bedeutet, dass Sie mit Ihrem Arzt über eine Veränderung Ihrer Medikamente sprechen oder Ihren Partner bitten sollten, einen Arzt aufzusuchen.

Wie Sie sich vorstellen können, ist der Punkt mit den Beziehungsproblemen besonders komplex. Laut Esther Perel, Psychotherapeutin und Autorin des Buches Was Liebe braucht, ist das Nachlassen der Begierde zum Großteil der Langeweile in einer Langzeitbeziehung geschuldet. Sie meint, das Verlangen der Frauen würde genauso wie bei Männern durch Neues und Aufregendes gefördert.[327] Sie rät dazu, Wege zu finden, um Romantik und Geheimnisvolles wiederherzustellen.

Was die Menopause betrifft, so gehört Folgendes zu den Gründen für verminderte Lust:

- Sex, der aufgrund von Scheidentrockenheit, Prolaps oder anderen UGMS-Problemen schmerzhaft oder unangenehm ist,
- verminderte Elastizität der Scheide,

- verringerte Empfindsamkeit von Scheide und/oder Klitoris (also weniger Gefühl darin haben).

Wenn Ihr Lustempfinden durch eines dieser Probleme beeinträchtigt wird, ist die beste Strategie vaginales Östrogen und/oder andere der oben aufgeführten Behandlungsmöglichkeiten.

Checkliste bei UGMS

- Sprechen Sie mit Ihrem Arzt oder Ihrer Ärztin über Ihre Symptome. Nicht schüchtern sein!
- Verwenden Sie eventuell vaginales Östrogen.
- Lassen Sie sich zu einem Physiotherapeuten überweisen.
- Probieren Sie es mit Zink.
- Überlegen Sie, ob Medikamente, die Sie einnehmen, Lust und/oder sexuelles Verlangen behindern könnten.

Gesichtsbehaarung und Haarausfall

In der Menopause stellen Sie möglicherweise plötzlich fest, dass Ihnen neue, grobe Haare an Kinn oder Oberlippe wachsen, während Sie gleichzeitig Haare auf dem Kopf verlieren. Beides hängt damit zusammen, dass sie das Ergebnis eines relativen Androgenüberschusses in der Menopause sein können, wie in Kapitel 4 beschrieben.

Als erstes sollten Sie Ihren Arzt oder Ihre Ärztin fragen, ob diese Symptome auf die Menopause oder auf etwas anderes zurückzuführen sind. Beispielsweise kann starke Gesichtsbehaarung auf ein hormonelles Problem zurückzuführen sein. Haarausfall kann durch eine Schilddrüsenerkrankung, Stress, eine Autoimmunerkrankung, Pilzinfektionen oder Medikamente gegen Depressionen, Blutdruck- oder Cholesterinsenker oder Magensäureblocker kommen. Haarverlust kann auch ein Hinweis auf einen Eisenmangel sein, aber nehmen Sie kein Eisen ein, wenn Sie nicht sicher sind, dass Sie es wirklich benötigen.

Wenn Gesichtsbehaarung und Haarausfall tatsächlich durch die Menopause kommen, kann Ihr Arzt oder Ihre Ärztin möglicherweise die Diagnose *androgene Alopezie*, *androgenetische Alopezie* oder *Haar-*

ausfall weiblichen Musters stellen, was einfach nur hormoneller Haarausfall durch einen relativen Androgenüberschuss bedeutet.

Konventionelle Behandlung von Gesichtsbehaarung und Haarausfall

Minoxidil ist das einzige Medikament, das für den menopausalen Haarausfall weiblichen Musters zugelassen ist. Es ist eigentlich ein Blutdruckmittel, das aber auch als äußerlich angewendetes Medikament eingesetzt werden kann, um das Haarwachstum zu stimulieren, indem es wahrscheinlich die Blutzufuhr der Haarfollikel verbessert. Zu den Nebenwirkungen gehören vorübergehender Haarausfall und Gesichtsbehaarung.

Östrogen und Progesteron haben beide eine positive antiandrogene Wirkung. Gemäß aktuellen Richtlinien ist eine Hormontherapie gegen Hirsutismus oder Haarverlust nicht angezeigt, aber wenn Sie die Hormontherapie für etwas anderes nehmen, können Sie als schönen Nebeneffekt eine Verbesserung der androgenen Symptome verspüren.

Spironolacton ist ein anti-androgenes Medikament, das manche Ärzte gegen menopausalen Haarausfall und Hirsutismus verschreiben. Zu den Nebenwirkungen gehören depressive Verstimmungen und verringerte Libido.

Haarentfernungstechniken wie die Entfernung durch Wachs oder Laser sind effektive und einfache Lösungen.

Ernährung und Lebensweise bei Gesichtsbehaarung und Haarausfall

Die Umkehr einer Insulinresistenz ist ein wichtiger Schritt, um Gesichtsbehaarung und Haarausfall zu verbessern, denn ein Androgenüberschuss verursacht Insulinresistenz und Insulinresistenz wiederum verschlimmert den Androgenüberschuss. Wie wir in Kapitel 4 gesehen haben, trägt eine Insulinresistenz zu einem Androgenüberschuss bei, indem sowohl die Testosteronproduktion in den Eierstöcken direkt verstärkt als auch SHBG gesenkt wird.

> **Spezialthema: Die androgensenkende Wirkung von SHBG**
>
> Das sexualhormonbindende Globulin, kurz SHBG genannt, ist ein Protein, das Testosteron bindet und inaktiviert, sodass es weniger verfügbar ist.
>
> Ein adequater SHBG-Spiegel kann somit die Symptome eines zu hohen Testosteronspiegels lindern. Dazu gehören Gewichtszunahme, Haarausfall und Gesichtsbehaarung. Ihren SHBG-Spiegel können Sie durch die Einnahme von Phytoöstrogenen sowie der Behebung eines zugrundeliegenden Problems mit Insulinresistenz und/oder Hypothyreose steigern.

Nahrungsergänzungsmittel bei Gesichtsbehaarung und Haarausfall

Die wichtigsten Nahrungsergänzungsmittel bei Insulinresistenz sind **Magnesium** und **Inositol**, wie in Kapitel 8 bereits erläutert. Zink kommt ebenfalls infrage.

Zink

Zink ist mein liebstes Nahrungsergänzungsmittel bei einem Androgenüberschuss durch PCOS und die Menopause. Eine kleine klinische Studie zur Verwendung bei PCOS ergab, dass sich durch Zink sowohl Haarausfall als auch Hirsutismus bessern.[328]

Wie es wirkt: Zink schützt den Körper vor einem Androgenüberschuss und nährt die Haarfollikel.

Was Sie sonst noch wissen müssen: Zink ist auch mein am häufigsten empfohlenes Nahrungsergänzungsmittel bei Scheidentrockenheit. Man kann also langsam ein gewisses Muster erkennen. Lesen Sie auch die früheren Abschnitte über Zink.

Die Ergebnisse zeigen sich nur langsam

Haarausfall und Gesichtsbehaarung sind hartnäckige Symptome, und bis es sich bessert (sofern es sich überhaupt bessert) kann es mindestens sechs Monate dauern. Wenn Sie jahrelang einen unbehandelten Androgenüberschuss (PCOS) hatten und es dadurch zu einer dauerhaften sogenannten Miniaturisierung (Schrumpfung) der Haarfollikel kam, werden Sie den Haarausfall leider nicht mehr bessern können. Ein Dermatologe kann Ihnen sagen, ob Sie sich von dem Haarausfall erholen können oder ob eine Miniaturisierung stattgefunden hat.

Checkliste bei Gesichtsbehaarung und Haarausfall

- Holen Sie sich eine Diagnose ein, und überlegen Sie, ob eines Ihrer Medikamente für den Haarausfall verantwortlich sein könnte.
- Behandeln Sie eine gegebenenfalls vorliegende Insulinresistenz.
- Nehmen Sie Zink ein.

Für ein gesundes Körpergewicht sorgen

Wenn es Ihnen schwerfällt, schlank zu bleiben, dann liegt das (teilweise) daran, dass der sogenannte Ruheumsatz (die im Ruhezustand verbrannten Kalorien) um fünfzehn Prozent sinkt. Das ist zum Teil darauf zurückzuführen, dass in der Menopause die Fähigkeit zum Muskelerhalt sinkt und weniger Muskeln zu einem niedrigen Ruheumsatz führen. Doch zum größten Teil liegt es an einem Androgenüberschuss (Kapitel 4) und dem Wechsel zu einer Insulinresistenz, wie bereits mehrfach besprochen. Um ein gesundes Gewicht zu halten ist zunächst wichtig zu wissen, ob eine Insulinresistenz besteht, die es zu behandeln gilt. Lesen Sie die vorigen Abschnitte zu Insulinresistenz, insbesondere den Teil über die entsprechenden Tests in Kapitel 5. Ein Glukosetest ist kein Test auf eine Insulinresistenz.

Natürlich spielen bei einem gesunden Gewicht auch andere Faktoren eine Rolle. Über manche werden wir noch sprechen, doch ich rate Ihnen dazu, nicht die Form Ihres Körpers oder Ihr Gewicht auf der Waage als Erfolgsmaßstab zu nehmen, sondern die Insulinsensitivität. Durch eine gesunde Insulinsensitivität (einen normalen Insulinspiegel) reduzieren Sie nicht nur das Risiko für Herzerkrankungen und Demenz, sondern schaffen auch eine langfristige Fähigkeit, Fett abzubauen. Umgekehrt ist es so, dass es im Fall einer Insulinresistenz sehr schwer oder sogar unmöglich sein kann, langfristig ein gesundes Gewicht zu halten.

Konventionelle Behandlungen, um ein gesundes Gewicht zu halten

Ernährung und Sport sind die Standardempfehlungen für Gewichtsverlust und das nicht ohne Grund. Schließlich benötigen Sie in der Menopause weniger Kalorien, weshalb es sinnvoll ist, die Kalorienzufuhr zu reduzieren und/oder den Energieverbrauch zu steigern. Dabei handelt es sich um den klassischen »Kalorien rein versus Kalorien raus«-Ansatz, der zwar in gewisser Weise zutreffend, tatsächlich aber gar nicht so einfach ist.

Spezialthema: Das Problem mit dem Prinzip des »Kalorien rein – Kalorien raus«

Das erste Problem beim typischen »Kalorien rein – Kalorien raus«-Prinzip ist, dass verschiedene Arten von Kalorien unterschiedliche Auswirkungen auf den Stoffwechsel und das Gewicht haben. Das beste Beispiel sind Proteine, die, wie wir in Kapitel 5 gesehen haben, den Fettverlust fördern, weil sie sättigend wirken und Muskeln aufbauen. Das Gegenteil ist bei hochdosierter Fruktose der Fall, die zu Gewichtszunahme im Bauchbereich führt, weil sie Insulinresistenz verursacht oder verschlechtert. Letztlich gibt es noch all die Nahrungsmittel wie dunkle Schokolade und Avocado, die viele Kalorien enthalten, gleichzeitig aber wertvolle Polyphenole liefern, die für die Rolle der Mitochondrien beim Stoffwechsel erforderlich sind, worauf ich noch zu sprechen komme.

Das zweite Problem beim »Kalorien rein – Kalorien raus«-Prinzip ist, dass durch Sport der Appetit und die Nahrungsaufnahme gesteigert werden, weshalb dabei der »Kalorien raus«-Teil der Gleichung nicht aufgeht. Damit will ich nicht sagen, dass Sie keinen Sport treiben sollen, denn das sollten Sie unbedingt. Der Hauptnutzen der sportlichen Betätigung liegt nicht in der Kalorienverbrennung, sondern im Muskelaufbau, in der Verbesserung der Insulinsensitivität und in der Stimulation der mitochondrialen Biogenese, also der Herstellung neuer Mitochondrien.

Und letztlich ist das Problem beim »Kalorien rein – Kalorien raus«-Ansatz, dass er schwer umzusetzen ist. Mit anderen Worten: Wenn Sie Hunger haben, wird es schwer sein, die Kalorienzufuhr kontinuierlich zu beschränken. Irgendwann werden Sie etwas essen, das Ihre Diät entgleisen lässt, und dann spüren Sie möglicherweise das, was eine Ernährungswissenschaftlerin einmal als den »F ...-it-Effekt« bezeichnet hat, womit Schlemmen im Überfluss gemeint ist, weil ja doch nichts funktioniert. Eine bessere Strategie ist, den Fokus darauf zu lenken, sich satt zu fühlen, so wie Mandy in Kapitel 8. Wenn man sich durch Proteine satt fühlt, nimmt man insgesamt weniger Kalorien zu sich – sogar, ohne Kalorien zu zählen.

Eine Therapie mit Östrogen plus Progesteron kann die Stoffwechselrate steigern, wird aber zu diesem Zweck eher nicht verschrieben. Wenn Sie sich einer Hormontherapie unterziehen, sollten Sie Testosteron und androgene Gestagene wie Norethisteron vermeiden, denn sie können zu Gewichtszunahme beitragen.

Vermeiden Sie (falls möglich) Medikamente, die zu einer Gewichtszunahme beitragen. Das sind beispielsweise Antihistaminika, Antipsychotika, die Pille, Gabapentin, Amitriptylin und manche Arten von Antidepressiva oder Blutdruckmitteln.

Ernährung und Lebensweise, um ein gesundes Gewicht zu behalten

Bauen Sie Muskeln auf, wofür ein ausreichender Proteinkonsum und regelmäßige Bewegung nötig sind. Durch Muskelaufbau können Sie Ihren Stoffwechsel ankurbeln, und wenn Sie genug Muskeln aufbauen, haben Sie vielleicht sogar wieder die höhere Stoffwechselrate, die Sie vor der Menopause hatten.

Tipp: Entsorgen Sie Ihre Waage, denn Muskeln wiegen mehr als Fett. Stattdessen können Sie Ihre Fortschritte daran messen, wie gut Ihre Kleidung passt.

Essen Sie ausreichend Proteine, nicht nur für den Muskelaufbau, sondern auch, um richtig satt zu werden.

Lassen Sie kontrollieren, ob Sie unter Hashimoto-Thyreoiditis **leiden**, und behandeln diese gegebenenfalls wie in Kapitel 8 beschrieben.

Lassen Sie kontrollieren, ob Sie eine Insulinresistenz haben, und behandeln diese gegebenenfalls wie in Kapitel 8 beschrieben.

Eine **Keto- oder kohlenhydratarme Ernährung** ist einer der stärksten Ansätze, um eine Insulinresistenz umzukehren, und obwohl ich eine solche Ernährungsweise langfristig nicht empfehlen kann, kann sie kurzfristig äußerst hilfreich sein. Wie jede Strategie, die die Stoffwechselflexibilität fördert (Bewegung, Reduktion von hochdosierter Fruktose und Intervallfasten), unterstützt eine Keto-Diät eine gesunde Mitochondrienfunktion.

Spezialthema: Die Rolle der Mitochondrien

Mitochondrien sind die kleinen Kraftwerke der Zellen, die Nahrungsmittel in Energie umwandeln und alles am Laufen halten. Neunzig Prozent der Energie, die Sie brauchen, um sich zu bewegen, zu denken, zu verdauen, Hormone zu bilden und zu existieren, wird von Mitochondrien gebildet. Je mehr Mitochondrien Sie haben, desto besser fühlen Sie sich also. (Zum Glück hat man Billiarden an Mitochondrien.) Stellen Sie sich die Mitochondrien als den »Antrieb« des Stoffwechsels dar. Indem Sie ihre Funktion und Biogenese unterstützen, können Sie Ihren Ruhestoffwechsel steigern.

Möglichkeiten zur Unterstützung der Mitochondrien sind:

- für einen gesunden Insulin-, Östrogen-, Progesteron-, Melatonin- und Schilddrüsenhormonspiegel zu sorgen
- Bewegung, Intervallfasten, ein gesunder zirkadianer Rhythmus und ausreichend Schlaf
- Magnesium, Taurin, Zink, Selen und Phytonährstoffe, insbesondere Polyphenole aus Kaffee oder Kakao.

Der sicherste Weg, den Mitochondrien zu schaden, ist allerdings, zu viel zu essen, insbesondere zu viel Fruktose. Laut Dr. Bruce H. Cohen, Experten für Mitochondrien-Medizin, sind die »größten Gifte für die Mitochondrien in unserer Ernährung übermäßiger freier (raffinierter) Zucker, wie Maissirup mit hohem Fruktosegehalt und Haushaltszucker, sowie ein Übermaß an Kohlenhydraten im Allgemeinen.«[329] Er erklärt, dass die Mitochondrien, wenn sie mit hohen Fruktosemengen konfrontiert werden, einen hohen Spiegel an freien Radikalen produzieren, die zu Schäden führen. Er meint, in vielen Fällen würde dies zu Diabetes Typ 2 führen, dem natürlich eine Insulinresistenz vorausgeht.

Andere Giftstoffe für die Mitochondrien sind Alkohol, Rauchen, Phthalate (Weichmacher für Kunststoffe), Pestizide und Medikamente wie Statine (Cholesterinsenker), Paracetamol und Antibiotika.

Nahrungsergänzungsmittel für die Unterstützung eines gesunden Gewichts

Wahrscheinlich sind Sie nicht überrascht, wenn ich sage, dass kein Nahrungsergänzungsmittel einen Gewichtsverlust garantieren kann; gäbe es eins, hätten Sie sicherlich längst davon gehört.

Aber es gibt Nahrungsergänzungsmittel, die die vielen Prozesse unterstützen, die für einen gesunden Stoffwechsel einschließlich gesunder Mitochondrien, Insulinsensitivität, zirkadianen Rhythmus, Schilddrüsengesundheit und vielem mehr notwendig sind. Meine bevorzugten Nahrungsergänzungsmittel sind Magnesium und Taurin für die Insulinsensitivität und die Mitochondrien sowie Selen für die Schilddrüse und ebenfalls für die Mitochondrien.

Checkliste, um ein gesundes Gewicht zu halten

- Lassen Sie überprüfen, ob Sie eine Insulinresistenz haben, und falls ja, kehren Sie diese um.
- Essen Sie ausreichend Proteine, insbesondere am Morgen.
- Treiben Sie Sport, um Muskeln aufzubauen.
- Vermeiden Sie hochdosierte Fruktose.
- Und denken Sie daran, dass ein gesundes Gewicht auch das

Langzeitrisiko für Osteoporose, Herzerkrankungen und Demenz – unsere letzten drei Themen – reduzieren kann.

Spezialthema: Risikoverminderung versus Prävention

Ich spreche von »Verminderung des Risikos« anstelle von Prävention, denn auch wenn »Prävention« harmlos klingt, so beinhaltet es doch die subtile Annahme, dass Sie selbst etwas falsch gemacht haben könnten, falls Sie eine der folgenden Krankheiten bekommen.

Ich möchte keinesfalls, dass Sie das Gefühl haben, dem wäre so, darum lade ich Sie dazu ein, mit den folgenden Strategien an der Risikoverminderung zu arbeiten, aber auch zu akzeptieren, dass keine Ernährung, kein Nahrungsergänzungsmittel und auch kein Medikament Ihr Risiko bis ganz auf null reduzieren kann.

Verringerung des Osteoporoserisikos

Osteoporose bedeutet »poröse Knochen«, und ist eine Krankheit, bei der die Knochen dünn und brüchig werden. Es besteht ein Zusammenhang mit dem realen Problem von Knochenbrüchen bei älteren Menschen, doch es wird kontrovers diskutiert, wie genau das miteinander zusammenhängt beziehungsweise wie sowohl Osteoporose als auch das Frakturrisiko bewertet werden sollten. Ein führender Kritiker des aktuellen Ansatzes ist der Orthopäde und Wissenschaftler Teppo Jarvinen, der die Ansicht vertritt, Osteoporose würde überdiagnostiziert, denn laut eines Interviewers »schlug die Medizin vor mehr als zwanzig Jahren den falschen Pfad ein, als die Knochenmineraldichte als Diagnosedefinition für Osteoporose festgesetzt wurde.«[330] Er will damit nicht sagen, dass es keine Osteoporose gibt, denn selbstverständlich gibt es sie. Seine Überzeugung ist lediglich, dass wir das Risiko nicht mithilfe einer Knochendichtemessung einschätzen sollten.

Knochendichtemessung

Die Knochendichtemessung (auch Dual-Röntgen-Absorptiometrie oder DEXA-Messung genannt) nutzt Röntgenstrahlen, um die Mineralisierung oder den Kalksalzgehalt des Knochens zu messen. Die

Ergebnisse werden meist als T-Score ausgedrückt dargelegt, der Ihre Knochenmineraldichte im Vergleich zur maximalen Knochenmasse eines gesunden Dreißigjährigen misst.

Spezialthema: Maximale Knochenmasse

Ungefähr im Alter von dreißig Jahren sind unsere Knochen am stärksten. Das war Ihre maximale Knochenmasse oder Knochendichte, und sie war höher, wenn Sie gesund waren, nicht rauchten und regelmäßig ovulatorische Zyklen hatten und Ihr Körper somit eine regelmäßige Dosis Östrogen und Progesteron bildete. Ihre maximale Knochenmasse war geringer, wenn Sie Gesundheitsprobleme hatten, rauchten, hormonell verhüteten oder Ihre Periode nicht mehr bekamen, weil sie zu wenig aßen.

Seitdem haben Sie an Knochenmasse verloren. Dies ist allerdings ein langsamer Prozess und wenn Ihre maximale Knochenmasse relativ hoch war, sollten Sie über genug Reserven verfügen, um noch einige weitere Jahrzehnte lang gesunde Knochen zu haben. In den ersten fünf Jahren der Menopause beschleunigt sich der Knochenabbau vorübergehend, weshalb wir darüber sprechen werden.

Das Hauptproblem bei der Knochendichtemessung ist, dass es normal ist, mit fünfzig weniger dichte Knochen als mit dreißig zu haben. Außerdem korreliert das Ergebnis einer geringen Knochendichte bei einem DEXA-Scan nicht mit dem tatsächlichen Frakturrisiko und kann sogar weniger als dreißig Prozent der Brüche voraussagen. Somit hat ein DEXA-Ergebnis weniger Aussagekraft hinsichtlich des Frakturrisikos als die einfache Frage, ob Sie Gleichgewichtsstörungen haben. Anhand dieser Frage kann man vierzig Prozent der Brüche voraussagen.[331] Es gibt sogar Situationen, wie zum Beispiel bei Diabetes Typ 2, in denen eine hohe Knochendichte bei einem DEXA-Scan paradoxerweise mit einem erhöhten Frakturrisiko verbunden ist[332].

Daher ist eine DEXA-Messung für die Diagnose einer Osteoporose nicht sehr aussagekräftig. Sie ist sogar noch weniger aussagekräftig für die Diagnose der so genannten Osteopenie, was einfach nur bedeutet, dass man eine leicht geringere Knochendichte als eine Dreißigjährige hat. Wenn Sie fünfzig sind, bedeutet eine leicht geringere Knochendichte nicht gleich Osteoporose im Vorstadium, sondern ist nur ein Zeichen des Alterns, so wie Falten oder graue Haare. Laut Osteoporose-Forscher Dr. Steven R. Cummings »denkt ein Arzt, wenn er in einem Bericht das Wort Osteopenie liest, an eine Krankheit. Das ist es aber nicht.«[333]

Natürlich sollten Sie dennoch Schritte unternehmen, um Ihr langfristiges Knochenbruchrisiko zu verringern, denn es bleibt eine Wahrscheinlichkeit von neun Prozent, dass Sie sich irgendwann einen Hüftbruch zuziehen, höchstwahrscheinlich wenn Sie Ende siebzig oder über achtzig sind.[334] Ein Hüftbruch ist nicht nur schmerzhaft, sondern kann eine Operation erforderlich machen und zu Blutgerinnseln und sogar zum Tod führen. Ein Wirbelbruch ist weniger gravierend, aber mehr als einer kann zu einem allmählichen Verlust an Körpergröße und einer gebückten Haltung führen.

Wir werden uns Strategien anschauen, um das Frakturrisiko zu verringern. Das ist ein anderer Ansatz als ein Medikament zu nehmen, um die Knochendichte zu verbessern, denn die Knochendichte ist nur ein Surrogatmarker.

Spezialthema: Das Problem mit Surrogatmarkern

Ein Surrogatmarker (oder Surrogatendpunkt) ist ein Messwert, um den Erfolg einer Behandlung (beispielsweise eines Medikaments) zu überprüfen, der mit einem tatsächlichen klinischen Endpunkt oder einem »patientenrelevanten Ergebnis« übereinstimmen kann, aber nicht muss. Nimmt man Osteoporose als Beispiel, kann ein Medikament, dass die Knochendichte verbessert (Surrogatendpunkt) das tatsächliche Frakturrisiko (patientenrelevantes Ergebnis) reduzieren oder auch nicht reduzieren. Ein weiteres Beispiel ist die Gabe von Statinen zur Senkung des Cholesterinspiegels (Surrogatendpunkt), wodurch das Herzinfarktrisiko (patientenrelevantes Ergebnis) sinken oder auch nicht sinken kann. Darauf kommen wir im Laufe dieses Kapitels noch zu sprechen.

Im Großen und Ganzen möchte ich Sie ermutigen, nicht nur auf Surrogatendpunkte wie Knochendichte und Cholesterin zu schauen, sondern stattdessen darüber nachzudenken, wie Sie Ihr langfristiges Risiko für Knochenbrüche und Herzinfarkte verringern können.

Knochen sind lebendes Gewebe

Knochen sind kein statischer Kalziumspeicher. Wie wir noch sehen werden, hilft die Einnahme von Kalzium kaum (wenn überhaupt) dabei, das Risiko von Osteoporose zu verringern.

Stattdessen handelt es sich bei Knochen um dynamisches, lebendes Gewebe, das mit allen Aspekten der Physiologie verbunden ist, einschließlich dem Nervensystem beispielsweise. Neue Forschungen haben ergeben, dass das Knochenhormon Osteocalcin auch zur Modulation der HHN-Achse oder des Stressreaktionssystems beiträgt.[335] Ich finde das faszinierend, denn es zeigt, wie viel wir noch über den Körper zu lernen haben. Die Gesundheit der Knochen steht in einem direkten Zusammenhang zur Immungesundheit, sodass es ein eigenes Forschungsgebiet dazu (Osteoimmunologie) dazu gibt, welches sich mit gemeinsam genutzten immunologischen Botenstoffen und Osteoklasten, also Knochenzellen und Immunzellen, befasst. Die enge Verbindung zwischen Knochen- und Immungesundheit könnte der Grund sein, warum manche Osteoporose-Medikamente immunologische Nebenwirkungen verursachen und warum chronische Entzündungen zum Knochenverlust beitragen.

Indem Sie Knochen als lebendes Gewebe begreifen, verstehen Sie auch, warum es bei gesunden Knochen nicht nur um Kalzium oder Osteoklasten-schädigende Medikamente geht, sondern um all die Strategien, die Sie anwenden können, um Ihre allgemeine Gesundheit zugunsten Ihrer Knochen zu verbessern. Wenn Sie beispielsweise rauchen oder viel Alkohol trinken, müssen Sie zugunsten Ihrer Knochen damit aufhören. Wenn Sie eine chronische Entzündung oder Insulinresistenz haben, müssen Sie diese Erkrankungen um Ihrer Knochen willen behandeln. Und wenn Sie an einer Autoimmunerkrankung leiden, müssen Sie vielleicht um Ihrer Knochen willen Gluten vermeiden. Damit möchte ich nicht sagen, dass Gluten immer schlecht für die Knochen ist. Ist es nicht. Gluten ist kein Problem, sofern Sie keine Autoimmunerkrankung oder Glutensensitivität haben (Kapitel 5). In so einem Fall ist die Glutenvermeidung wahrscheinlich das Wichtigste, das Sie tun sollten.

Wenn Ihre Knochendichte außergewöhnlich niedrig ist, sollten Sie unbedingt mit Ihrem Arzt oder Ihrer Ärztin über Gluten und Medikamente sprechen.

Tipps für ein Arztgespräch über Osteoporose-Risikofaktoren

- Fragen Sie nach einem Test Ihrer Knochendichte aufgrund einer möglichen Zöliakie.
- Klären Sie, ob sich eines Ihrer Medikamente negativ auf Ihre Knochen auswirken könnte.

Zu den Medikamenten, die den Knochenabbau fördern können, gehören Kortikosteroide, SSRI-Antidepressiva,[336] Antikonvulsiva, Statine, Aromatasehemmer und Magensäureblocker. Letzteres liegt wahrscheinlich an einer negativen Auswirkung auf das Kollagen.[337] Medikamente wie Schlaftabletten, Statine und Betablocker können zu Schwindelanfällen und somit auch Stürzen und Frakturen.

Andere Faktoren, die zu einem höheren Frakturrisiko beitragen, sind Rauchen, hoher Alkoholkonsum sowie eine frühe Menopause oder das frühe Eintreten der Menopause bedingt durch eine Operation.

Konventionelle Behandlung zur Verringerung des Frakturrisikos

Eine Östrogentherapie verlangsamt den Knochenabbau, unterstützt Kollagen und die Zugfestigkeit der Knochen, und reduziert das Frakturrisiko erheblich. Östrogen ist besonders wichtig, wenn Sie vor 45 in die Menopause gekommen sind oder andere Risikofaktoren haben wie zum Beispiel Rauchen oder frühere Amenorrhö (ausbleibende Perioden). Die Verringerung des Frakturrisikos ist sogar eine der nur drei offiziellen Indikationen für eine Östrogentherapie. Die anderen sind Hitzewallungen und das urogenitale Menopausensyndrom. Wenn Ihr Arzt oder Ihre Ärztin Ihnen Östrogen empfiehlt, um das langfristige Frakturrisiko zu reduzieren, sollten Sie es nehmen. Am besten wirkt es, wenn Sie so bald wie möglich nach der letzten Periode damit beginnen und es mindestens zehn Jahre lang nehmen. (In Deutschland wird eine Hormonersatztherapie zur Osteoporoseprävention nur unter besonderen Voraussetzungen durchgeführt, beispielsweise bei Hochrisikopatienten mit prämaturer Ovarialinsuffizienz oder wenn andere Maßnahmen versagen, Anm. d. Verlags.)

Progesteron ist eine weitere Möglichkeit, entweder zusammen mit Östrogen (auch wenn Sie keine Gebärmutter mehr haben) oder Progesteron allein, wenn Sie kein Östrogen verwenden können. Diese Empfehlung stammt von JC Prior, die bei ihren Forschungen herausgefunden hat, dass Progesteron über einzigartige knochenaufbauende Eigenschaften verfügt.[338]

Tipps für ein Arztgespräch über den Einsatz von Progesteron für gesunde Knochen

- Fragen Sie nach mikronisiertem Progesteron zur Verbesserung Ihrer Knochengesundheit, wenn Sie keine Gebärmutter mehr haben.

Spezialthema: Was ist unter »Zugfestigkeit« der Knochen zu verstehen?

Sie haben sicher bemerkt, dass ich die sogenannte Zugfestigkeit der Knochen erwähnte, als ich die Vorteile von Östrogen beschrieb. Die Zugfestigkeit ist das Maß für die Kraft, die erforderlich ist, um den Knochen bis zu dem Punkt zu biegen, an dem er bricht. Als Beispiel für eine gute Zugfestigkeit ist ein grüner Zweig eines Baumes, den man biegen kann, ohne dass er bricht. Ein anderes Beispiel sind die Knochen eines gesunden Kindes.

Bei Osteoporose ist die Zugfestigkeit aufgrund eines reduzierten Kollagenspiegels gering. Diese Krankheit ist etwas völlig anderes als Osteomalazie (Rachitis), bei der die Zugfestigkeit zwar hoch ist, die Knochen aber aufgrund von Kalziummangel weich und biegsam werden.

Zwei weitere Dinge, die Sie über die Zugfestigkeit von Knochen wissen müssen:

- Die Zugfestigkeit kann nicht mit einer Knochendichtemessung eingeschätzt werden, was wahrscheinlich der Grund ist, dass diese Scans das Frakturrisiko so schlecht bestimmen können.
- Die Zugfestigkeit kann nicht durch Kalzium erhöht werden, was wahrscheinlich der Grund ist, warum sich Kalzium-Präparate nicht zur Prävention von Osteoporosefrakturen bewährt haben.[339]

Kalzium-Präparate werden häufig empfohlen. Ich rate allerdings nicht zu deren Einnahme, denn es gibt kaum Beweise für ihre Wirkung[340], und sie können die Nebenwirkung haben, das Risiko für Herzerkrankungen zu steigern.[341] Allerdings benötigen Sie am Tag rund 600 Milligramm Kalzium, die mit der Nahrung aufgenommen werden. Das können Sie mit Samen, Grätenfischen, grünem Gemüse und Milchprodukten, wenn sie Ihnen bekommen, schaffen. Aber zwingen Sie sich nicht zum Konsum von Kuhmilchprodukten, denn es wurde nie bewiesen, dass ein solch hoher Konsum Frakturen bei Frauen in der Menopause verhindern würde.[99] Laut Walter Willett, Ernährungswissenschaftler an der Harvard University, ist »die Behauptung, es gäbe auch nur einen schwachen Zusammenhang zwischen dem Konsum von Milchprodukten und einer besseren Knochengesundheit, eine Missinterpretation der Literatur.«[342]

Tibolon (Livial) ist ein hormonähnliches Medikament, das wir kurz in Kapitel 6 kennengelernt haben. Es wird manchmal für die Knochengesundheit verschrieben, birgt aber ein erhöhtes Risiko für Endometriumkarzinome, Brustkrebs und kardiovaskuläre Vorfälle.[167]

Bisphosphonate (Fosamax, Actonel) sind Medikamente, welche die für den Knochenabbau zuständigen Osteoklasten schwächen. Sie stärken die Knochendichte (Surrogatmarker), schädigen letztendlich jedoch die Mikrostruktur der Knochen, was die Knochen schwächer und nicht stärker machen, wie Messungen ergeben haben.[343] Außerdem können sie erhebliche Nebenwirkungen für die Knochen erzeugen, wie zum Beispiel Kieferosteonekrose (Absterben von Knochengewebe) und atypische Oberschenkelknochenfrakturen. Der Orthopäde Teppo Jarvinen meint dazu: »Viele Menschen überlegen es sich zweimal, ein Medikament zur Vorbeugung von Knochenbrüchen einzunehmen, dass zu spontanen Brüchen der größten Knochen des Körpers führt.«[330]

Denosumab (Prolia) ist ein humaner monoklonaler Antikörper (im Labor produzierter Antikörper), der dadurch funktioniert, dass er die Osteoklasten beeinträchtigt. Das Medikament birgt ebenfalls ein geringes Risiko für Kieferosteonekrose und atypische Oberschenkelknochenfrakturen. Außerdem kann es immunologische Nebenwirkungen haben, wie Allergien und Hauterkrankungen.

Ich möchte damit nicht sagen, dass Sie Fosamax oder Prolia nicht nehmen sollten, wenn Sie es wirklich benötigen. Ich rate nur, gründlich darüber nachzudenken, ob in Ihrem Fall der Nutzen die potenziellen Risiken überwiegt. Der Nutzen würde die Risiken überwiegen, wenn Sie zum Beispiel in der schlimmen Lage eines katastrophalen Knochenverlusts durch eine Krebstherapie, hochdosiertem Prednison oder der Knochenkrankheit Morbus Paget sind. Der Nutzen würde die Risiken hingegen wohl nicht überwiegen, wenn Sie nur ein schlechtes DEXA-Ergebnis hatten, aber keine Knochenbrüche oder andere offensichtlichen Risikofaktoren. In diesem Fall sollten Sie vielleicht abwarten oder sich eine zweite Meinung einholen.

Ernährung und Lebensweise zur Senkung des Frakturrisikos

Wie im Abschnitt *Knochen sind lebendes Gewebe* erklärt, ist der erste Schritt zum Erhalt starker Knochen, mit Ihrem Arzt oder Ihrer Ärztin über das Absetzen von knochenschädigenden Medikamenten zu sprechen. Als zweites steht dann an, gegebenenfalls grundsätzliche potenzielle Gesundheitsrisiken zu erkennen und anzugehen. Beispiele dafür sind Rauchen, übermäßiger Alkoholkonsum, Glutensensitivität, Verdauungsprobleme, Nährstoffmangel oder chronische Entzündungen. Davon abgesehen ist Folgendes wichtig:

Aufbau von Muskelmasse ist der beste Weg, Stürzen vorzubeugen, die letztendlich die Ursache für Brüche in der Zukunft sein könnten. Muskelaufbau verbessert auch die Insulinsensitivität und unterstützt einen gesunden Knochenumbau unmittelbar.[151] Indem Sie Ihre Muskeln stärken, stärken Sie Ihre Knochen.

Tipp: Lassen Sie sich von einer Osteoporose-Diagnose nicht davon abschrecken, sich ausreichend zu bewegen. Natürlich sollten Sie zuerst Ihren Arzt oder Ihre Ärztin fragen, aber oftmals ist Bewegung – sogar exzessive Bewegung – genau das, was Sie brauchen.

Finden Sie heraus, ob Sie eine Insulinresistenz haben, und kehren Sie sie um, denn eine Insulinresistenz steigert das Frakturrisiko,[332] auch wenn sie manchmal mit einer höheren als der normalen Knochendichte einhergeht.

Unterstützen Sie einen gesunden zirkadianen Rhythmus (Kapitel 5), denn es hat sich gezeigt, dass ausreichend Schlaf zu einem angemessenen Zeitpunkt während der zirkadianen Nacht die Knochengesundheit verbessert.[344]

Nahrungsergänzungsmittel zur Verringerung des Frakturrisikos

Aufgrund des engen Zusammenhangs zwischen allgemeiner Gesundheit und Knochengesundheit verbessert jedes Nahrungsergänzungsmittel, das die allgemeine Gesundheit unterstützt, auch die Knochengesundheit. Wenn Sie beispielsweise eine Insulinresistenz haben, könnten Sie von Magnesium und Taurin profitieren, und zwar sowohl zur Umkehr der Insulinresistenz als auch wegen des direkten Nutzens für die Knochen. Das Gleiche gilt für viele der anderen Nahrungsergänzungsmittel, die wir bereits behandelt haben, einschließlich Zink, Jod, Selen und Vitamin B12. Ein ernährungsorientierter Ansatz zur Unterstützung der Kollagenbildung (einschließlich Vitamin C und ein Kollagen-Nahrungsergänzungsmittel[345]) kann ebenfalls hilfreich sein.

Die Vitamine D3 und K2 (MK-7)

Vitamin D3 fördert die gesunde Absorption von Kalzium, aber um das Frakturrisiko zu verringern, muss Vitamin D mit der Vitamin-K2-Variante namens *Menachinon-7* oder MK-7 kombiniert werden. Das wirkt sich so positiv auf die Verringerung des Frakturrisikos aus, dass ein kanadischer Wissenschaftler meinte, es mache der »Bisphosphonat-Therapie Konkurrenz«, jedoch ohne so toxisch zu sein.[346]

Wie es wirkt: Vitamin D3 und K2 arbeiten zusammen, um Kalzium zu absorbieren und es dorthin zu bringen, wo es hingehört, nämlich in die Knochen und nicht in die Blutgefäße. Indem es auch die Verkalkung der Blutgefäße verhindert, kann MK-7 dazu beitragen, das Risiko von Herzerkrankungen zu senken.

Was Sie sonst noch wissen müssen: Die empfohlene Dosis liegt bei 1000 bis 3000 IU Vitamin D3 und 75 µg MK-7, auch wenn in manchen Studien weitaus höhere Dosen MK-7 verwendet wurden. Zu viel Vitamin D3 ohne MK-7 kann zu Hyperkalzämie (hoher Kalziumspiegel im Blut) und einer Verkalkung der Blutgefäße führen und somit zu Arteriosklerose und Herzerkrankungen beitragen.

Zu den Nahrungsquellen für Vitamin D3 gehören Eigelb, Lachs und andere fettreiche Fische, aber der Großteil von Vitamin D3 muss durch Sonneneinstrahlung oder ein Nahrungsergänzungsmittel aufgenommen werden. Zu den Nahrungsquellen für MK-7 gehören Hartkäse wie Cheddar und Gouda sowie fermentierte Nahrungsmittel wie Natto, Sauerkraut und Kimchi. Seien Sie mit fermentierten Nahrungsmitteln vorsichtig, wenn Sie ein Problem mit Histamin oder Mastzellenaktivierung haben.

Ihren Vitamin-D-Spiegel können Sie im Blut untersuchen lassen, aber Sie sollten wissen, dass ein hartnäckig niedriger Vitamin-D-Wert auch nur ein Hinweis auf eine chronische Entzündung und/oder einen Magnesiummangel sein kann, und nicht ein Zeichen dafür, dass Sie einen Mangel haben und mehr Vitamin D einnehmen müssen.

Melatonin

Melatonin kann bei Frauen in der Perimenopause[347] die Marker für den Knochenumsatz (verringerte Knochenresorption, erhöhte Knochenbildung) verbessern, was darauf hindeutet, dass es das langfristige Frakturrisiko verringern könnte. Die Verringerung des Osteoporoserisikos ist weniger ein Grund, Melatonin zu nehmen, doch falls Sie es ohnehin gegen Schlafprobleme oder zur Migräneprävention nehmen, kann dies ein schöner Nebeneffekt für die Knochengesundheit sein.

Wie es wirkt: Melatonin fördert Osteoblasten, die Zellen, die für den Knochenaufbau verantwortlich sind.

Was Sie sonst noch wissen müssen: Die in der klinischen Studie verwendete Dosis betrug drei Milligramm pro Tag über einen Zeitraum von sechs Monaten, was höher ist als die normalerweise für den Schlaf empfohlene Dosis von 1 Milligramm. Lesen Sie bitte auch die vorherigen Abschnitte über Melatonin.

Checkliste für die Verringerung eines Frakturrisikos

- Seien Sie sich bewusst, dass die Knochengesundheit Ausdruck der allgemeinen Gesundheit ist.
- Verlassen Sie sich bei der Risikobewertung nicht ausschließlich auf die Knochendichtemessung, sondern ziehen auch andere Risikofaktoren in Betracht, wie Rauchen oder eine operationsbedingte, zu frühe Menopause.
- Rauchen Sie nicht und trinken Sie nur wenig Alkohol.
- Bauen Sie Muskelmasse auf.
- Denken Sie über eine Therapie aus Östrogen plus Progesteron nach.
- Nehmen Sie die Vitamine D3 und K2.

Verringerung des Risikos für Herzerkrankungen und Schlaganfall

Die Menopause verursacht keine Herzerkrankungen, kann aber das langfristige Risiko dafür steigern. Es ist eher so, dass Östrogen und Progesteron Sie vor Risiken geschützt haben und Sie diesen Schutz nun verloren haben. Beispielsweise war Ihr Herzinfarktrisiko vor der Menopause niedriger als bei Männern Ihres Alters.[348] Wenn Sie zehn Jahre in der Menopause sind, entspricht Ihr Risiko dem eines Mannes und ist vielleicht noch ein wenig höher. Zum Teil ist das Risiko auf einen relativen Androgenüberschuss zurückzuführen, wie ich in Kapitel 4 erklärt habe.[349]

Spezialthema: Herzinfarkte bei Frauen

Bei Frauen äußert sich ein Herzinfarkt meist nicht als der klammernde Brustschmerz, wie man ihn aus Filmen kennt. Stattdessen verspüren sie eher Druck oder ein unangenehmes Gefühl in der Brust, im Rücken, Nacken, Kiefer oder Arm, verbunden mit Übelkeit, Erschöpfung, Benommenheit, Kurzatmigkeit oder dem Gefühl einer Muskelzerrung in Brust oder oberem Rücken.

Wenn Sie zum ersten Mal solche Symptome haben und unsicher sind, was da los ist, rufen Sie bitte sofort einen Arzt oder lassen sich ins Krankenhaus fahren. Sie sollten dann gegenüber den medizinischen Fachkräften unbedingt auf die Möglichkeit eines Herzinfarkts hinweisen! Eine im Journal of the American Heart Association veröffentlichte Studie mit beunruhigenden Ergebnissen fand heraus, dass Frauen in Schweden ein bis zu dreimal so hohes Risiko haben, an einem Herzinfarkt zu sterben, weil sie nicht richtig untersucht wurden oder die falsche Diagnose gestellt wurde.[350]

Es gibt viele verschiedene Arten von Herzerkrankungen, von denen die meisten den Rahmen dieses Buches sprengen würden. Daher werden wir uns nur auf die Risikoverringerung für die koronare Herzkrankheit (KHK) und den Schlaganfall konzentrieren, denn diese beiden hängen mit Arteriosklerose zusammen.

 *Arteriosklerose*

Arteriosklerose ist eine Gefäßerkrankung, bei der sich immer mehr Läsionen oder Plaques in den Arterienwänden bilden. Plaques bestehen aus oxidierten Sterolen, Lipiden, Cholesterin, Makrophagen, Fibrin, Kalzium und anderen Zellmaterialien.

Beurteilung des Herzinfarkt- und Schlaganfallrisikos

Der folgende Abschnitt dient nur dem Zwecke der Primärprävention, was bedeutet, dass Sie noch nie einen Herzinfarkt oder Schlaganfall hatten. Hatten Sie bereits einen Herzinfarkt, sind Sie in der Situation der Sekundärprävention und sollten von einem Kardiologen behandelt werden.

Sobald Sie in den Vierzigern sind, wird Ihr Arzt oder Ihre Ärztin Sie wahrscheinlich auf die folgenden sieben kardiovaskulären Risikofaktoren untersuchen:

1. Herzinfarkt oder Schlaganfall in der Familie,
2. Rauchen,
3. Bluthochdruck,
4. hoher Non-HDL-Cholesterinwert,
5. hohe Triglyceride,
6. Insulinresistenz oder Diabetes Typ 2,
7. hoher Koronarkalkwert.

Die ersten beiden Faktoren sind wohl selbsterklärend. Darum schauen wir uns kurz die letzten fünf an.

Bluthochdruck oder Hypertension, der von Ihrem Arzt mit einer Blutdruckmanschette gemessen wird, ist ein starker langfristiger Risikofaktor. Das soll nicht heißen, dass ein paar hohe Blutdruckwerte ein unmittelbares Risiko für Herzinfarkt oder Schlaganfall bedeuten, sondern nur, dass ein konstant hoher Blutdruck im Laufe der Zeit ein Risiko für Sie darstellt.

Non-HDL-Cholesterin ist das so genannte »schlechte« Cholesterin und umfasst all die potenziell Arteriosklerose fördernden Lipidpartikel wie VLDL, LDL und Lipoproteine. Die Namen dieser Partikel müssen Sie sich nicht merken. Sie müssen nur wissen, dass ein hohes Non-HDL-Cholesterin ein Risiko ist, ein hoher Gesamtcholesterinwert jedoch nicht.

Hinweis: Hohes Cholesterin kann ein Symptom einer Schilddrüsenerkrankung sein, weshalb ein Problem mit der Schilddrüse unbedingt ausgeschlossen werden muss.

Triglyceride sind Fette, die von der Leber gebildet werden. Hohe Triglyceride können ein Hinweis auf einen hohen Fruktosekonsum und/oder Insulinresistenz sein.

Insulinresistenz und Diabetes Typ 2 sind starke Risikofaktoren für kardiovaskuläre Erkrankungen und wahrscheinlich die Hauptursache für hohe Triglyceride und hohes Non-HDL-Cholesterin.

Die Koronarkalkbestimmung erfolgt mittels Computertomographie (CT). Dabei wird die Menge an Kalziumablagerungen in den atherosklerotischen Plaques der Herzarterien gemessen. Dies gilt zurzeit als beste Möglichkeit, um ein erhöhtes Risiko für Herzerkrankungen zu bestimmen.[351]

Wahrscheinlich wird man Sie nur dann zu einer solchen Messung überweisen, wenn Sie aufgrund Ihrer familiären Vorgeschichte bereits ein höheres Herzinfarkt- oder Diabetesrisiko haben. Sie können aber auch nach einer solchen Messung fragen, wenn Sie Statine einnehmen sollen. Sehen Sie es mal so: Wenn Ihr Risiko hoch genug ist, um Statine zu rechtfertigen, dann ist es auch hoch genug, um eine Koronarkalkbestimmung zu rechtfertigen, die laut dem australischen Kardiologen Ross Walker das »beste Verfahren ist, um das Risiko für Herzerkrankungen zu bestimmen« und außerdem weitaus nützlicher als ein Cholesterintest ist.[352]

Nebenbei bemerkt: Erinnern Sie sich noch an die Diskussion über den *Surrogatendpunkt* in diesem Kapitel? Nun, der Cholesterinspiegel im Blut ist genauso ein Surrogatendpunkt, der nicht viel über Ihr langfristiges »patientenrelevantes Ergebnis« oder Ihr Herzinfarktrisiko aussagt.

Konventionelle Behandlung zur Verringerung des Herzinfarkt- und Schlaganfallrisikos

Änderungen von Ernährung und Lebensweise spielen bei der herkömmlichen Risikoverringerung eine wichtige Rolle, und viele der Empfehlungen ähneln denen, die wir im nächsten Abschnitt erörtern werden (es sind aber nicht dieselben Empfehlungen).

Hören Sie mit dem Rauchen auf! Diese klassische Empfehlung ist zwar altbekannt, hat an Gültigkeit aber nichts eingebüßt. Finden Sie einen Weg, wie Sie mit dem Rauchen aufhören können, sei es mittels Nikotinpflaster, Psychotherapie, Hypnose oder speziellen Programmen.

Vermeiden Sie Junkfood. Das ist ebenfalls ein wesentlicher Punkt. Reduzieren Sie Ihren Konsum an ultrahochverarbeiteten Lebensmitteln, einschließlich hochdosierter Fruktose und Transfetten.

Sport ist eine weitere wertvolle Methode zur Vorbeugung. Durch Sport reduziert sich das Risiko für Herzerkrankungen, indem der Blutdruck gesenkt und Insulinresistenz umgekehrt werden kann.

Vermeiden Sie Cholesterin und gesättigte Fette in der Nahrung. Diese konventionelle Empfehlung hat sich leider nicht bewährt und könnte bald in die Annalen der Medizingeschichte eingehen. Die meisten Organisationen empfehlen nicht mehr, Cholesterin in der Nahrung zu vermeiden, und selbst der Ratschlag, gesättigte Fette zu meiden, wird immer weniger befolgt, da es keine ausreichenden Beweise dafür gibt, dass dies das Herzinfarktrisiko verringert.[353] Falls Sie zuvor zur Senkung des Cholesterinspiegels eine fettarme Diät ausprobiert haben, damit aber keinen Erfolg hatten, sollten Sie es vielleicht noch einmal mit einer Diät versuchen, aber dieses Mal sollten Sie auf Zucker verzichten, um die Insulinresistenz umzukehren, wie wir in diesem Kapitel noch besprechen werden.

Östrogentherapie. Diese konventionelle Empfehlung wurde im Laufe der Jahrzehnte immer wieder infrage gestellt. Beispielsweise war Östrogen zur Prävention von Herzerkrankungen in den 1990ern zwar in Mode, nach einer kontroversen Studie der Women's Health Initiative aus dem Jahr 2001 aber verschrien. Zwanzig Jahre später erleben wir wieder ein Comeback von Östrogen, und manche Wissenschaftler behaupten nun, es sei zur Primärprävention (aber nicht zur Sekundärprävention) von Herzerkrankungen geeignet, insbesondere bei Frauen, die früh in die Menopause kamen.[354] Das ist ein komplexes Thema, denn Östrogen hat sowohl positive als auch negative Auswirkungen auf das kardiovaskuläre System. Zu den positiven Wirkungen gehört, dass es eine gesunde Arterienflexibilität fördert, jedoch nur, wenn man innerhalb der ersten zehn Jahre nach Beginn der Menopause damit beginnt. Der negative Effekt ist, dass orales Östrogen Blutgerinnsel fördern kann, insbesondere bei Migränepatientinnen. Östrogen führt eher zu Blutgerinnseln, wenn es oral eingenommen wird und/oder mit einem androgenen (testosteron-ähnlichen) Gestagen kombiniert wird. Die sicherste Form der Hormontherapie für das kardiovaskuläre System ist transdermales Östrogen mit oralem, mikronisiertem Progesteron statt eines Gestagens.

Blutdrucksenkende Medikamente gibt es in den unterschiedlichsten Ausführungen und Mechanismen und verschiedenen potenziellen Nebenwirkungen. Sogenannte Diuretika sind Medikamente zur Förderung der Ausscheidung von Wasser und Natrium, die jedoch häufig zu Harndrang, Schwächegefühl oder Krämpfen in den Beinen führen können. Betablocker verlangsamen den Herzschlag und können zu Erschöpfung, Depressionen und kalten Händen und Füßen führen. ACE-Hemmer (kurz für Angiotensin-Converting-Enzyme-Hemmer) hemmen ein Hormon, das an der Verengung der Blutgefäße beteiligt ist, und können einen trockenen, stakkatoartigen Husten verursachen. Kalciumantagonisten blockieren Kalzium aus dem Herzmuskel und den Blutgefäßzellen und können zu Verstopfung, Benommenheit, Kopfschmerzen und Herzrasen führen. Bitte nehmen Sie Blutdruckmedikamente, wenn Sie diese benötigen, aber denken Sie auch daran, dass andere Behandlungsmöglichkeiten wie Bewegung und Magnesium ebenfalls zur Senkung des Blutdrucks beitragen können. Ich hatte schon mehrere Patientinnen, die sich mit der Einnahme von Blutdruckmitteln abgefunden hatten, nur um dann festzustellen, dass sie sie gar nicht mehr brauchten, nachdem sie auch Magnesium einnahmen.

Tägliches Aspirin wurde einst als Primärprävention empfohlen, aber neue Forschungsergebnisse lassen darauf schließen, dass es mehr Schaden als Nutzen bietet. Laut Professor John McNeil von der Monash University gibt es »keinen Hinweis darauf, dass gesunde Menschen durch Aspirin länger leben, länger vor körperlichen Beeinträchtigungen geschützt sind oder dadurch kardiovaskuläre Erkrankungen verhindert würden.«[355]

Statine (cholesterinsenkende Medikamente) wie Atorvastatin und Rosuvastatin werden häufig zur Prävention von Herzerkrankungen empfohlen. Auch diese Medikamente sind sehr umstritten, wobei manche Experten meinen, sie sollten routinemäßig als Primärprävention verschrieben werden, während andere der Meinung sind, der Nutzen würde die Risiken nicht überwiegen.

Spezialthema: Was Sie über Statine wissen müssen

Eine ausgiebige Erörterung der Umstrittenheit von Statin[356] würde den Rahmen dieses Buches sprengen, daher hier nur eine grobe Zusammenfassung:

- Es gibt hinreichende Belege dafür, dass Statine als Sekundärprävention helfen, d. h. für die Vorbeugung eines zweiten Herzinfarkts, nachdem man bereits einen erlitten hat.
- Es gibt wenig Belege dafür, dass Statine zur Primärprävention beitragen; einigen Schätzungen zufolge liegt die Anzahl der notwendigen Behandlungen (englisch number needed to treat, kurz: NNT) sogar bei 400.[357] Gemeint ist damit die Anzahl der Menschen, die ein Medikament einnehmen müssen, um ein schlechtes Ergebnis zu verhindern. Im Falle von Statinen müssten 400 gesunde Menschen das Medikament fünf Jahre lang einnehmen, um einen Herzinfarkt zu verhindern.
- Frauen bekommen eher Nebenwirkungen von Statinen, wie zum Beispiel Muskelschmerzen, Insulinresistenz, Diabetes Typ 2, Erschöpfung, Gedächtnisverlust und Schlaflosigkeit.

Ruth – Schlaflosigkeit durch Statine

Ruth konnte nicht schlafen. Das war schon seit rund fünf Jahren der Fall, seit sie 52 geworden war. Sie ging davon aus, dass es die Menopause der Grund dafür sei.

Sie berichtete: »Es war merkwürdig, denn meine Schlafprobleme fingen an, als ich meine Periode schon drei Jahre lang nicht mehr hatte.«

»Ja, das ist tatsächlich merkwürdig«, stimmte ich ihr zu, und fragte sie, ob sich zu der Zeit noch etwas anderes verändert hatte.

Ihr fiel ein, dass ein Statin namens Crestor auf ihrer Medikamentenliste stand.

Ich sagte, es sei möglich, dass das Medikament die Ursache ihrer Schlaflosigkeit sein könnte. »Ich habe mit der Einnahme ungefähr drei Monate vor Beginn meiner Schlafprobleme begonnen«, berichtete Ruth.

»Sprechen Sie darüber mit Ihrer Ärztin«, riet ich ihr. »Falls sie einverstanden ist, könnte es vielleicht sinnvoll sein, eine dreimonatige Pause einzulegen.«

Ruths Ärztin hielt eine Statin-Pause von ein paar Monaten für eine gute Sache und kein großes Risiko. Nach zwei Monaten konnte Ruth deutlich besser schlafen, und sie wollte die Medikamente nicht weiternehmen. Ruth machte einen weiteren Termin bei Ihrer Ärztin und ließ auch den Koronarkalk bestimmen, um ihr Risiko besser einschätzen zu können. Wie sich herausstellte, sahen Ruths Arterien gesund aus, was ein gutes Zeichen war. Ihre Insulinsensitivität war normal und niemand in ihrer Familie hatte eine Herzerkrankung. Also war ihr einziges »Symptom« ein hoher Cholesterinwert im Blut, und die Ärztin bestätigte, dass dies kein Grund für die Einnahme von Statinen war.

Tipps für ein Arztgespräch über Cholesterin und Statine

- Berichten Sie Ihrem Arzt oder Ihrer Ärztin über häufige Schlafprobleme, Ihren Erschöpfungszustand oder Muskelschmerzen und fragen Sie, ob das an den Statinen liegen könnte, die Sie einnehmen. Klären Sie, ob eine dreimonatige Pause von den Statinen versuchsweise sinnvoll sein könnte.
- Fragen Sie nach einer Schilddüsenuntersuchung, da Hypothyreose eine häufige Ursache für hohe Cholesterinwerte ist.
- Klären Sie, ob die Einnahme von Statinen in Ihrem Fall tatsächlich nötig ist, wenn in Ihrer Familie bisher keine Herzerkrankungen vorgekommen sind. Fragen Sie gegebenenfalls nach einer Überweisung zu einem Kardiologen.

- Fragen Sie nach der Möglichkeit einer Bestimmung des Koronarkalks, um das Risiko einschätzen zu können.

Denken Sie daran, dass diese Fragen nur für die Primärprävention, aber nicht zur Sekundärprävention geeignet sind. Wenn Sie schon einmal einen Herzinfarkt hatten und Ihr Kardiologe Ihnen Statine verschrieben hat, sollten Sie sie nehmen.

Ernährung und Lebensweise zur Verringerung des Herzinfarkt- und Schlaganfallrisikos

Wenden Sie all die herkömmlichen Strategien zu Ernährung und Lebensweise an, wie zum Beispiel mit dem Rauchen aufhören, Junkfood vermeiden und sich bewegen. Die Empfehlung, auf gesättigte Fette zu verzichten, können Sie tendenziell ignorieren und sich stattdessen auf eine Umkehr der Insulinresistenz konzentrieren.

Kehren Sie eine Insulinresistenz um. Es gibt immer mehr Belege, dass Insulinresistenz ein wichtiger Faktor bei Herzerkrankungen ist [358], und passenderweise haben wir einen großen Teil dieses Buches diesem Thema gewidmet. Wie wir bereits gesehen haben, gehören zu den besten Strategien für die Umkehr einer Insulinresistenz: Vermeidung von hochdosierter Fruktose, insbesondere Desserts und mit Zucker gesüßten Lebensmitteln. Stattdessen Verzehr von vollwertigen, unverarbeiteten Nahrungsmitteln einschließlich Gemüse zur Unterstützung eines gesunden Mikrobioms und zur Unterstützung eines gesunden zirkadianen Rhythmus. Zusätzlich Intervallfasten und körperliche Bewegung für den Muskelaufbau.

Bewegung jeglicher Art ist gut für die kardiovaskuläre Gesundheit, wobei auch hier Krafttraining besonders hilfreich zu sein scheint. Laut einer Studie aus dem Jahr 2019 kann bereits eine Stunde Krafttraining in der Woche das Herzinfarkt- und Schlaganfallrisiko um bis zu siebzig Prozent senken.[359]

Nahrungsergänzungsmittel zur Verminderung des Herzinfarkt- und Schlaganfallrisikos

Wir haben bereits mehrfach über das Duo aus Magnesium und Taurin gesprochen, das auch hierbei hilfreich sein kann.

Magnesium

Magnesium ist ein Superstar für die Herzgesundheit und war Gegenstand einer umfangreichen Studie aus dem Jahr 2018, die im *British Medical Journal* veröffentlicht wurde. Titel war »Magnesium for the Prevention and Treatment of Cardiovascular Disease« (zu Deutsch: Magnesium zur Prävention und Behandlung von Herz-Kreislauf-Erkrankungen).[360] Die Studie kam zu dem Schluss, dass Magnesiummangel häufig vorkommt, dieser Mangel mit einem höheren Risiko für Herzerkrankungen einhergeht und die Supplementierung mit Magnesium den Blutdruck verbessert sowie das Herzinfarkt- und Schlaganfallrisiko verringert. Vielleicht wissen Sie noch aus dem Abschnitt über Osteoporose, dass durch Kalziumpräparate das Risiko für Herz-Kreislauf-Erkrankungen steigt. Dies liegt daran, dass die Einnahme von Kalzium ohne Magnesium zu einem Magnesiummangel führen kann.

Wie es wirkt: Magnesium senkt den Blutdruck, unterstützt die Mitochondrien, verringert Entzündungen und hilft bei der Umkehr einer Insulinresistenz.

Was Sie sonst noch wissen müssen: Es gibt keine Blutuntersuchung, mit der man einen Magnesiummangel nachweisen könnte, weshalb Sie es einfach ausprobieren müssen, um zu sehen, ob sich Ihr Blutdruck dadurch verbessert.

Taurin

Taurin ist ein hervorragender Begleiter für Magnesium, denn es senkt den Blutdruck, und laut Forschung sterben Menschen mit einem guten Taurinspiegel seltener an Herzerkrankungen.[361]

Wie es wirkt: Es unterstützt die Mitochondrien, reguliert den innerzellulären Kalziumspiegel und hat entzündungshemmende und antioxidative Eigenschaften.

Was Sie sonst noch wissen müssen: Taurin kommt nur in tierischen Nahrungsmitteln wie Fisch, Fleisch und Milchprodukten vor. Die therapeutische Dosis liegt bei drei Gramm, Nebenwirkungen sind keine bekannt.

Vitamine D3 und K2 (MK-7)

Wissen Sie noch, dass ich im Abschnitt über Osteoporose erklärt habe, dass Vitamin K2 (MK-7) dabei hilft, eine Verkalkung der Blutgefäße zu verhindern? Das macht es zu einem wichtigen Nährstoff für die Herzgesundheit, und es gibt immer mehr Beweise, dass Vitamin D3 sich zusammen mit K2 positiv auf das Risiko für kardiovaskuläre Erkrankungen[362] und Demenz auswirken kann.

Wie sie wirken: Vitamin K2 hilft, die Verkalkung von atherosklerotischen Plaques zu verhindern. In Kombination mit Vitamin D3 kann es Entzündungen reduzieren.

Was Sie sonst noch wissen müssen: Die therapeutische Dosis liegt bei 1000 bis 3000 IU Vitamin D3 und 75 µg MK-7. Zuviel Vitamin D kann, wenn es ohne Vitamin K2 genommen wird, das Risiko für Herzerkrankungen steigern.

Tipp: Vitamin K2 kann auch bei Krampfadern helfen.

Fischöl

Laut einer maßgeblichen neuen Meta-Analyse-Studie[363] reduziert die Einnahme der Omega-3-Fettsäuren EPA (Eicosapentaensäure) und DHA (Docosahexaensäure) das Risiko der koronaren Herzkrankheit. »Wieviel auch immer die Patientinnen über die Ernährung bekommen, sie brauchen höchstwahrscheinlich mehr«, betont einer der führenden Autoren der besagten im *British Medical Journal* veröffentlichten Studie.[364]

Wie es wirkt: Omega-3 senkt Entzündungen, Blutdruck und Triglyceride.

Was Sie sonst noch wissen müssen: Ich empfehle Fischöl-Nahrungsergänzungsmittel, die mindestens 720 Milligramm EPA liefern, was meist 2000 Milligramm Fischöl insgesamt entspricht. Manche Studien in der Meta-Analyse verwendeten bis zu 5500 Milligramm Fischöl.

Wenn Sie blutverdünnende Medikamente einnehmen, fragen Sie vorher Ihren Arzt oder Ihre Ärztin.

Checkliste für die Verringerung des Herzinfarkt- und Schlaganfallrisikos

- Insulinresistenz erkennen und umkehren.
- Magnesium und Taurin einnehmen.
- Vor der Einnahme von Statinen persönliches Risiko einschätzen und alle Optionen abwägen.

Verringerung des Demenzrisikos

In Kapitel 7 haben wir gesehen, dass es in der Menopause zu einem Abfall der Hirnenergie kommt, die eine Neukalibrierung des gesamten Energiesystems des Gehirns erfordert. Das ist ein kritisches Zeitfenster oder auch ein Kipppunkt, denn bei einer erfolgreichen Neukalibrierung ist die Menopause kein langfristiges Problem für Ihr Gehirn; läuft die Neukalibrierung hingegen nicht erfolgreich ab, könnte dies den Weg zu Demenz im späteren Leben ebnen.[365]

Wenn es in Ihrer Familie Fälle von Demenz gab, empfehle ich Ihnen das Buch der Neurowissenschaftlerin Lisa Mosconi: *Das weibliche Gehirn: Länger leben, besser schlafen, Demenz vorbeugen – wie Frauen gesund bleiben*. Darin geht Mosconi auf Gentests für das Demenzrisiko ein und stellt Strategien vor, um zu verhindern, dass aus einer normalen menopausal bedingten kognitiven Beeinträchtigung Alzheimer oder eine andere Art von Demenz (von denen es mehrere gibt) wird.

Abgesehen von dieser Literaturempfehlung rate ich außerdem:

Seien Sie vorsichtig mit Anticholinergika, die den Neurotransmitter Acetylcholin hemmen. Zu den Anticholinergika gehören manche Antidepressiva und Schlaftabletten, Benzodiazepine und Antihistaminika wie zum Beispiel Diphenhydramin und Doxylamin. Eine kurzzeitige Einnahme stellt kein Problem dar, aber die fortwährende Einnahme von Anticholinergika kann Ihr Demenzrisiko vervierfachen!

Bitten Sie Ihren Arzt, Sie auf Erkrankungen zu untersuchen, die das Gedächtnis beeinträchtigen können wie zum Beispiel eine Schilddrüsenerkrankung oder Vitamin-B12-Mangel.

Vermeiden Sie den Eingriff einer Hysterektomie, denn eine solche Operation kann in der Spätfolge das Demenzrisiko verstärken.

Rauchen Sie nicht und halten Sie Ihren Alkoholkonsum in Maßen oder trinken am besten gar keinen mehr.

Essen Sie Nahrungsmittel, die Nährstoffe für das Gehirn liefern wie zum Beispiel Proteine, Zink, Cholin und Omega-3-Fettsäuren.

Setzen Sie den grundlegenden Aktionsplan für die Hirngesundheit um (Kapitel 7), der die Beruhigung des Nervensystems, die Normalisierung des zirkadianen Rhythmus und ausreichend Schlaf umfasst.

Bewegen Sie sich und bauen Sie Muskeln auf, denn Muskeln sind gut für die Hirngesundheit.

Lassen Sie abklären, ob eine Insulinresistenz vorliegt, und kehren diese gegebenenfalls um, denn dadurch erreichen Sie eine Stoffwechselflexibilität und sorgen dafür, dass Ihr Gehirn ständig mit Ketonen versorgt wird.

Spezialthema: Ketone zur Verringerung des Demenzrisikos

Eines der Hauptmerkmale von Alzheimer ist eine Verminderung des Glukosestoffwechsels, ähnlich der Verminderung in der Menopause. Die Lösung bei einem niedrigen Glukosespiegel im Gehirn ist, die Fähigkeit des Gehirns, Ketone als alternative Energiequelle zu nutzen, zu verbessern, und so die Energie des Gehirns zu steigern, die Wachstumsfaktoren der Nervenzellen zu erhöhen und Entzündungen im Gehirn zu verringern.[366]

Ketone sind für die Hirngesundheit so nützlich, dass eine ketogene Ernährung früher bei Epilepsie, Migräne und Schädel-Hirn-

Trauma verschrieben wurde. Sie kann auch bei Demenz helfen, und eine kleine Studie fand heraus, dass sowohl eine Ketose durch Ernährung als auch MCT-Öl funktionelle Netzwerke im Gehirn stabilisieren können.[367]

Eine Keto-Ernährung oder Keto-Nahrungsergänzungsmittel helfen eher, wenn Sie eine mittelschwere oder schwere Insulinresistenz haben. Der Zusammenhang zwischen Insulinresistenz und Alzheimer ist so stark, dass manche Wissenschaftler Alzheimer als »Diabetes Typ 3« bezeichnen.[368] Bitte sprechen Sie mit Ihrem Arzt oder Ihrer Ärztin darüber.

Eine **Östrogentherapie** kommt ebenfalls zur Verringerung des Demenzrisikos in Betracht, doch das hängt von Ihrer speziellen Situation ab. Wenn Sie früh in die Menopause gekommen sind oder Ihnen die Eierstöcke entfernt wurden, könnten Sie eine Therapie aus Östrogen mit Progesteron für mindestens fünf Jahre in Betracht ziehen. Dabei reduziert Östrogen wahrscheinlich sowohl das Risiko für Herzerkrankungen als auch Demenz. Wenn Sie mit etwa fünfzig in die Menopause gekommen sind, und seit Ihrer letzten Periode noch keine fünf Jahre vergangen sind, kann Östrogen plus Progesteron den Nebeneffekt einer Verringerung des Demenzrisikos haben, allerdings wird diese Therapie eher nicht zu diesem Zweck verschrieben. Wenn Sie über sechzig sind und seit Ihrer letzten Periode mehr als fünf Jahre vergangen sind, fangen Sie bitte nicht mehr mit Östrogen an, denn dadurch könnte Ihr Demenzrisiko steigen. (Im deutschsprachigen Raum ist die hier genannte Indikation zur Reduzierung des Demenzrisikos nicht anerkannt, Anm. d. Verlags.)

Nahrungsergänzungsmittel finden Sie im Abschnitt »Nahrungsergänzungsmittel für die kognitive Gesundheit« in Kapitel 7. Dort führe ich Magnesium, Taurin, Vitamin B12, Zink, Cholin und MCT-Öl auf.

Ein letztes Wort zu dem, was danach kommt

Sie werden die nächsten drei, möglicherweise vier Jahrzehnte in der Menopause verbringen, also sollten Sie sich gut darin einrichten. Seien

Sie sich bewusst, dass Sie Teil einer globalen Gemeinschaft aus Frauen in der Menopause sind, die bis zum Jahr 2030 aus 1,2 Milliarden Frauen bestehen wird – mehr als jemals zuvor. Je tiefer ich selbst in die Menopause komme, desto mehr spüre ich die Verbundenheit zu anderen älteren Frauen und das wachsende Gefühl, dass wir eine Kraft für das Gute sein können.

Ich möchte dieses Buch mit Kristin Scott Thomas Monolog über die Menopause in der britischen TV-Serie *Fleabag* beenden. Die von Kristin Scott Thomas verkörperte Figur Belinda ist 58 und spricht mit der viel jüngeren Figur namens Fleabag:

BELINDA

»Dann kommen die Wechseljahre, die verdammten Wechseljahre kommen, und das ist mit Abstand das Beschissenwundervollste auf der Welt. Und ja, dein gesamter Beckenboden fällt in sich zusammen und dir ist verflucht heiß und keinen Menschen interessiert's. Aber dann ... bist du frei. Nie wieder eine Sklavin, nie wieder eine Maschine, die funktioniert. Du wirst zu einem Menschen, im Business.«

FLEABAG

»Ich hab' gehört, es ist grässlich.«

BELINDA

»Es ist grässlich, aber dann wundervoll. Kann man sich drauf freuen.«

Anhang

Bezugsquellen

Blog der Autorin:

Lara Briden – The Period Revolutionary: larabriden.com (Hinweis d. Verlags: Seite in englischer Sprache)

Übersicht Nahrungsergänzungsmittel

Bitte sprechen Sie mit Ihrem Arzt oder Apotheker über mögliche Wechselwirkungen mit anderen Medikamenten, die Sie einnehmen, oder andere Erkrankungen, an denen Sie leiden; halten Sie bitte insbesondere Rücksprache, falls Sie schwanger sind oder stillen. Lesen Sie immer die Etiketten und Beipackzettel für Vorsichtsmaßnahmen und Dosierungsanweisungen.

Berberin

- **hilfreich bei:** Insulinresistenz, Endometriose, Adenomyose
- **Tagesdosis:** 350–500 mg zweimal täglich oder eine höhere Dosis einer berberinhaltigen Pflanze, wie zum Beispiel Phellodendron

Cholin

- **hilfreich bei:** Endometriose, Adenomyose, starke Perioden
- **Tagesdosis:** 500 mg

D-Mannose

- **hilfreich bei:** wiederkehrenden Blasenentzündungen
- **Tagesdosis:** 2 Gramm

Eisen

- **hilfreich bei:** Migräne, starken Perioden
- **Tagesdosis:** 15–50 mg

Fischöl

- **hilfreich bei:** Stimmungsschwankungen, Risiko für Herzerkrankungen
- **Tagesdosis:** genug Öl, dass Sie mindestens 720 mg der Omega-3-Fettsäure Eicosapentaensäure (EPA) erhalten, was meist 2000 mg Fischöl entspricht

Glycin

- **hilfreich bei:** Schlafproblemen, Entgiftung, Insulinresistenz
- **Tagesdosis:** 3 Gramm

Inositol

- **hilfreich bei:** Insulinresistenz
- **Tagesdosis:** 2–6 Gramm

Jod

- **hilfreich bei:** Brustschmerzen, Endometriose, Adenomyose, Uterusmyome, Prävention von Ovarialzysten, Stimmungsschwankungen
- **Tagesdosis:** 200–3000 µg (0,2–3 mg)

Johanniskraut

- **hilfreich bei:** Stimmungsproblemen
- **Tagesdosis:** 300–600 mg

Kalzium-D-Glucarat

- **hilfreich bei:** Endometriose, Adenomyose, starken Perioden
- **Tagesdosis:** 1000–1500 mg

Kurkumin oder Kurkuma

- **hilfreich bei:** starken Perioden, Regelschmerzen, Endometriose, Adenomyose, Entgiftung
- **Tagesdosis:** wie angegeben

Magnesium

- **hilfreich bei:** Stimmungsschwankungen, Hitzewallungen, Schlafproblemen, PCOS,
- Insulinresistenz, Migräne
- **Tagesdosis:** 300 mg »elementares Magnesium« durch 3000 mg Gesamt-Magnesium-Bisglycinat

MCT-Öl (mittelkettige Triglyceride)

- **hilfreich bei:** Gedächtnisproblemen, Risiko für Demenz
- **Tagesdosis:** 15 ml

Medizinisches Cannabis (je nach Land möglicherweise verschreibungspflichtig)

- **hilfreich bei:** Schlafproblemen, Endometriose, Adenomyose
- **Tagesdosis:** wie angegeben

Melatonin

- **hilfreich bei:** Schlafprobleme, Migräne, Sodbrennen, Fibromyalgie, Osteoporose
- **Tagesdosis:** 0,5–3 mg

Mönchspfeffer/Agnus castus

- **hilfreich bei:** Stimmungsproblemen
- **Tagesdosis:** 200–2000 mg (die genaue Dosierung hängt vom Präparat ab)

N-Acetylcystein

- **hilfreich bei:** Stimmungsschwankungen
- **Tagesdosis:** 500–2000 mg

Östrogen (verschreibungspflichtig)

- **hilfreich bei:** Hitzewallungen, Schlafprobleme, Osteoporose, urogenitales Menopausensyndrom (UGMS)
- **Tagesdosis:** 10–50 µg transdermale Dosis

Progesteron (möglicherweise nur auf Rezept)

- **hilfreich bei:** PCOS, Hirsutismus, PMS, Migräne, starke Periodenblutung, Endometriose, Adenomyose, Perimenopause
- **Tagesdosis:** 20–300 mg

Quercetin

- **hilfreich bei:** Allergien in der Perimenopause
- **Tagesdosis:** 300–800 mg

S-Adenosylmethionin (SAM-e)

- **hilfreich bei:** Stimmungsschwankungen
- **Tagesdosis:** 100–200 mg

Sanddornöl

- **hilfreich bei:** urogenitales Menopausensyndrom (UGMS)
- **Tagesdosis:** 100–200 mg

Selen

- **hilfreich bei:** Hashimoto-Thyreoiditis
- **Tagesdosis:** 100–150 µg

Taurin

- **hilfreich bei:** Insulinresistenz, Stimmungsproblemen, Hitzewallungen, Osteoporose, Risiko für Herzerkrankungen
- **Tagesdosis:** 3 Gramm

Vaginalprobiotika

- **hilfreich bei:** urogenitales Menopausensyndrom (UGMS)
- **Tagesdosis:** laut Packungsbeilage

Vitamin B2 (Riboflavin)

- **hilfreich bei:** Migräne
- **Tagesdosis:** bis zu 200 mg 2mal täglich

Vitamin B6 (P5P)

- **hilfreich bei:** Stimmungsschwankungen, Histaminintoleranz, Allergien in der Perimenopause
- **Tagesdosis:** 10–100 mg

Vitamin B12 (Methylcobalamin)

- **hilfreich bei:** Stimmungsschwankungen, Gedächtnisproblemen, veganer Ernährung, Metformin-induzierte Mangelerscheinungen
- **Tagesdosis:** 500–1000 µg

Vitamin D3

- **hilfreich bei:** Uterusmyome, Osteoporose
- **Tagesdosis:** 1000–3000 IU

Vitamin K2

- **hilfreich bei:** Osteoporose, Arteriosklerose
- **Tagesdosis:** 75 µg

Zink

- **hilfreich bei:** HHN-Achsen-Dysfunktion, vegetarischer oder veganer Ernährung, Hirsutismus, Stimmungsproblemen, Regelschmerzen, Endometriose, Adenomyose, urogenitales Menopausensyndrom (UGMS), Haarausfall, Gedächtnisproblemen, Osteoporose
- **Tagesdosis:** 20–50 mg

Ziziphus

- **hilfreich bei:** Schlaf
- **Tagesdosis:** 3 Gramm

Anhang B

Glossar

Adhäsionen

Adhäsionen, auch Verklebungen genannt, sind Bindegewebsstränge oder Narbengewebe, die mit dem Beckenboden verwachsen sind und daher zu Schmerzen führen. Die Ursache kann entweder Endometriose oder eine zur Behandlung einer Endometriose durchgeführte Operation sein.

Androgene

Androgene sind Hormone, die für die männliche Geschlechtsentwicklung und für die Erhaltung männlicher Merkmale verantwortlich sind. Dazu zählen zum Beispiel Testosteron und das Nebennierenhormon DHEA (Dehydroepiandrosteron).

Anovulatorischer Zyklus

Ein anovulatorischer Zyklus ist ein Menstruationszyklus, in dem kein Eisprung stattfand, sodass kein Progesteron gebildet wurde.

Aromatase

Aromatase ist ein Enzym, das für die Umwandlung von Androgenen in Östrogene zuständig ist.

Arteriosklerose

Arteriosklerose ist eine Gefäßerkrankung, bei der sich immer mehr Läsionen oder Plaques in den Arterienwänden bilden. Plaques bestehen aus oxidierten Sterolen, Lipiden, Cholesterin, Makrophagen, Fibrin, Kalzium und anderen Zellmaterialien.

Bakterielle Vaginose (BV)

Eine Vaginose ist eine Überwucherung mit einer oder mehreren Arten normaler Vaginalbakterien. Zu den Symptomen gehören Juckreiz, Brennen und wässriger Ausfluss.

Dysmenorrhö

Dysmenorrhö ist der medizinische Fachausdruck für eine schmerzhafte Menstruation.

Fibromyalgie

Fibromyalgie ist eine Krankheit, bei der man unterschiedlichste chronische Schmerzen hat und verstärkt auf Druckschmerzen reagiert. Typischerweise betrifft sie Frauen im Alter zwischen 40 und 60 Jahren.

Hämoglobin

Hämoglobin ist das sauerstofftransportierende Protein in den roten Blutzellen. Es enthält Eisen.

Insulinresistenz

Bei einer Insulinresistenz reagiert der Körper weniger empfindlich auf das Hormon Insulin, was zu einem chronisch (dauerhaft) erhöhten Insulinspiegel führt. Andere Namen für diese Krankheit sind Hyperinsulinämie, Metabolisches Syndrom oder Prädiabetes. Sie spielt eine wichtige Rolle bei der Gewichtszunahme im Bauchbereich und vielen anderen Menopausensymptomen.

Intervallfasten

Intervallfasten, auch intermittierendes Fasten genannt, ist eine Ernährungsform, bei der täglich zwischen Fasten- und Essensperioden abgewechselt wird.

Intrauterinpessar

Ein Intrauterinpessar, auch Spirale genannt, ist ein kleines, meist T-förmiges Medizinprodukt zur Empfängnisverhütung, das in die Gebärmutter eingesetzt wird, um eine Schwangerschaft zu verhindern oder die Regelblutung zu erleichtern.

Ketose

Ernährungsketose ist ein gesunder Stoffwechselzustand, bei dem Ihr Körper von der primären Verbrennung von Glukose zur Verbrennung von mehr Ketonen (Metabolite der Fette) umschaltet. Das ist etwas anderes als Ketoazidose, was eine gefährliche Komplikation von Typ-1-Diabetes ist.

Lutealphase

Die Lutealphase ist der idealerweise zwei Wochen umfassende Zeitraum zwischen dem Eisprung und dem ersten Tag der Menstruationsblutung. Benannt ist sie nach dem Corpus luteum, oder deutsch Gelbkörper, ein nach dem Eisprung entstehender Zellcluster, der Progesteron bildet. Das ist der einzige Zeitpunkt im Zyklus, zu dem eine Frau hohe Progesteronspiegel produziert.

Ovulatorischer Zyklus

Ein ovulatorischer Zyklus ist ein Menstruationszyklus, in dem ein Eisprung stattfand und Progesteron gebildet wurde.

Prolaktin

Prolaktin ist ein Hypophysenhormon, das eine wichtige Rolle beim Stillen spielt, das aber, wenn es hoch ist, den Eisprung unterdrücken kann.

Ultraschall des Beckens

Ein Ultraschall des Beckens ist ein bildgebendes Verfahren, um sich Eierstöcke und Gebärmutter anschauen zu können. Der Ultraschallkopf wird auf den unteren Bauchbereich aufgesetzt und/oder in die Vagina eingeführt.

Zytokine

Entzündungsfördernde Zytokine sind chemische Botenstoffe, die Ihr Körper gegen Infektionen einsetzt. Sie sind Teil der Entzündungsreaktion Ihres Körpers.

Referenzen

1 J. C. Prior, *Estrogen's Storm Season: stories of perimenopause*, 2. Aufl., Vancouver: Centre for Menstrual Cycle and Ovulation Research Staff, 2018

2 Gordon J. L., Girdler S. S., Meltzer-Brody S. E., Stika C. S., Thurston R. C., Clark C. T., et al. Ovarian hormone fluctuation, neurosteroids, and HPA axis dysregulation in perimenopausal depression: a novel heuristic model. *Am J Psychiatry.* 1. März 2015; 172(3):227-36. PubMed PMID: 25585035

3 U. Melbourne, »Women report feeling pretty fantastic after menopause,« Futurity, 25. August 2017, futurity.org/women-aging-mood-1525342-2

4 »Older people are nailing the art of happiness. Renowned psychologist Mary Pipher explains why«, Life Matters, ABC Radio National, 5. September 2019, abc.net.au/news/2019-09-05/mary-pipher-says-older-people-are-the-happiest/11461818

5 J. C. Prior. Perimenopause lost – reframing the end of menstruation, *Journal of Reproductive and Infant Psychology*, 24(4), 2006, S. 323–335

6 Desai M. K., Brinton R. D. Autoimmune Disease in Women: Endocrine Transition and Risk Across the Lifespan. *Front Endocrinol (Lausanne).* 2019;10:265. PubMed PMID: 31110493

7 Brinton R. D., Yao J., Yin F., Mack W. J., Cadenas E. Perimenopause as a neurological transition state. *NatRevEndocrinol.* Juli 2015; 11(7):393–405. PubMed PMID: 26007613

8 B. S. Yasgur, »Menopause a ›critical window‹ for lifestyle CVD prevention,« Medscape, 7. Dezember 2018, medscape.com/viewarticle/906175

9 Gomes F. V., Rincón-Cortés M., Grace A. A. Adolescence as a period of vulnerability and intervention in schizophrenia: Insights from the MAM model. *Neurosci Biobehav Rev.* November 2016; 70:260-270. PubMed PMID: 27235082

10 Crow, E. A. et al. Schizophrenia during Menopausal Transition. *Mental Health in Family Medicine* 2016; 12:190–195

11 »What menopause does to women's brains,« *The Atlantic*, 8. November 2019, theatlantic.com/health/archive/2019/11/menopause-alzheimers/601642

12 »Female doctors in menopause retiring early due to sexism,« says study, The

Guardian, 6. August 2020, theguardian.com/society/2020/aug/06/female-doctors-inmenopause-retiringearly-due-to-sexism-says-study

13 J. Walters, »We're living like it's not happening: Michelle Obama opens up about menopause,« The Guardian, 14. August 2020, theguardian.com/us-news/2020/aug/13/michelleobama-menopause-account-spotifypodcast

14 Borda L. J., Wong L. L., Tosti A. Bioidentical hormone therapy in menopause: relevance in dermatology. *Dermatol Online J.* 15. Januar 2019; 25(1). PubMed PMID: 30710894

15 *Quote Investigator*, 3 June 2014, quoteinvestigator.com/2014/06/03/prettiness

16 B. Brown, *The Gifts of Imperfection: let go of who you think you're supposed to be and embrace who you are*, Center City, Minnesota: Hazelden, 2010

17 G. Hinsliff, »›A weird liberation‹: why women are exposing the wild truth about midlife and menopause,« The Guardian, 22. September 2020, theguardian.com/lifeandstyle/2020/sep/22/weird-liberation-women-wild-truth-midlifemenopause

18 L. Renee, »Open letter to women: notes on a body's midlife storms,« Medium, 20. November 2014, medium.com/s/the-long-middle/open-letter-to-women-4509c2f65c1d

19 C. Moran, »Me, drugs and the perimenopause,« The Times, 4. Juli 2020, thetimes.co.uk/article/caitlinmoran-me-drugs-and-the-perimenopause-mpzn2cdh2

20 »The wildness of girlhood,« *Overland*, 2. Juli 2019, overland.org.au/2019/07/thewildness-of-girlhood

21 E. Hancock, *The Girl Within*, New York: Fawcett Columbine, 1989

22 Los Angeles Daily News, »Girls lose their sense of self before their teens, research shows,« Baltimore Sun, 2. März 1993, baltimoresun.com/news/bs-xpm-1993–03–02–1993061035-story.html

23 Y. Beyene, *From Menarche to Menopause: reproductive lives of women in two cultures*, Albany, New York: State University of New York Press, 1989

24 »What to do with the sadness you're feeling right now,« *GQ*, 12. Mai 2020, gq.com/story/david-kessler-on-grief-and-sadness

25 J. Mazziotta, »Gillian Anderson on dealing with early menopause: ›I felt like somebody else had taken over my brain‹,« *People*, 13. März 2017, people.com/bodies/gillian-anderson-perimenopause-depression

26 G. Greer, *The Change: women, aging, and the menopause*, New York: Bloomsbury Publishing, 2018

27 B. Alex, »The grandmother hypothesis could explain why women live so long,« Discover, 2. April 2019, blogs.discovermagazine.com/crux/2019/04/01/grandmothersremain-an-evolutionary-mystery/-.XWcgPugzbb2

28 A. Ruggeri, »Do we really live longer than our ancestors?«, BBC Future, 3. Oktober 2018, bbc.com/future/article/20181002-how-long-did-ancient-people-live-life-spanversus-longevity

29 S. P. Mattern, *The Slow Moon Climbs: the science, history, and meaning of menopause*, Princeton, New Jersey: Princeton University Press, 2019

30 Kaplan H., Gurven M., Winking J., Hooper P. L., Stieglitz J. Learning, menopause, and the human adaptive complex. *Ann N Y Acad Sci.* August 2010; 1204:30-42. PubMed PMID: 20738273

31 N. Angier, *Woman: an intimate geography*, Boston: Houghton Mifflin, 1999

32 Gavin K. M., Kohrt W. M., Klemm D. J., Melanson E. L. Modulation of Energy Expenditure by Estrogens and Exercise in Women. *Exerc Sport Sci Rev.* Oktober 2018; 46(4):232-239. PubMed PMID: 30001272

33 Caufriez A., Leproult R., L'Hermite-Balériaux M., Kerkhofs M., Copinschi G. Progesterone prevents sleep disturbances and modulates GH, TSH, and melatonin secretion in postmenopausal women. *J Clin Endocrinol Metab.* April 2011; 96(4):E614-23. PubMed PMID: 21289261

34 Mohammed H., Russell I. A., Stark R., Rueda O. M., Hickey T.E, Tarulli GA, et al. Progesterone receptor modulates ERα action in breast cancer. *Nature.* 16. Juli 2015; 523(7560):313-7. PubMed PMID: 26153859

35 Mishra S. R., Chung H. F., Waller M., Dobson A. J., Greenwood D. C., Cade J. E., et al. Association Between Reproductive Life Span and Incident Nonfatal Cardiovascular Disease: A Pooled Analysis of Individual Patient Data From 12 Studies. *JAMA Cardiol.* 16. September 2020; PubMed PMID: 32936210

36 Gilsanz P., Lee C., Corrada M. M., Kawas C. H., Quesenberry C. P. Jr, Whitmer R. A. Reproductive period and risk of dementia in a diverse cohort of health care members. *Neurology.* 23. April 2019; 92(17):e2005–e2014. PubMed PMID: 30923235

37 Wang Y. X., Arvizu M., Rich-Edwards J. W., Stuart J. J., Manson J. E., Missmer S. A., et al. Menstrual cycle regularity and length across the reproductive lifespan and risk of premature mortality: prospective cohort study. *BMJ.* 30. September 2020; 371:m3464. PubMed PMID: 32998909

38 J. C. Prior, »Preventive powers of ovulation and progesterone,« Centre for Menstrual Cycle and Ovulation Research, cemcor.ubc.ca/resources/preventive-powers-ovulationand-progesterone

39 Petersen N., Touroutoglou A., Andreano J. M., Cahill L. Oral contraceptive pill use is associated with localized decreases in cortical thickness. *Hum Brain Mapp.* Juli 2015; 36(7):2644–2654. PubMed PMID: 25832993

40 Loucks A. B., Thuma J. R. Luteinizing hormone pulsatility is disrupted at a threshold of energy availability in regularly menstruating women. *J Clin Endocrinol Metab.* Januar 2003; 88(1):297–311. PubMed PMID: 12519869

41 Gallicchio L., Miller S. R., Kiefer J., Greene T., Zacur H. A., Flaws J. A. Risk factors for hot flashes among women undergoing the menopausal transition: baseline results from the Midlife Women's Health Study. *Menopause.* Oktober 2015; 22(10):1098–1107. PubMed PMID: 25783472

42 »FSH measurement if on combined oral contraceptive pill (COC),« GP Notebook, gpnotebook.com/simplepage.cfm?ID=x20150429155354509743

43 Bahamondes L., Hidalgo M., Petta C. A., Diaz J., Espejo-Arce X., Monteiro-Dantas C. Enlarged ovarian follicles in users of a levonorgestrel-releasing intrauterine system and contraceptive implant. *J Reprod Med.* August 2003;48(8):637–640. PMID: 12971147

44 »Contraception, Jean Hailes for Women's Health,« jeanhailes.org.au/Health-A-Z/Sex-Sexual-Health/Contraception

45 Andrade A. T., Pizarro E., Shaw S. T. Jr, Souza J. P., Belsey E. M., Rowe P. J. Consequences of uterine blood loss caused by various intrauterine contraceptive devices in South American women. World Health Organization Special Programme of Research, Development and Research Training in Human Reproduction. *Contraception.* Juli 1988; 38(1):1-18. PubMed PMID: 3048870

46 Achilles S. L., Austin M. N., Meyn L. A., Mhlanga F., Chirenje Z. M., Hillier S. L. Impact of contraceptive initiation on vaginal microbiota. *Am J Obstet Gynecol.* Juni 2018; 218(6):622.e1-622.e10. PubMed PMID: 29505773

47 De la Cruz D., Cruz A., Arteaga M., Castillo L., Tovalin H. Blood copper levels in Mexican users of the T380A IUD. *Contraception.* August 2005;72(2):122–125. PubMed PMID: 16022851

48 Falconer H., Yin L., Grönberg H., Altman D. Ovarian cancer risk after salpingectomy: a nationwide population-based study. *J Natl Cancer Inst.* Februar 2015;107(2). PubMed PMID: 25628372

49 Sadatmahalleh S. J., Ziaei S., Kazemnejad A., Mohamadi E. Menstrual Pattern following Tubal Ligation: A Historical Cohort Study. *Int J Fertil Steril.* Januar – März 2016; 9(4):477–482. PubMed PMID: 26985334

50 Morley C., Rogers A., Zaslau S. Post-vasectomy pain syndrome: clinical features and treatment options. *Can J Urol.* April 2012; 19(2):6160–6164. PubMed PMID: 22512957

51 »Vasalgel, a multi-year contraceptive,« Parsemus Foundation, parsemus.org/projects/vasalgel

52 R. Rettner, »World's first injectable male birth control may soon arrive in India,« Live Science, 20 November 2019, livescience.com/male-birth-control-risug.html

53 Slopien R., Pluchino N., Warenik-Szymankiewicz A., Sajdak S., Luisi M., Drakopoulos P., et al. Correlation between allopregnanolone levels and depressive symptoms during late menopausal transition and early postmenopause. *Gynecol Endocrinol.* Februar 2018; 34(2):144–147. PubMed PMID: 28857628

54 Freeman E. W., Sammel M. D., Lin H., Liu Z., Gracia C. R. Duration of menopausal hot flushes and associated risk factors. *Obstet Gynecol.* Mai 2011; 117(5):1095–1104. PubMed PMID: 21508748

55 Hale G. E., Hitchcock C. L., Williams L. A., Vigna Y. M., Prior J. C. Cyclicity of breast tenderness and night-time vasomotor symptoms in mid-life women: information collected using the Daily Perimenopause Diary. *Climacteric.* Juni 2003; 6(2):128–139. PubMed PMID: 12841883

56 »Why does my heart feel like it is doing hurdles?«, *Centre for Menstrual Cycle and Ovulation Research*, cemcor.ubc.ca/ask/why-does-my-heart-feeling-it-doing-hurdles

57 Martin V. T., Pavlovic J., Fanning K. M., Buse D. C., Reed M. L., Lipton R. B. Perimenopause and Menopause Are Associated With High Frequency Headache in Women With Migraine: Results of the American Migraine Prevalence and Prevention Study. *Headache.* Februar 2016; 56(2):292–305. PubMed PMID: 26797693

58 M. A. Farage, K. W. Miller & H. I. Maibach, »Effects of menopause on autoimmune diseases,« *Expert Review of Obstetrics and Gynecology*, 7(6), Januar 2014, S. 557–571

59 J. C. Prior, »Diagnosing very early menopause!,« lecture at Tufts Medical School, 2. Oktober 2019, Our Bodies Ourselves (channel), YouTube, youtube.com/watch?v=a_1jl0IBSPg

60 Prior J. C., Konishi C., Hitchcock C. L., Kingwell E., Janssen P., Cheung A. P., et al. Does Molimina Indicate Ovulation? Prospective Data in a Hormonally Documented SingleCycle in Spontaneously Menstruating Women. *Int J Environ Res Public Health.* 18. Mai 2018; 15(5). PubMed PMID: 29783630

61 Valent P. Mast cell activation syndromes: definition and classification. *Allergy.* April 2013; 68(4):417–424. PubMed PMID: 23409940

62 Afrin L. B., Dempsey T. T., Rosenthal L. S., Dorff S. R. Successful mast-cell-targeted treatment of chronic dyspareunia, vaginitis, and dysfunctional uterine bleeding. *J Obstet Gynaecol.* Juli 2019; 39(5):664–669. PubMed PMID: 30964355

63 Labrie F., Bélanger A., Pelletier G., Martel C., Archer D. F., Utian W. H. Science of intracrinology in postmenopausal women. *Menopause.* Juni 2017; 24(6):702–712. PubMed PMID: 28098598

64 Labrie F. Intracrinology and menopause: the science describing the cell-specific intracellular formation of estrogens and androgens from DHEA and their strictly local action and inactivation in peripheral tissues. *Menopause.* Februar 2019; 26(2):220–224. PubMed PMID: 30130283

65 Cortés Y. I., Barinas-Mitchell E., Suder Egnot N., Bhasin S., Jasuja R., Santoro N., et al. Associations of Endogenous Sex Hormones with Carotid Plaque Burden and Characteristics in Midlife Women. *J Clin Endocrinol Metab.* 1. April 2020; 105(4). PubMed PMID: 31900485

66 Santoro N. The Study of Women's Health Across the Nation (SWAN). *Obstet Gynecol Clin North Am.* September 2011; 38(3):xvii–xix. PubMed PMID: 21961725

67 Faulkner J. L., Belin de Chantemèle EJ. Sex hormones, aging and cardiometabolic syndrome. *Biol Sex Differ.* 1. Juli 2019; 10(1):30. PubMed PMID: 31262349

68 Crawford S., Santoro N., Laughlin G. A., Sowers M. F., McConnell D., Sutton-Tyrrell K., et al. Circulating dehydroepiandrosterone sulfate concentrations during the menopausal transition. *J Clin Endocrinol Metab.* August 2009; 94(8):2945–2951. PubMed PMID: 19470626

69 Secreto G., Girombelli A., Krogh V. Androgen excess in breast cancer development: implications for prevention and treatment. *Endocr Relat Cancer.* Februar 2019; 26(2):R81R94. PubMed PMID: 30403656

70 Markopoulos M. C., Kassi E., Alexandraki K. I., Mastorakos G., Kaltsas G. Hyperandrogenism after menopause. *Eur J Endocrinol.* Februar 2015; 172(2):R79–91. PubMed PMID: 25225480

71 Prior J. C. Progesterone for Symptomatic Perimenopause Treatment – Progesterone politics, physiology and potential for perimenopause. *Facts Views Vis Obgyn.* 2011; 3(2): 109–120. PubMed PMID: 24753856

72 Finkelstein J. S., Lee H., Karlamangla A., Neer R. M., Sluss P. M., Burnett-Bowie S. M., et al. Antimullerian Hormone and Impending Menopause in Late Reproductive Age: The Study of Women's Health Across the Nation. *J Clin Endocrinol Metab.* 1. April 2020; 105(4). PubMed PMID: 31965189

73 Nelson L. M. Clinical practice. Primary ovarian insufficiency. *N Engl J Med.* 5. Februar 2009; 360(6): 606–14. PubMed PMID: 19196677

74 van Kasteren Y. M., Schoemaker J. Premature ovarian failure: a systematic review on therapeutic interventions to restore ovarian function and achieve pregnancy. *Hum Reprod Update.* September–Oktober 1999; 5(5):483–492. PubMed PMID: 10582785

75 Groff A. A., Covington S. N., Halverson L. R., Fitzgerald O. R., Vanderhoof V., Calis K., et al. Assessing the emotional needs of women with spontaneous premature ovarian failure. *Fertil Steril.* Juni 2005; 83(6): 1734–1741. PubMed PMID: 15950644

76 Silbergeld E. K., Schwartz J., Mahaffey K. Lead and osteoporosis: mobilization of lead from bone in postmenopausal women. *Environ Res.* Oktober 1988; 47(1): 79–94. PubMed PMID: 3168967

77 Eum K. D., Weisskopf M. G., Nie L. H., Hu H., Korrick S. A. Cumulative lead exposure and age at menopause in the Nurses' Health Study cohort. *Environ Health Perspect.* März 2014; 122(3): 229–234. PubMed PMID: 24398113

78 C. Dell'amore, »Women can make new eggs after all, stem-cell study hints,«

National Geographic News, 1. März 2012, news.nationalgeographic.com/news/2012/02/120229-women-health-ovaries-eggsreproduction-science

79 J. Hamzelou, »Menopause reversal restores periods and produces fertile eggs,« *New Scientist*, 20. Juli 2016, newscientist.com/article/mg23130833-100-menopausereversal-restoresperiods-and-produces-fertile-eggs

80 J. Hamzelou, »Menopausal woman gives birth after blood plasma injection in ovaries,« *New Scientist*, 11. August 2020, newscientist.com/article/2251489menopausal-woman-gives-birth-after-blood-plasma-injection-ovaries

81 Y. Saplakoglu, »Freezing part of a woman's ovaries could delay menopause for years, UK company says,« *Live Science*, 9. August 2019, livescience.com/menopausedelay-freezing-ovaries.html

82 S Gottfried, »Heart rate variability: what it is and why it's important,« Dr. Sarah Gottfried MD, 18 April 2016, saragottfriedmd.com/heart-rate-variability-what-it-isand-why-itsimportant

83 Gladwell V. F., Kuoppa P., Tarvainen M. P., Rogerson M. A Lunchtime Walk in Nature Enhances Restoration of Autonomic Control during Night-Time Sleep: Results from a Preliminary Study. *Int J Environ Res Public Health.* 3. März 2016; 13(3). PubMed PMID: 26950138

84 C. Bergland, »Face-to-face connectedness, oxytocin, and your vagus nerve,« *Psychology Today*, 19. Mai 2017, psychologytoday.com/nz/blog/the-athletes-way/201705/face-face-connectednessoxytocin-and-your-vagus-nerve

85 Gerritsen R. J. S., Band G. P. H. Breath of Life: The Respiratory Vagal Stimulation Model of Contemplative Activity. *Front Hum Neurosci.* 2018; 12:397. PubMed PMID: 30356789

86 M. Storoni, *Stress-proof: the scientific solution to protect your brain and body – and be more resilient every day*, New York: Penguin, 2017

87 Uebelacker L. A., Epstein-Lubow G., Gaudiano B. A., Tremont G., Battle C. L., Miller I. W. Hatha yoga for depression: critical review of the evidence for efficacy, plausible mechanisms of action, and directions for future research. *J Psychiatr Pract.* Janur 2010; 16(1): 22–33. PubMed PMID: 20098228

88 Sjörs A., Ljung T., Jonsdottir I. H. Long-term follow-up of cortisol awakening response in patients treated for stress-related exhaustion. *BMJ Open.* 2012;2(4). PubMed PMID: 22786949

89 Mong J. A., Baker F. C., Mahoney M. M., Paul K. N., Schwartz M. D., Semba K., et al. Sleep, rhythms, and the endocrine brain: influence of sex and gonadal hormones. *J Neurosci.* 9. November 2011; 31(45): 16107–16116. PubMed PMID: 22072663

90 Jakubowicz D., Wainstein J., Landau Z., Raz I., Ahren B., Chapnik N., et al. Influences of Breakfast on Clock Gene Expression and Postprandial Glycemia in Healthy Individuals and Individuals With Diabetes: A Randomized

Clinical Trial. *Diabetes Care.* November 2017; 40(11): 1573–1579. PubMed PMID: 28830875

91 Forsyth C. B., Voigt R. M., Burgess H. J., Swanson G. R., Keshavarzian A. Circadian rhythms, alcohol and gut interactions. *Alcohol.* Juni 2015; 49(4): 389–398. PubMed PMID: 25499101

92 Haghayegh S., Khoshnevis S., Smolensky M. H., Diller K. R., Castriotta R. J. Before-bedtime passive body heating by warm shower or bath to improve sleep: A systematic review and meta-analysis. *Sleep Med Rev.* August 2019; 46: 124–135. PubMed PMID: 31102877

93 C. Wilson, »Hot baths could improve depression as much as physical exercise,« *New Scientist*, 22. Oktober 2018, newscientist.com/article/2183250-hot-baths-couldimprove-depression-as-much-as-physical-exercise/

94 Liu Y. Z., Wang Y. X., Jiang C. L. Inflammation: The Common Pathway of Stress-Related Diseases. *Front Hum Neurosci.* 2017; 11:316. PubMed PMID: 28676747

95 Gold E. B. The timing of the age at which natural menopause occurs. *Obstet Gynecol Clin North Am.* September 2011; 38(3): 425–440. PubMed PMID: 21961711

96 Chedid V., Dhalla S., Clarke J. O., Roland B. C., Dunbar K. B., Koh J., et al. Herbal therapy is equivalent to rifaximin for the treatment of small intestinal bacterial overgrowth. *Glob Adv Health Med.* Mai 2014; 3(3): 16–24. PubMed PMID: 24891990

97 Hadithi M., de Boer H., Meijer J. W., Willekens F., Kerckhaert J. A., Heijmans R., et al. Coeliac disease in Dutch patients with Hashimoto's thyroiditis and vice versa. *World J Gastroenterol.* 21. März 2007; 13(11): 1715–1722. PubMed PMID: 17461476

98 I. Wentz, *Hashimoto's Protocol: A 90-Day Plan for Reversing Thyroid Symptoms and Getting Your Life Back*, HarperOne, 2017

99 Wallace T. C., Jun S., Zou P., McCabe G. P., Craig B. A., Cauley J. A., et al. Dairy intake is not associated with improvements in bone mineral density or risk of fractures across the menopause transition: data from the Study of Women's Health Across the Nation. *Menopause.* August 2020; 27(8): 879–886. PubMed PMID: 32404792

100 S. Knutsen, R. Sirirat, A. Mashchak et al., Dairy, soy, and risk of breast cancer: those confounded milks, *International Journal of Epidemiology*, 2020 article dyaa007

101 Fogel W. A. Diamine oxidase (DAO) and female sex hormones. *Agents Actions.* April 1986; 18(1–2): 44–45. PubMed PMID: 3088928

102 Borghini R., Donato G., Alvaro D., Picarelli A. New insights in IBS-like disorders: Pandora's box has been opened; a review. *Gastroenterol Hepatol Bed Bench.* Frühling 2017; 10(2): 79–89. PubMed PMID: 28702130

103 Rizzi A., Nucera E., Laterza L., Gaetani E., Valenza V., Corbo G. M., et al. Irritable Bowel Syndrome and Nickel Allergy: What Is the Role of the Low Nickel Diet? *J Neurogastroenterol Motil.* 30. Januar 2017; 23(1): 101–108. PubMed PMID: 28049864

104 Borghini R., Porpora M. G., Casale R., Marino M., Palmieri E., Greco N., et al. Irritable Bowel Syndrome-Like Disorders in Endometriosis: Prevalence of Nickel Sensitivity and Effects of a Low-Nickel Diet. An Open-Label Pilot Study. *Nutrients.* 28. Januar 2020; 12(2). PubMed PMID: 32012984

105 Chen K. L., Madak-Erdogan Z. Estrogen and Microbiota Crosstalk: Should We Pay Attention?. *Trends Endocrinol Metab.* November 2016; 27(11): 752–755. PubMed PMID: 27553057

106 Bruno G., Zaccari P., Rocco G., Scalese G., Panetta C., Porowska B., et al. Proton pump inhibitors and dysbiosis: Current knowledge and aspects to be clarified. *World J Gastroenterol.* 14. Juni 2019;25(22): 2706–2719. PubMed PMID: 31235994

107 Gomm W., von Holt K., Thomé F., Broich K., Maier W., Fink A., et al. Association of Proton Pump Inhibitors With Risk of Dementia: A Pharmacoepidemiological Claims Data Analysis. *JAMA Neurol.* April 2016; 73(4): 410–416. PubMed PMID: 26882076

108 Grindler N. M., Allsworth J. E., Macones G. A., Kannan K., Roehl K. A., Cooper A. R. Persistent organic pollutants and early menopause in U.S. women. *PLoS One.* 2015;10(1):e0116057. PubMed PMID: 25629726

109 Zota A. R., Geller R. J., Calafat A. M., Marfori C. Q., Baccarelli A. A., Moawad G. N. Phthalates exposure and uterine fibroid burden among women undergoing surgical treatment for fibroids: a preliminary study. *Fertil Steril.* Januar 2019; 111(1): 112–121. PubMed PMID: 30447935

110 Diamanti-Kandarakis E., Bourguignon J. P., Giudice L. C., Hauser R., Prins G. S., Soto A. M., et al. Endocrine-disrupting chemicals: an Endocrine Society scientific statement. *Endocr Rev.* Juni 2009; 30(4): 293–342. PubMed PMID: 19502515

111 Rastogi S. C., Clausen J., Srivastava K. C. Selenium and lead: mutual detoxifying effects. *Toxicology.* November–Dezember 1976; 6(3): 377–388. PubMed PMID: 996880

112 Alcaraz-Contreras Y., Garza-Ocañas L., Carcaño-Díaz K., Ramírez-Gómez X. S. Effect of glycine on lead mobilization, lead-induced oxidative stress, and hepatic toxicity in rats. *J Toxicol.* 2011; 2011:430539. PubMed PMID: 21811501

113 Bansal R., Aggarwal N. Menopausal Hot Flashes: A Concise Review. *J Midlife Health.* Janur–März 2019; 10(1): 6–13. PubMed PMID: 31001050

114 Topiwala A., Allan C. L., Valkanova V., Zsoldos E., Filippini N., Sexton C., et al. Moderate alcohol consumption as risk factor for adverse brain out-

comes and cognitive decline: longitudinal cohort study. *BMJ*. 6. Juni 2017; 357:j2353. PubMed PMID: 28588063

115 Lowe P. P., Gyongyosi B., Satishchandran A., Iracheta-Vellve A., Ambade A., Kodys K., et al. Alcohol-related changes in the intestinal microbiome influence neutrophil infiltration, inflammation and steatosis in early alcoholic hepatitis in mice. *PLoS One*. 2017; 12(3):e0174544. PubMed PMID: 28350851

116 Eiler W.J. II., Džemidžić M., Case K. R., Soeurt C. M., Armstrong C. L., Mattes R. D., et al. The apéritif effect: Alcohol's effects on the brain's response to food aromas in women. *Obesity (Silver Spring)*. Juli 2015; 23(7): 1386–1393. PubMed PMID: 26110891

117 Kwon Y. J., Lim H. J., Lee Y. J., Lee H. S., Linton J. A., Lee J. W., et al. Associations between high-risk alcohol consumption and sarcopenia among postmenopausal women. *Menopause*. September 2017; 24(9): 1022–1027. PubMed PMID: 28590346

118 J. Lerche Davis, »Drink less for strong bones,« WebMD, 21. Juni 2010, webmd.com/osteoporosis/features/alcohol

119 Templeman C., Marshall S. F., Clarke C. A., DeLellis Henderson K., Largent J., Neuhausen S., et al. Risk factors for surgically removed fibroids in a large cohort of teachers. *Fertil Steril*. Oktober 2009; 92(4): 1436–1446. PubMed PMID: 19019355

120 Assi N., Rinaldi S., Viallon V., Dashti S. G., Dossus L., Fournier A., et al. Mediation analysis of the alcohol-postmenopausal breast cancer relationship by sex hormones in the EPIC cohort. *Int J Cancer*. 1. Februar 2020; 146(3): 759–768. PubMed PMID: 30968961

121 Mart S., Giesbrecht N. Red flags on pinkwashed drinks: contradictions and dangers in marketing alcohol to prevent cancer. *Addiction*. Oktober 2015; 110(10): 1541–1548. PubMed PMID: 26350708

122 S. Chodosh, »Remember when a glass of wine a day was good for you? Here's why that changed,« *Popular Science*, 10. September 2018, popsci.com/moderatedrinking-benefits-risks

123 Hang D., Kværner A. S., Ma W., Hu Y., Tabung F. K., Nan H., et al. Coffee consumption and plasma biomarkers of metabolic and inflammatory pathways in US health professionals. *Am J Clin Nutr*. 1. März 2019; 109(3): 635–647. PubMed PMID: 30834441

124 Ding M., Bhupathiraju S. N., Chen M., van Dam R. M., Hu F. B. Caffeinated and decaffeinated coffee consumption and risk of type 2 diabetes: a systematic review and a dose-response meta-analysis. *Diabetes Care*. Februar 2014; 37(2): 569–86. PubMed PMID: 24459154

125 Heath R. D., Brahmbhatt M., Tahan A. C., Ibdah J. A., Tahan V. Coffee: The magical bean for liver diseases. *World J Hepatol*. 28. Mai 2017; 9(15): 689–696. PubMed PMID: 28596816

126 Schliep K. C., Schisterman E. F., Mumford S. L., Pollack A. Z., Zhang C.,

Ye A., et al. Caffeinated beverage intake and reproductive hormones among premenopausal women in the BioCycle Study. *Am J Clin Nutr.* Februar 2012; 95(2): 488–97. PubMed PMID: 22237060

127 Lafranconi A., Micek A., De Paoli P., Bimonte S., Rossi P., Quagliariello V., et al. Coffee Intake Decreases Risk of Postmenopausal Breast Cancer: A Dose-Response Meta-Analysis on Prospective Cohort Studies. *Nutrients.* 23. Januar 2018; 10(2). PubMed PMID: 29360766

128 Patwardhan R. V., Desmond P. V., Johnson R. F., Schenker S. Impaired elimination of caffeine by oral contraceptive steroids. *J Lab Clin Med.* April 1980; 95(4): 603–608. PubMed PMID: 7359014

129 Bouchard C. Coffee or caffeine intake and effects on menopausal symptoms: unsolved issue. *Menopause.* Februar 2015; 22(2): 129–30. PubMed PMID: 25584739130: Maltais M. L., Desroches J., Dionne I. J. Changes in muscle mass and strength after menopause. *J Musculoskelet Neuronal Interact.* Oktober-Dezember 2009; 9(4): 186–197. PubMed PMID: 19949277

131 Silva T. R., Spritzer P. M. Skeletal muscle mass is associated with higher dietary protein intake and lower body fat in postmenopausal women: a cross-sectional study. *Menopause.* Mai 2017; 24(5): 502–509. PubMed PMID: 27922938

132 Rizzoli R., Stevenson J. C., Bauer J. M., van Loon L. J., Walrand S., Kanis J. A., et al. The role of dietary protein and vitamin D in maintaining musculoskeletal health in postmenopausal women: a consensus statement from the European Society for Clinical and Economic Aspects of Osteoporosis and Osteoarthritis (ESCEO). *Maturitas.* September 2014; 79(1): 122–132. PubMed PMID: 25082206

133 Personal communication from dietitian Valeria Burnazov

134 Simpson S. J., Raubenheimer D. Obesity: the protein leverage hypothesis. *Obes Rev.* Mai 2005; 6(2): 133–142. PubMed PMID: 15836464

135 Lawrence M. A., Baker P. I. Ultra-processed food and adverse health outcomes. *BMJ.* 29. Mai 2019;365:l2289. PubMed PMID: 31142449

136 Rietjens I. M. C. M., Louisse J., Beekmann K. The potential health effects of dietary phytoestrogens. *Br J Pharmacol.* Juni 2017; 174(11): 1263–1280. PubMed PMID: 27723080

137 G. Jasienska, *The Fragile Wisdom: an evolutionary view on women's biology and health*, Cambridge, Massachusetts: Harvard University Press, 2013

138 Morimoto Y., Conroy S. M., Pagano I. S., Isaki M., Franke A. A., Nordt F. J., et al. Urinary estrogen metabolites during a randomized soy trial. *Nutr Cancer.* 2012;64(2): 307–314. PubMed PMID: 22293063

139 Parazzini F., Di Martino M., Pellegrino P. Magnesium in the gynecological practice: a literature review. *Magnes Res.* 1. Februar 2017; 30(1): 1–7. PubMed PMID: 28392498

140 Sparta M., Alexandrova A. N. How metal substitution affects the enzymatic activity of catechol-o-methyltransferase. *PLoS One.* 2012;7(10):e47172. PubMed PMID: 23056605

141 Rowe W. J. Correcting magnesium deficiencies may prolong life. *Clin Interv Aging.* 2012;7: 51–54. PubMed PMID: 22379366

142 DiNicolantonio J. J., O'Keefe J. H., Wilson W. Subclinical magnesium deficiency: a principal driver of cardiovascular disease and a public health crisis. *Open Heart.* 2018;5(1):e000668. PubMed PMID: 29387426

143 Kolanu B. R., Vadakedath S., Boddula V., Kandi V. Activities of Serum Magnesium and Thyroid Hormones in Pre-, Peri-, and Post-menopausal Women. *Cureus.* 3. Januar 2020; 12(1):e6554. PubMed PMID: 32042527

144 Lee K., Bradley R., Dwyer J., Lee S. L. Too much versus too little: the implications of current iodine intake in the United States. *Nutr Rev.* Juni 1999; 57(6): 177–181. PubMed PMID: 10439630

145 Stoddard F. R. II., Brooks A. D., Eskin B. A., Johannes G. J. Iodine alters gene expression in the MCF7 breast cancer cell line: evidence for an anti-estrogen effect of iodine. *Int J Med Sci.* 8. Juli 2008; 5(4): 189–196. PubMed PMID: 18645607

146 Rappaport J. Changes in Dietary Iodine Explains Increasing Incidence of Breast Cancer with Distant Involvement in Young Women. *J Cancer.* 2017; 8(2): 174–177. PubMed PMID: 28243321

147 Luo Y., Kawashima A., Ishido Y., Yoshihara A., Oda K., Hiroi N., et al. Iodine excess as an environmental risk factor for autoimmune thyroid disease. *Int J Mol Sci.* 21. Juli 2014; 15(7): 12895–12912. PubMed PMID: 25050783

148 Medici M., Ghassabian A., Visser W., de Muinck Keizer-Schrama S. M., Jaddoe V. W., Visser W. E., et al. Women with high early pregnancy urinary iodine levels have an increased risk of hyperthyroid newborns: the population-based Generation R Study. *Clin Endocrinol (Oxf).* April 2014; 80(4): 598–606. PubMed PMID: 23992400

149 Ventura M., Melo M., Carrilho F. Selenium and Thyroid Disease: From Pathophysiology to Treatment. *Int J Endocrinol.* 2017; 2017: 1297658. PubMed PMID: 28255299

150 Kessler J. H. The effect of supraphysiologic levels of iodine on patients with cyclic mastalgia. *Breast J.* Juli-August 2004; 10(4): 328–336. PubMed PMID: 15239792

151 Reginster J. Y., Beaudart C., Buckinx F., Bruyère O. Osteoporosis and sarcopenia: two diseases or one?. *Curr Opin Clin Nutr Metab Care.* Januar 2016; 19(1): 31–36. PubMed PMID: 26418824

152 Lee I., Cho J., Hong H., Jin Y., Kim D., Kang H. Sarcopenia Is Associated with Cognitive Impairment and Depression in Elderly Korean Women. *Iran J Public Health.* März 2018; 47(3): 327–334. PubMed PMID: 29845019

153 Messier V., Rabasa-Lhoret R., Barbat-Artigas S., Elisha B., Karelis A. D., AubertinLeheudre M. Menopause and sarcopenia: A potential role for sex hormones. *Maturitas*. April 2011; 68(4): 331–336. PubMed PMID: 21353405

154 Devries M. C., McGlory C., Bolster D. R., Kamil A., Rahn M., Harkness L., et al. Leucine, Not Total Protein, Content of a Supplement Is the Primary Determinant of Muscle Protein Anabolic Responses in Healthy Older Women. *J Nutr*. 1. Juli 2018; 148(7): 1088–1095. PubMed PMID: 29901760

155 Javed A. A., Mayhew A. J., Shea A. K., Raina P. Association Between Hormone Therapy and Muscle Mass in Postmenopausal Women: A Systematic Review and Meta-analysis. *JAMA Netw Open*. 2. August 2019; 2(8):e1910154. PubMed PMID: 31461147

156 J. Viljoen, T. Crymble & C. Christie, »Changes in morphology and strength following an eight-week resistance training programme in postmenopausal women: a pilot investigation,« *Ergonomics South Africa*, 25(2), 2013, 35–49

157 Berin E., Hammar M., Lindblom H., Lindh-Åstrand L., Rubér M., Spetz Holm A. C. Resistance training for hot flushes in postmenopausal women: A randomised controlled trial. *Maturitas*. August 2019; 126: 55–60. PubMed PMID: 31239119

158 Herold F., Törpel A., Schega L., Müller N. G. Functional and/or structural brain changes in response to resistance exercises and resistance training lead to cognitive improvements – a systematic review. *Eur Rev Aging Phys Act*. 2019; 16: 10. PubMed PMID: 31333805

159 J. C. Prior. Perimenopause lost – reframing the end of menstruation, *Journal of Reproductive and Infant Psychology*, 24(4), 2006, S. 323–335

160 Baber R. J, Panay N., Fenton A. 2016 IMS Recommendations on women's midlife health and menopause hormone therapy. *Climacteric*. April 2016; 19(2): 109–150. PubMed PMID: 26872610

161 Scarabin P. Y. Hormones and venous thromboembolism among postmenopausal women. *Climacteric*. Dezember 2014; 17 Suppl 2: 34–37. PubMed PMID: 25223916

162 Committee on Gynecologic Practice, American College of Obstetricians and Gynecologists, »Committee Opinion No. 659: the use of vaginal estrogen in women with a history of estrogen-dependent breast cancer,« *Obstetrics and Gynecology*, 127(3), März 2016, S. 93–96

163 Manyonda I., S. Talaulikar V., Pirhadi R., Onwude J. Progestogens are the problem in hormone replacement therapy: Time to reappraise their use. *Post Reprod Health*. März 2020; 26(1): 26–31. PubMed PMID: 31875415

164 J. C. Prior, A. Cameron, C. L. Hitchcock et al, »Oral micronized progesterone beneficial for perimenopausal hot flushes/flashes and night sweats,« Abstract OR25–7, ENDO 2018: the *Endocrine Society Annual Meeting*, Chicago, 17.–20. März 2018

165 Hitchcock C. L., Prior J. C. Oral micronized progesterone for vasomotor

symptoms-a placebo-controlled randomized trial in healthy postmenopausal women. *Menopause.* August 2012; 19(8): 886–893. PubMed PMID: 22453200

166 Nappi R. E. Testosterone for women: green light for sex, amber light for health? *Lancet Diabetes Endocrinol.* Oktober 2019; 7(10): 738–739. PubMed PMID: 31353193

167 Formoso G., Perrone E., Maltoni S., Balduzzi S., Wilkinson J., Basevi V., et al. Shortterm and long-term effects of tibolone in postmenopausal women. *Cochrane Database Syst Rev.* 12. Oktober 2016; 10:CD008536. PubMed PMID: 27733017

168 Piette P. C. M. The pharmacodynamics and safety of progesterone. *Best Pract Res Clin Obstet Gynaecol.* November 2020; 69: 13–29. PubMed PMID: 32739288

169 Marjoribanks J., Farquhar C., Roberts H., Lethaby A., Lee J. Long-term hormone therapy for perimenopausal and postmenopausal women. *Cochrane Database Syst Rev.* 17. Januar 2017; 1:CD004143. PubMed PMID: 28093732

170 S. Davis, »Making sense of menopausal hormone therapy means understanding the benefits as well as the risks,« The Conversation, 18. November 2019, theconversation.com/making-sense-of-menopausal-hormone-therapy-meansunderstanding-thebenefits-as-well-as-the-risks-124084

171 Muka T., Oliver-Williams C., Kunutsor S., Laven J. S., Fauser B. C., Chowdhury R., et al. Association of Age at Onset of Menopause and Time Since Onset of Menopause With Cardiovascular Outcomes, Intermediate Vascular Traits, and All-Cause Mortality: A Systematic Review and Meta-analysis. *JAMA Cardiol.* 1. Oktober 2016; 1(7): 767–776. PubMed PMID: 27627190

172 Crandall C. J., Aragaki A. K., Chlebowski R. T., McTiernan A., Anderson G., Hendrix S. L., et al. New-onset breast tenderness after initiation of estrogen plus progestin therapy and breast cancer risk. *Arch Intern Med.* 12. Oktober 2009; 169(18): 1684–91. PubMed PMID: 19822825

173 Personal communication from Professor Jerilynn C. Prior

174 »She's hooked: allure of vices tied to a woman's monthly cycle,« *Scientific American*, 1. Mai 2010, scientificamerican.com/article/shes-hooked

175 Prior J. C., Hitchcock C. L. Progesterone for hot flush and night sweat treatment-effectiveness for severe vasomotor symptoms and lack of withdrawal rebound. *Gynecol Endocrinol.* Oktober 2012; 28 Suppl 2: 7–11. PubMed PMID: 22849758

176 Chen M. N., Lin C. C., Liu C. F. Efficacy of phytoestrogens for menopausal symptoms: a meta-analysis and systematic review. *Climacteric.* April 2015; 18(2): 260–269. PubMed PMID: 25263312

177 Singh M., Su C. Progesterone, brain-derived neurotrophic factor and neu-

roprotection. *Neuroscience.* 3. Juni 2013; 239: 84–91. PubMed PMID: 23036620

178 Rettberg J. R., Yao J., Brinton R. D. Estrogen: a master regulator of bioenergetic systems in the brain and body. *Front Neuroendocrinol.* Januar 2014; 35(1): 8–30. PubMed PMID: 23994581

179 Geil C. R., Hayes D. M., McClain J. A., Liput D. J., Marshall S. A., Chen K. Y., et al. Alcohol and adult hippocampal neurogenesis: promiscuous drug, wanton effects. *Prog Neuropsychopharmacol Biol Psychiatry.* 3. Oktober 2014; 54: 103–113. PubMed PMID: 24842804

180 Jakaria M., Azam S., Haque M. E., Jo S. H., Uddin M. S., Kim I. S., et al. Taurine and its analogs in neurological disorders: Focus on therapeutic potential and molecular mechanisms. *Redox Biol.* Juni 2019; 24: 101223. PubMed PMID: 31141786

181 »Hot flashes,« North American Menopause Society, menopause.org/for-women/sexual-healthmenopause-online/causes-of-sexual-problems/hot-flashes

182 North American Menopause Society (NAMS), »Hot flashes impair memory performance,« *Science Daily*, 23. Januar 2020, sciencedaily.com/releases/2020/01/200123095859.htm

183 Shanmugan S., Epperson C. N. Estrogen and the prefrontal cortex: towards a new understanding of estrogen's effects on executive functions in the menopause transition. *Hum Brain Mapp.* März 2014; 35(3): 847–865. PubMed PMID: 23238908

184 Cramer H., Peng W., Lauche R. Yoga for menopausal symptoms-A systematic review and meta-analysis. *Maturitas.* März 2018; 109: 13–25. PubMed PMID: 29452777

185 Shams T., Setia M. S., Hemmings R., McCusker J., Sewitch M., Ciampi A. Efficacy of black cohosh-containing preparations on menopausal symptoms: a meta-analysis. *Altern Ther Health Med.* Januar-Februar 2010; 16(1): 36–44. PubMed PMID: 20085176

186 Naser B., Schnitker J., Minkin M. J., de Arriba S. G., Nolte K. U., Osmers R. Suspected black cohosh hepatotoxicity: no evidence by meta-analysis of randomized controlled clinical trials for isopropanolic black cohosh extract. *Menopause.* April 2011; 18(4): 366–375. PubMed PMID: 21228727

187 Guthrie K. A., Larson J. C., Ensrud K. E., Anderson G. L., Carpenter J. S., Freeman E. W., et al. Effects of Pharmacologic and Nonpharmacologic Interventions on Insomnia Symptoms and Self-reported Sleep Quality in Women With Hot Flashes: A Pooled Analysis of Individual Participant Data From Four MsFLASH Trials. *Sleep.* 1. Januar 2018; 41(1). PubMed PMID: 29165623

188 Schüssler P., Kluge M., Yassouridis A., Dresler M., Held K., Zihl J., et al. Progesterone reduces wakefulness in sleep EEG and has no effect on cognition

in healthy postmenopausal women. *Psychoneuroendocrinology*. September 2008; 33(8): 1124–1131. PubMed PMID: 18676087

189 Shannon S., Lewis N., Lee H., Hughes S. Cannabidiol in Anxiety and Sleep: A Large Case Series. *Perm J*. 2019; 23: 18–41. PubMed PMID: 30624194

190 Abbasi B., Kimiagar M., Sadeghniiat K., Shirazi M. M., Hedayati M., Rashidkhani B. The effect of magnesium supplementation on primary insomnia in elderly: A doubleblind placebo-controlled clinical trial. *J Res Med Sci*. Dezember 2012; 17(12): 1161–1169. PubMed PMID: 23853635

191 W. Yamadera, K. Inagawa, S. Chiba et al, »Glycine ingestion improves subjective sleep quality in human volunteers, correlating with polysomnographic changes,« *Sleep and Biological Rhythms*, 5, Juli 2016, S. 126–131

192 Kawai N., Sakai N., Okuro M., Karakawa S., Tsuneyoshi Y., Kawasaki N., et al. The sleep-promoting and hypothermic effects of glycine are mediated by NMDA receptors in the suprachiasmatic nucleus. *Neuropsychopharmacology*. Mai 2015; 40(6): 1405–1416. PubMed PMID: 25533534

193 Jehan S., Jean-Louis G., Zizi F., Auguste E., Pandi-Perumal S. R., Gupta R., et al. Sleep, Melatonin, and the Menopausal Transition: What Are the Links?. *Sleep Sci*. Januar-März 2017; 10(1): 11–18. PubMed PMID: 28966733

194 S. Haney, »Why you should exercise caution when taking OTC sleeping pills,« *PopSugar*, 4. November 2019, popsugar.com.au/fitness/best-over--counter-sleepaids46844982

195 Viswanathan A. N., Schernhammer E. S. Circulating melatonin and the risk of breast and endometrial cancer in women. *Cancer Lett*. 18. August 2009; 281(1): 1–7. PubMed PMID: 19070424

196 Jiang J. G., Huang X. J., Chen J., Lin Q. S. Comparison of the sedative and hypnotic effects of flavonoids, saponins, and polysaccharides extracted from Semen Ziziphus jujube. *Nat Prod Res*. April 2007; 21(4): 310–320. PubMed PMID: 17479419

197 Shergis J. L., Ni X., Sarris J., Zhang A. L., Guo X., Xue C. C., et al. Ziziphus spinosa seeds for insomnia: A review of chemistry and psychopharmacology. *Phytomedicine*. 15. Oktober 2017; 34: 38–43. PubMed PMID: 28899507

198 A. Vahratian, »Sleep duration and quality among women aged 40–59, by menopausal status,« *US National Center for Health Statistics Data* Brief No. 286, September 2017, cdc.gov/nchs/products/databriefs/db286.htm

199 Martin V. T., Wernke S., Mandell K., Ramadan N., Kao L., Bean J., et al. Defining the relationship between ovarian hormones and migraine headache. *Headache*. Oktober 2005; 45(9): 1190–1201. PubMed PMID: 16178949

200 Park J. H., Viirre E. Vestibular migraine may be an important cause of dizziness/vertigo in perimenopausal period. *Med Hypotheses*. November 2010; 75(5): 409–414. PubMed PMID: 20692105

201 Calhoun A. H., Gill N. Presenting a New, Non-Hormonally Mediated Cyc-

lic Headache in Women: End-Menstrual Migraine. *Headache*. Januar 2017; 57(1): 17–20. PubMed PMID: 27704538

202 Barbanti P., Fofi L., Aurilia C., Egeo G., Caprio M. Ketogenic diet in migraine: rationale, findings and perspectives. *Neurol Sci*. Mai 2017; 38(Suppl 1): 111–115. PubMed PMID: 28527061

203 Egger J., Carter C. M., Wilson J., Turner M. W., Soothill J. F. Is migraine food allergy? A double-blind controlled trial of oligoantigenic diet treatment. *Lancet*. 15. Oktober 1983; 2(8355): 865–869. PubMed PMID: 6137694

204 Chiu H. Y., Yeh T. H., Huang Y. C., Chen P. Y. Effects of Intravenous and Oral Magnesium on Reducing Migraine: A Meta-analysis of Randomized Controlled Trials. *Pain Physician*. Januar 2016; 19(1): E97–112. PubMed PMID: 26752497

205 Mauskop A., Varughese J. Why all migraine patients should be treated with magnesium. *J Neural Transm (Vienna)*. Mai 2012; 119(5): 575–579. PubMed PMID: 22426836

206 Parker P. D., Suryavanshi P., Melone M., Sawant-Pokam P. A., Reinhart K. M., Kaufmann D., et al. Non-canonical glutamate signaling in a genetic model of migraine with aura. *Neuron*. 12. Dezember 2020; PubMed PMID: 33321071

207 Long R., Zhu Y., Zhou S. Therapeutic role of melatonin in migraine prophylaxis: A systematic review. *Medicine (Baltimore)*. Januar 2019; 98(3):e14099. PubMed PMID: 30653130

208 Boehnke C., Reuter U., Flach U., Schuh-Hofer S., Einhäupl K. M., Arnold G. Highdose riboflavin treatment is efficacious in migraine prophylaxis: an open study in a tertiary care centre. *Eur J Neurol*. Juli 2004; 11(7): 475–477. PubMed PMID: 15257686

209 J. E. Brody, »The brain fog of menopause,« *New York Times*, 17. Dezember 2018, nytimes.com/2018/12/17/well/live/the-brainfog-of-menopause.html

210 N. Bezzant, »Women, midlife, moods and madness: the truth about perimenopause,« Stuff, 2. August 2020, stuff.co.nz/life-style/well-good/teachme/122294106/women-midlife-moods-andmadness-the-truth-about-perimenopause

211 Savolainen-Peltonen H., Rahkola-Soisalo P., Hoti F., Vattulainen P., Gissler M., Ylikorkala O., et al. Use of postmenopausal hormone therapy and risk of Alzheimer's disease in Finland: nationwide case-control study. *BMJ*. 6. März 2019; 364:l665. PubMed PMID: 30842086

212 Firth J., Stubbs B., Vancampfort D., Schuch F., Lagopoulos J., Rosenbaum S., et al. Effect of aerobic exercise on hippocampal volume in humans: A systematic review and meta-analysis. *Neuroimage*. 1. Februar 2018; 166: 230–238. PubMed PMID: 29113943213: Radak Z., Hart N., Sarga L., Koltai E., Atalay M., Ohno H., et al. Exercise plays a preventive role against Alzheimer's disease. *J Alzheimers Dis*. 2010; 20(3): 777–783. PubMed PMID: 20182027

214 Xu Z. P., Li L., Bao J., Wang Z. H., Zeng J., Liu E. J., et al. Magnesium protects cognitive functions and synaptic plasticity in streptozotocin-induced sporadic Alzheimer's model. *PLoS One*. 2014; 9(9):e108645. PubMed PMID: 25268773

215 Chen C., Xia S., He J., Lu G., Xie Z., Han H. Roles of taurine in cognitive function of physiology, pathologies and toxication. *Life Sci*. 15. August 2019; 231: 116584. PubMed PMID: 31220527

216 Fischer L. M., da Costa K. A., Kwock L., Galanko J., Zeisel S. H. Dietary choline requirements of women: effects of estrogen and genetic variation. *Am J Clin Nutr*. November 2010; 92(5): 1113–1119. PubMed PMID: 20861172

217 Nurk E., Refsum H., Bjelland I., Drevon C. A., Tell G. S., Ueland P. M., et al. Plasma free choline, betaine and cognitive performance: the Hordaland Health Study. *Br J Nutr*. 14. Februar 2013; 109(3): 511–519. PubMed PMID: 22717142

218 Alvarez X. A., Laredo M., Corzo D., Fernández-Novoa L., Mouzo R., Perea J. E., et al. Citicoline improves memory performance in elderly subjects. *Methods Find Exp Clin Pharmacol*. April 1997; 19(3): 201–210. PubMed PMID: 9203170

219 Croteau E., Castellano C. A., Richard M. A., Fortier M., Nugent S., Lepage M., et al. Ketogenic Medium Chain Triglycerides Increase Brain Energy Metabolism in Alzheimer's Disease. *J Alzheimers Dis*. 2018; 64(2): 551–561. PubMed PMID: 29914035

220 Andréen L., Nyberg S., Turkmen S., van Wingen G., Fernández G., Bäckström T. Sex steroid induced negative mood may be explained by the paradoxical effect mediated by GABAA modulators. *Psychoneuroendocrinology*. September 2009; 34(8): 1121–1132. PubMed PMID: 19272715

221 Villa A., Vegeto E., Poletti A., Maggi A. Estrogens, Neuroinflammation, and Neurodegeneration. *Endocr Rev*. August 2016; 37(4): 372–402. PubMed PMID: 27196727

222 Fernandes B. S., Hodge J. M., Pasco J. A., Berk M., Williams L. J. Effects of Depression and Serotonergic Antidepressants on Bone: Mechanisms and Implications for the Treatment of Depression. *Drugs Aging*. Januar 2016; 33(1): 21–25. PubMed PMID: 26547857

223 Green S. M., Donegan E., Frey B. N., Fedorkow D. M., Key B. L., Streiner D. L., et al. Cognitive behavior therapy for menopausal symptoms (CBT-Meno): a randomized controlled trial. *Menopause*. September 2019; 26(9): 972–980. PubMed PMID: 31453958

224 Petrilli M. A., Kranz T. M., Kleinhaus K., Joe P., Getz M., Johnson P., et al. The Emerging Role for Zinc in Depression and Psychosis. *Front Pharmacol*. 2017; 8: 414. PubMed PMID: 28713269

225 Retallick-Brown H., Blampied N., Rucklidge J. J. A Pilot Randomized Treatment-Controlled Trial Comparing Vitamin B6 with Broad-Spectrum Micro-

nutrients for Premenstrual Syndrome. *J Altern Complement Med.* Februar 2020 Feb; 26(2): 88–97. PubMed PMID: 31928364

226 D. Hellerstein, »NAC: the amino acid that turns psychiatry on its head,« *Psychology Today*, 31. Oktober 2018, psychologytoday.com/nz/blog/heal-your-brain/201810/nac-theamino-acid-turnspsychiatry-its-head

227 Sarris J., Papakostas G. I., Vitolo O., Fava M., Mischoulon D. S-adenosyl methionine (SAMe) versus escitalopram and placebo in major depression RCT: efficacy and effects of histamine and carnitine as moderators of response. *J Affect Disord.* August 2014; 164: 76–81. PubMed PMID: 24856557

228 Liu Y. R., Jiang Y. L., Huang R. Q., Yang J. Y., Xiao B. K., Dong J. X. Hypericum perforatum L. preparations for menopause: a meta-analysis of efficacy and safety. *Climacteric.* August 2014; 17(4): 325–335. PubMed PMID: 24188229

229 Liao Y., Xie B., Zhang H., He Q., Guo L., Subramaniapillai M., et al. Efficacy of omega-3 PUFAs in depression: A meta-analysis. *Transl Psychiatry.* 5. August 2019; 9(1): 190. PubMed PMID: 31383846

230 Kolb H., Stumvoll M., Kramer W., Kempf K., Martin S. Insulin translates unfavourable lifestyle into obesity. *BMC Med.* 13. Dezember 2018; 16(1): 232. PubMed PMID: 30541568

231 Bitoska I., Krstevska B., Milenkovic T., Subeska-Stratrova S., Petrovski G., Mishevska S. J., et al. Effects of Hormone Replacement Therapy on Insulin Resistance in Postmenopausal Diabetic Women. *Open Access Maced J Med Sci.* 15. März 2016; 4(1): 83–88. PubMed PMID: 27275336

232 de Cabo R., Mattson M. P. Effects of Intermittent Fasting on Health, Aging, and Disease. *N Engl J Med.* 26. Dezemer 2019; 381(26): 2541–2551. PubMed PMID: 31881139

233 Jang C., Hui S., Lu W., Cowan A. J., Morscher R. J., Lee G., et al. The Small Intestine Converts Dietary Fructose into Glucose and Organic Acids. *Cell Metab.* 6. Februar 2018; 27(2): 351–361.e3. PubMed PMID: 29414685

234 DiStefano J. K. NAFLD and NASH in Postmenopausal Women: Implications for Diagnosis and Treatment. *Endocrinology.* 1. Oktober 2020; 161(10). PubMed PMID: 32776116

235 Sherriff J. L., O'Sullivan T. A., Properzi C., Oddo J. L., Adams L. A. Choline, Its Potential Role in Nonalcoholic Fatty Liver Disease, and the Case for Human and Bacterial Genes. *Adv Nutr.* Januar 2016; 7(1): 5–13. PubMed PMID: 26773011

236 Cell Press, »Mouse study reveals what happens in the gut after too much fructose,« *Science Daily*, 6. Februar 2018, sciencedaily.com/releases/2018/02/180206140645.htm

237 Tappy L., Rosset R. Health outcomes of a high fructose intake: the importance of physical activity. *J Physiol.* Juli 2019; 597(14): 3561–3571. PubMed PMID: 31116420

238 Dutton H., Doyle M. A., Buchan C. A., Mohammad S., Adamo K. B., Shorr R., et al. Antibiotic exposure and risk of weight gain and obesity: protocol for a systematic review. *Syst Rev.* 24. August 2017; 6(1): 169. PubMed PMID: 28837004

239 Hruby A., Meigs J. B., O'Donnell C. J., Jacques P. F., McKeown N. M. Higher magnesium intake reduces risk of impaired glucose and insulin metabolism and progression from prediabetes to diabetes in middle-aged americans. *Diabetes Care.* Februar 2014; 37(2): 419–427. PubMed PMID: 24089547

240 McCarty M. F., DiNicolantonio J. J. The cardiometabolic benefits of glycine: Is glycine an ›antidote‹ to dietary fructose? *Open Heart.* 2014; 1(1):e000103. PubMed PMID: 25332814

241 Dong H., Wang N., Zhao L., Lu F. Berberine in the treatment of type 2 diabetes mellitus: a systemic review and meta-analysis. *Evid Based Complement Alternat Med.* 2012; 2012: 591654. PubMed PMID: 23118793

242 Pérez-Rubio K. G., González-Ortiz M., Martínez-Abundis E., Robles-Cervantes J. A., Espinel-Bermúdez M. C. Effect of berberine administration on metabolic syndrome, insulin sensitivity, and insulin secretion. *Metab Syndr Relat Disord.* Oktober 2013; 11(5): 366–369. PubMed PMID: 23808999

243 Peng W. H., Wu C. R., Chen C. S., Chen C. F., Leu Z. C., Hsieh M. T.. Anxiolytic effect of berberine on exploratory activity of the mouse in two experimental anxiety models: interaction with drugs acting at 5-HT receptors. *Life Sci.* 1. Oktober 2004; 75(20): 2451–2462.PubMed PMID: 15350820

244 Winder W. W., Hardie D. G. AMP-activated protein kinase, a metabolic master switch: possible roles in type 2 diabetes. *Am J Physiol.* Juli 1999; 277(1):E1–10. PubMed PMID: 10409121

245 Pang B., Zhao L. H., Zhou Q., Zhao T. Y., Wang H., Gu C. J., et al. Application of berberine on treating type 2 diabetes mellitus. *Int J Endocrinol.* 2015; 2015: 905749. PubMed PMID: 25861268

246 Gu L., Li N., Gong J., Li Q., Zhu W., Li J. Berberine ameliorates intestinal epithelial tight-junction damage and down-regulates myosin light chain kinase pathways in a mouse model of endotoxinemia. *J Infect Dis.* 1. Juni 2011; 203(11): 1602–1612. PubMed PMID: 21592990

247 Santamaria A., Giordano D., Corrado F., Pintaudi B., Interdonato M. L., Vieste G. D., et al. One-year effects of myo-inositol supplementation in postmenopausal women with metabolic syndrome. *Climacteric.* Oktober 2012; 15(5): 490–495. PubMed PMID: 22192068

248 Pearce E. N. Thyroid dysfunction in perimenopausal and postmenopausal women. *Menopause Int.* März 2007; 13(1): 8–13. PubMed PMID: 17448261

249 J. Grunewald, »Repair your thyroid,« *Experience Life*, 27. März 2019, experiencelife.com/article/repair-your-thyroid

250 Sathi P., Kalyan S., Hitchcock C. L., Pudek M., Prior J. C. Progesterone therapy increases free thyroxine levels–data from a randomized placebo-con-

trolled 12-week hot flush trial. *Clin Endocrinol (Oxf)*. August 2013; 79(2): 282–287. PubMed PMID: 23252963

251 Barić A., Brčić L., Gračan S., Škrabić V., Brekalo M., Šimunac M., et al. Thyroglobulin Antibodies are Associated with Symptom Burden in Patients with Hashimoto's Thyroiditis: A Cross-Sectional Study. *Immunol Invest*. Februar 2019; 48(2): 198–209. PubMed PMID: 30332318

252 Razvi S., Bhana S., Mrabeti S. Challenges in Interpreting Thyroid Stimulating Hormone Results in the Diagnosis of Thyroid Dysfunction. *J Thyroid Res*. 2019; 2019: 4106816. PubMed PMID: 31662841

253 Nair R., Mahadevan S., Muralidharan R. S., Madhavan S. Does fasting or postprandial state affect thyroid function testing? *Indian J Endocrinol Metab*. September 2014; 18(5): 705–707. PubMed PMID: 25285290

254 Fitzgerald S. P., Bean N. G., Falhammar H., Tuke J. Clinical Parameters Are More Likely to Be Associated with Thyroid Hormone Levels than with Thyrotropin Levels: A Systematic Review and Meta-Analysis. *Thyroid*. Dezember 2020; 30(12): 1695–1709. PubMed PMID: 32349628

255 McAninch E. A., Bianco A. C. The History and Future of Treatment of Hypothyroidism. *Ann Intern Med*. 2016 Jan 5;164(1): 50–56. PubMed PMID: 26747302

256 McAninch E. A., Bianco A. C. The Swinging Pendulum in Treatment for Hypothyroidism: From (and Toward?) Combination Therapy. *Front Endocrinol (Lausanne)*. 2019; 10: 446. PubMed PMID: 31354624

257 Sategna-Guidetti C., Volta U., Ciacci C., Usai P., Carlino A., De Franceschi L., et al. Prevalence of thyroid disorders in untreated adult celiac disease patients and effect of gluten withdrawal: an Italian multicenter study. *Am J Gastroenterol*. März 2001; 96(3): 751–757. PubMed PMID: 11280546

258 Fasano A. Zonulin, regulation of tight junctions, and autoimmune diseases. *Ann NY Acad Sci*. Juli 2012; 1258: 25–33. PubMed PMID: 22731712

259 Janegova A., Janega P., Rychly B., Kuracinova K., Babal P. The role of Epstein-Barr virus infection in the development of autoimmune thyroid diseases. *Endokrynol Pol*. 2015; 66(2): 132–136. PubMed PMID: 25931043

260 Triebner K., Johannessen A., Puggini L., Benediktsdóttir B., Bertelsen R. J., Bifulco E., et al. Menopause as a predictor of new-onset asthma: A longitudinal Northern European population study. *J Allergy Clin Immunol*. Januar 2016; 137(1): 50–57.e6. PubMed PMID: 26435006

261 Choi J. H., Hwang S. H., Suh J. D., Kim J. K., Hong S. C., Lim Y. C., et al. Menopausal hormone therapy may increase non-allergic rhinitis among postmenopausal women: Results from the Korea National Health and Nutrition Examination Survey (2010–2012). *Maturitas*. August 2017; 102: 46–49. PubMed PMID: 28610682

262 Jafarinia M., Sadat Hosseini M., Kasiri N., Fazel N., Fathi F., Ganjalikhani

Hakemi M., et al. Quercetin with the potential effect on allergic diseases. *Allergy Asthma Clin Immunol.* 2020; 16: 36. PubMed PMID: 32467711

263 Gibson C. J., Li Y., Bertenthal D., Huang A. J., Seal K. H. Menopause symptoms and chronic pain in a national sample of midlife women veterans. *Menopause.* Juli 2019; 26(7): 708–713. PubMed PMID: 30839364

264 Villar J., Finol H. J., Torres S. H., Roschman-González A. Myopathy in patients with Hashimoto's disease. *Invest Clin.* März 2015; 56(1): 33–46. PubMed PMID: 25920184

265 Jung J. H., Bang C. H., Song G. G., Kim C., Kim J. H., Choi S. J. Knee osteoarthritis and menopausal hormone therapy in postmenopausal women: a nationwide cross-sectional study. *Menopause.* 21. Dezemer 2018; 26(6): 598–602. PubMed PMID: 30586007

266 K. Lazzaro & A. Burns, »Lyrica, a drug linked to depression and anxiety, now the top pain medication on the PBS,« 18. Februar 2020, *ABC News*, abc.net.au/news/2020-02-18/lyrica-pbs-drug-linked-to-depression-anxiety/11921882

267 Goebel A., Buhner S., Schedel R., Lochs H., Sprotte G. Altered intestinal permeability in patients with primary fibromyalgia and in patients with complex regional pain syndrome. *Rheumatology (Oxford).* August 2008; 47(8): 1223–1227. PubMed PMID: 18540025

268 Gonzalez-Latapi P., Malkani R. Update on Restless Legs Syndrome: from Mechanisms to Treatment. *Curr Neurol Neurosci Rep.* 27. Juni 2019; 19(8): 54. PubMed PMID: 31250128

269 Bagis S., Karabiber M., As I., Tamer L., Erdogan C., Atalay A. Is magnesium citrate treatment effective on pain, clinical parameters and functional status in patients with fibromyalgia? *Rheumatol Int.* Januar 2013; 33(1): 167–172. PubMed PMID: 22271372

270 Kirkland A. E., Sarlo G. L., Holton K. F. The Role of Magnesium in Neurological Disorders. *Nutrients.* 6. Juni 2018; 10(6). PubMed PMID: 29882776

271 Hemati K., Amini Kadijani A., Sayehmiri F., Mehrzadi S., Zabihiyeganeh M., Hosseinzadeh A. et al. Melatonin in the treatment of fibromyalgia symptoms: A systematic review. *Complement Ther Clin Pract.* Februar 2020; 38: 101072. PubMed PMID: 31783341

272 van Eijk A. M., Zulaika G., Lenchner M., Mason L., Sivakami M., Nyothach E., et al. Menstrual cup use, leakage, acceptability, safety, and availability: a systematic review and meta-analysis. *Lancet Public Health.* August 2019; 4(8):e376-e393. PubMed PMID: 31324419

273 S. Keel, »Can iron every (other) day keep the doctor away?', *Hematologist*, 15(2), März–April 2018, pub.hematology.org/Thehematologist/Diffusion/8265.aspx

274 L. Briden, S. Shirinac, J. C. Prior, »The central role of ovulatory disturbances in the etiology of androgenic polycystic ovary syndrome (PCOS)—Eviden-

ce for treatment with cyclic progesterone,« *Drug Discovery Today: Disease Models*, 32, W2020, S. 7182

275 M. Bofill Rodriguez, A. Lethaby & C. Farquhar, »Are non-steroidal antiinflammatory drugs safe and effective for treating heavy menstrual bleeding?« Cochrane, 19. September 2019, cochrane.org/CD000400/MENSTR_are-non-steroidalantiinflammatory-drugs-safe-and-effective-treating-heavy-menstrual-bleeding

276 Teimoori B., Ghasemi M., Hoseini Z. S., Razavi M. The Efficacy of Zinc Administration in the Treatment of Primary Dysmenorrhea. *Oman Med J.* März 2016; 31(2): 107–111. PubMed PMID: 27168920

277 Seifert B., Wagler P., Dartsch S., Schmidt U., Nieder J. [Magnesium--a new therapeutic alternative in primary dysmenorrhea]. *Zentralbl Gynakol.* 1989; 111(11): 755–760. PubMed PMID: 2675496

278 Anastasiu C. V., Moga M. A., Elena Neculau A., Bălan A., Scârneciu I., Dragomir R. M., et al. Biomarkers for the Noninvasive Diagnosis of Endometriosis: State of the Art and Future Perspectives. *Int J Mol Sci.* 4. März 2020; 21(5). PubMed PMID: 32143439

279 Pundir J., Omanwa K., Kovoor E., Pundir V., Lancaster G., Barton-Smith P. Laparoscopic Excision Versus Ablation for Endometriosis-associated Pain: An Updated Systematic Review and Meta-analysis. *J Minim Invasive Gynecol.* Juli-August 2017; 24(5): 747–756. PubMed PMID: 28456617

280 J. Brown, T. J. Crawford, S. Datta & A. Prentice, »Modern combined oral contraceptives for treatment of pain associated with endometriosis,« *Cochrane*, 22. Mai 2018, cochrane.org/CD001019/MENSTR_modern-combined-oral-contraceptivestreatment-pain-associated-endometriosis

281 Shavell V. I., Diamond M. P., Senter J. P., Kruger M. L., Johns D. A. Hysterectomy subsequent to endometrial ablation. *J Minim Invasive Gynecol.* Juli-August 2012; 19(4): 459–464. PubMed PMID: 22658475

282 Struble J., Reid S., Bedaiwy M. A. Adenomyosis: A Clinical Review of a Challenging Gynecologic Condition. *J Minim Invasive Gynecol.* 1. Februar 2016; 23(2): 164–185. PubMed PMID: 26427702

283 Koebele S. V., Palmer J. M., Hadder B., Melikian R., Fox C., Strouse I. M., et al. Hysterectomy Uniquely Impacts Spatial Memory in a Rat Model: A Role for the Nonpregnant Uterus in Cognitive Processes. *Endocrinology.* 1. Januar 2019; 160(1): 1–19. PubMed PMID: 30535329

284 Choi H. G., Jung Y. J., Lee S. W. Increased risk of osteoporosis with hysterectomy: A longitudinal follow-up study using a national sample cohort. *Am J Obstet Gynecol.* Juni 2019; 220(6): 573.e1–573.e13. PubMed PMID: 30768935

285 Ingelsson E., Lundholm C., Johansson A. L., Altman D. Hysterectomy and risk of cardiovascular disease: a population-based cohort study. *Eur Heart J.* März 2011; 32(6): 745–750. PubMed PMID: 21186237

286 J. Braverman, »Outsmarting endo – diagnosing silent endometriosis,« *Endometriosis Foundation of America*, 2014, endofound.org/jeffrey-bravermanmdoutsmartingendo

287 Maroun P., Cooper M. J., Reid G. D., Keirse M. J. Relevance of gastrointestinal symptoms in endometriosis. *Aust N Z J Obstet Gynaecol.* August 2009; 49(4): 411–414. PubMed PMID: 19694698

288 Leonardi M., Hicks C., El-Assaad F., El-Omar E., Condous G. Endometriosis and the microbiome: a systematic review. *BJOG.* Januar 2020; 127(2): 239–249. PubMed PMID: 31454452

289 Khan K. N., Fujishita A., Hiraki K., Kitajima M., Nakashima M., Fushiki S., et al. Bacterial contamination hypothesis: a new concept in endometriosis. *Reprod Med Biol.* April 2018; 17(2): 125–133. PubMed PMID: 29692669

290 Lin W. C., Chang C. Y., Hsu Y. A., Chiang J. H., Wan L. Increased Risk of Endometriosis in Patients With Lower Genital Tract Infection: A Nationwide Cohort Study. *Medicine (Baltimore).* März 2016; 95(10):e2773. PubMed PMID: 26962775

291 Cicinelli E., Trojano G., Mastromauro M., Vimercati A., Marinaccio M., Mitola P. C., et al. Higher prevalence of chronic endometritis in women with endometriosis: a possible etiopathogenetic link. *Fertil Steril.* August 2017; 108(2): 289–295.e1. PubMed PMID: 28624114

292 Chadchan S. B., Cheng M., Parnell L. A., Yin Y., Schriefer A., Mysorekar I. U., et al. Antibiotic therapy with metronidazole reduces endometriosis disease progression in mice: a potential role for gut microbiota. *Hum Reprod.* 4. Juni 2019; 34(6): 1106–1116. PubMed PMID: 31037294

293 Moore J. S., Gibson P. R., Perry R. E., Burgell R. E. Endometriosis in patients with irritable bowel syndrome: Specific symptomatic and demographic profile, and response to the low FODMAP diet. *Aust N Z J Obstet Gynaecol.* April 2017; 57(2): 201205. PubMed PMID: 28303579

294 K. Wiginton, »Managing endo belly with the low-FODMAP diet: part 2,« Endometriosis.net, 5. Januar 2019, endometriosis.net/living/low-fodmap-2

295 Marziali M., Venza M., Lazzaro S., Lazzaro A., Micossi C., Stolfi V. M. Gluten-free diet: a new strategy for management of painful endometriosis related symptoms? *Minerva Chir.* Dezember 2012; 67(6): 499–504. PubMed PMID: 23334113

296 Marziali M., Capozzolo T. Role of Gluten-Free Diet in the Management of Chronic Pelvic Pain of Deep Infiltranting Endometriosis. *J Minim Invasive Gynecol.* November-Dezember 2015; 22(6S): S51-S52. PubMed PMID: 27679268

297 Binda M. M., Donnez J., Dolmans M. M. Targeting mast cells: a new way to treat endometriosis. *Expert Opin Ther Targets.* Januar 2017; 21(1): 67–75. PubMed PMID: 27841046

298 Messalli E. M., Schettino M. T., Mainini G., Ercolano S., Fuschillo G., Fal-

cone F., et al. The possible role of zinc in the etiopathogenesis of endometriosis. *Clin Exp Obstet Gynecol.* 2014; 41(5): 541–456. PubMed PMID: 25864256

299 Finamore A., Massimi M., Conti Devirgiliis L., Mengheri E. Zinc deficiency induces membrane barrier damage and increases neutrophil transmigration in Caco-2 cells. *J Nutr.* September 2008; 138(9): 1664–1670. PubMed PMID: 18716167

300 Wong, C. P., Rinaldi, N. A., Ho, E. Zinc deficiency enhanced inflammatory response by increasing immune cell activation and inducing IL6 promoter demethylation. *Mol Nutr Food Res.* Mai 2015; 59(5): 991–999. PubMed PMID: 25656040

301 Nozaki C., Vergnano A. M., Filliol D., Ouagazzal A. M., Le Goff A., Carvalho S., et al. Zinc alleviates pain through high-affinity binding to the NMDA receptor NR2A subunit. *Nat Neurosci.* 3. Juli 2011; 14(8): 1017–1022. PubMed PMID: 21725314

302 Liu L., Chen L., Jiang C., Guo J., Xie Y., Kang L., et al. Berberine inhibits the LPS-induced proliferation and inflammatory response of stromal cells of adenomyosis tissues mediated by the LPS/TLR4 signaling pathway. *Exp Ther Med.* Dezember 2017; 14(6): 6125–6130. PubMed PMID: 29285168

303 Sinclair J., Smith C. A., Abbott J., Chalmers K. J., Pate D. W., Armour M. Cannabis Use, a Self-Management Strategy Among Australian Women With Endometriosis: Results From a National Online Survey. *J Obstet Gynaecol Can.* März 2020; 42(3): 256–261. PubMed PMID: 31722852

304 Arablou T., Kolahdouz-Mohammadi R. Curcumin and endometriosis: Review on potential roles and molecular mechanisms. *Biomed Pharmacother.* 2018 Jan; 97: 91–97. PubMed PMID: 29080464

305 James A. H. Women and bleeding disorders. *Haemophilia.* Juli 2010; 16(Suppl 5): 160–167. PubMed PMID: 20590876

306 Seltzer V. L., Benjamin F., Deutsch S. Perimenopausal bleeding patterns and pathologic findings. *J Am Med Womens Assoc (1972).* Juli-August 1990; 45(4): 132–134. PubMed PMID: 2398224

307 Ulin M., Ali M., Chaudhry Z. T., Al-Hendy A., Yang Q. Uterine fibroids in menopause and perimenopause. *Menopause.* Februar 2020; 27(2): 238–242. PubMed PMID: 31834160

308 UK Medicines and Healthcare Products Regulatory Agency, »Regulator recalls medicine used to treat myomas,« press release, 18. März 2020, gov.uk/government/news/regulator-recalls-medicine-used-to-treat-myomas

309 Tak Y. J., Lee S. Y., Park S. K., Kim Y. J., Lee J. G., Jeong D. W., et al. Association between uterine leiomyoma and metabolic syndrome in parous premenopausal women: A casecontrol study. *Medicine (Baltimore).* November 2016; 95(46):e5325. PubMed PMID: 27861360

310 Tseng C. H. Metformin use is associated with a lower risk of uterine leiomyo-

ma in female type 2 diabetes patients. *Ther Adv Endocrinol Metab.* 2019; 10: 2042018819895159. PubMed PMID: 31897287

311 Marshall L. M., Spiegelman D., Goldman M. B., Manson J. E., Colditz G. A., Barbieri R. L., et al. A prospective study of reproductive factors and oral contraceptive use in relation to the risk of uterine leiomyomata. *Fertil Steril.* September 1998; 70(3): 432–439. PubMed PMID: 9757871

312 Kim M. H., Park Y. R., Lim D. J., Yoon K. H., Kang M. I., Cha B. Y., et al. The relationship between thyroid nodules and uterine fibroids. *Endocr J.* 2010; 57(7): 615–621. PubMed PMID: 20467159

313 Mohammadi R., Tabrizi R., Hessami K., Ashari H., Nowrouzi-Sohrabi P., Hosseini-Bensenjan M., et al. Correlation of low serum vitamin-D with uterine leiomyoma: a systematic review and meta-analysis. *Reprod Biol Endocrinol.* 14. August 2020; 18(1): 85. PubMed PMID: 32795307

314 Bläuer M., Rovio P. H., Ylikomi T., Heinonen P. K. Vitamin D inhibits myometrial and leiomyoma cell proliferation in vitro. *Fertil Steril.* Mai 2009; 91(5): 1919–1925. PubMed PMID: 18423458

315 Longinotti M. K., Jacobson G. F., Hung Y. Y., Learman L. A. Probability of hysterectomy after endometrial ablation. *Obstet Gynecol.* Dezember 2008; 112(6): 1214–1220. PubMed PMID: 19037028

316 K. Fiore, S. Firth & E. Hlavinka, »Women burned by quick fix for heavy periods,« MedPage Today, 29. Januar 2020, medpagetoday.com/special-reports/exclusives/84598

317 Weeks A. D. Menorrhagia and hypothyroidism. Evidence supports association between hypothyroidism and menorrhagia. *BMJ.* 4. März 2000; 320(7235): 649. PubMed PMID: 10698899

318 S. Kumar Verma, A. Pal, S. Jaswal, »A study of thyroid dysfunction in dysfunctional uterine bleeding,« *International Journal of Reproduction, Contraception, Obstetrics and Gynecology*, 6(5), Mai 2017, S. 2035–2039

319 Poppe K., Velkeniers B., Glinoer D. Thyroid disease and female reproduction. *Clin Endocrinol (Oxf).* März 2007; 66(3): 309–321. PubMed PMID: 17302862

320 Brown J. M., Hess K. L., Brown S., Murphy C., Waldman A. L, Hezareh M. Intravaginal practices and risk of bacterial vaginosis and candidiasis infection among a cohort of women in the United States. *Obstet Gynecol.* April 2013; 121(4): 773–780. PubMed PMID: 23635677

321 Takacs P., Kozma B., Erdodi B., Jakab A., Larson K., Poka R. Zinc-containing Vaginal Moisturizer Gel Improves Postmenopausal Vulvovaginal Symptoms: A Pilot Study. *J Menopausal Med.* April 2019; 25(1): 63–68. PubMed PMID: 31080791

322 Birenbaum D. L., Young R. C. High prevalence of thyroid disease in patients with lichen sclerosus. *J Reprod Med.* Januar 2007; 52(1): 28–30. PubMed PMID: 17286064

323 Muhleisen AL, Herbst-Kralovetz MM. Menopause and the vaginal microbiome. *Maturitas*. September 2016; 91: 42–50. PubMed PMID: 27451320

324 Petricevic L., Unger F. M., Viernstein H., Kiss H. Randomized, double-blind, placebo-controlled study of oral lactobacilli to improve the vaginal flora of postmenopausal women. *Eur J Obstet Gynecol Reprod Biol*. November 2008; 141(1): 54–57. PubMed PMID: 18701205

325 Caretto M., Giannini A., Russo E., Simoncini T. Preventing urinary tract infections after menopause without antibiotics. *Maturitas*. Mai 2017; 99: 43–46. PubMed PMID: 28364867

326 Larmo P. S., Yang B., Hyssälä J., Kallio H. P., Erkkola R. Effects of sea buckthorn oil intake on vaginal atrophy in postmenopausal women: a randomized, double-blind, placebo-controlled study. *Maturitas*. November 2014; 79(3): 316–321. PubMed PMID: 25104582

327 J. Denton, »Why do women in committed relationships lose sexual desire?« *GoodTherapy*, 2. September 2011, goodtherapy.org/blog/women-committed-relationships-lose-sexual-desire

328 Jamilian M., Foroozanfard F., Bahmani F., Talaee R., Monavari M., Asemi Z. Effects of Zinc Supplementation on Endocrine Outcomes in Women with Polycystic Ovary Syndrome: a Randomized, Double-Blind, Placebo-Controlled Trial. *Biol Trace Elem Res*. April 2016; 170(2): 271–278. PubMed PMID: 26315303

329 M. McCulloch, »Why scientists think 'hacking our cells could turn off the aging process,« *Healthline*, 18. Juni 2018, healthline.com/health-news/hacking-cells-toreduce-diseases-of-aging-3

330 G. Schwitzer, »Podcast: a Finn with a bone to pick about osteoporosis screening & treatment,« with Teppo Järvinen, *HealthNewsReview.org*, 12. November 2015, healthnewsreview.org/podcast-media/podcast-finn-bone-pick-osteoporosis-screeningtreatment

331 Järvinen T. L., Michaëlsson K., Jokihaara J., Collins G. S., Perry T. L., Mintzes B., et al. Overdiagnosis of bone fragility in the quest to prevent hip fracture. *BMJ*. 26. Mai 2015; 350:h2088. PubMed PMID: 26013536

332 Weber D. R. Hard to Resist: Evaluating the Contribution of Insulin Resistance to Bone Density and Skeletal Fragility. *J Clin Endocrinol Metab*. 1. August 2019; 104(8): 3521–3523. PubMed PMID: 31042282

333 A. Spiegel & G. Grayson, »How a bone disease grew to fit the prescription,« *All Things Considered*, NPR, 21. Dezember 2009, npr.org/2009/12/21/121609815/howabone-disease-grew-to-fit-the-prescription

334 Hopkins R. B., Pullenayegum E., Goeree R., Adachi J. D., Papaioannou A., Leslie W. D., et al. Estimation of the lifetime risk of hip fracture for women and men in Canada. *Osteoporos Int*. März 2012; 23(3): 921–927. PubMed PMID: 21557096

335 Berger J. M., Singh P., Khrimian L., Morgan D. A., Chowdhury S., Arteaga-

Solis E., et al. Mediation of the Acute Stress Response by the Skeleton. *Cell Metab.* 5. November 2019; 30(5): 890–902.e8. PubMed PMID: 31523009

336 Zhou C., Fang L., Chen Y., Zhong J., Wang H., Xie P. Effect of selective serotonin reuptake inhibitors on bone mineral density: a systematic review and meta-analysis. *Osteoporos Int.* Juni 2018; 29(6): 1243–1251. PubMed PMID: 29435621

337 Ghebre Y. T. Proton Pump Inhibitors and Osteoporosis: Is Collagen a Direct Target?. *Front Endocrinol (Lausanne).* 2020; 11: 473. PubMed PMID: 32793122

338 Prior J. C. Progesterone for the prevention and treatment of osteoporosis in women. *Climacteric.* August 2018; 21(4): 366–374. PubMed PMID: 29962257

339 Zhao J. G., Zeng X. T., Wang J., Liu L. Association Between Calcium or Vitamin D Supplementation and Fracture Incidence in Community-Dwelling Older Adults: A Systematic Review and Meta-analysis. *JAMA.* 26. Dezember 2017; 318(24): 2466–2482. PubMed PMID: 29279934

340 Bolland M. J., Leung W., Tai V., Bastin S., Gamble G. D., Grey A., et al. Calcium intake and risk of fracture: systematic review. *BMJ.* 29. September 2015; 351:h4580. PubMed PMID: 26420387

341 Bolland M. J., Grey A., Reid I. R. Calcium supplements and cardiovascular risk: 5 years on. *Ther Adv Drug Saf.* Oktober 2013; 4(5): 199–210. PubMed PMID: 25114781

342 J. Harkinson, »The scary new science that shows milk is bad for you,« Mother Jones, November/Dezember 2015, motherjones.com/environment/2015/11/dairyindustry-milk-federal-dietary-guidelines

343 Ma S., Goh E. L., Jin A., Bhattacharya R., Boughton O. R., Patel B., et al. Long-term effects of bisphosphonate therapy: perforations, microcracks and mechanical properties. *Sci Rep.* 6. März 2017; 7: 43399. PubMed PMID: 28262693

344 Swanson C. M., Kohrt W. M., Buxton O. M., Everson C. A., Wright K. P. Jr, Orwoll E. S., et al. The importance of the circadian system & sleep for bone health. *Metabolism.* Juli 2018; 84: 28–43. PubMed PMID: 29229227

345 König D., Oesser S., Scharla S., Zdzieblik D., Gollhofer A. Specific Collagen Peptides Improve Bone Mineral Density and Bone Markers in Postmenopausal Women-A Randomized Controlled Study. *Nutrients.* 16. Januar 2018; 10(1). PubMed PMID: 29337906

346 Schwalfenberg G. K. Vitamins K1 and K2: The Emerging Group of Vitamins Required for Human Health. *J Nutr Metab.* 2017;2017: 6254836. PubMed PMID: 28698808

347 Kotlarczyk M. P., Lassila H. C., O'Neil C. K., D'Amico F., Enderby L. T., Witt-Enderby P. A., et al. Melatonin osteoporosis prevention study (MOPS): a randomized, doubleblind, placebo-controlled study examining the effects

of melatonin on bone health and quality of life in perimenopausal women. *J Pineal Res.* Mai 2012; 52(4): 414–426. PubMed PMID: 22220591

348 Merz A. A., Cheng S. Sex differences in cardiovascular ageing. *Heart.* 1. Juni 2016; 102(11): 825–31. PubMed PMID: 26917537

349 Zhao D., Guallar E., Ouyang P., Subramanya V., Vaidya D., Ndumele C. E., et al. Endogenous Sex Hormones and Incident Cardiovascular Disease in Post-Menopausal Women. *J Am Coll Cardiol.* 5. Juni 2018; 71(22): 2555–2566. PubMed PMID: 29852978

350 Alabas O. A., Gale C. P., Hall M., Rutherford M. J., Szummer K., Lawesson S. S., et al. Sex Differences in Treatments, Relative Survival, and Excess Mortality Following Acute Myocardial Infarction: National Cohort Study Using the SWEDEHEART Registry. *J Am Heart Assoc.* 14. Dezember 2017; 6(12). PubMed PMID: 29242184

351 Geisel M. H., Bauer M., Hennig F., Hoffmann B., Lehmann N., Möhlenkamp S., et al. Comparison of coronary artery calcification, carotid intima-media thickness and anklebrachial index for predicting 10-year incident cardiovascular events in the general population. *Eur Heart J.* 14. Juni 2017; 38(23): 1815–1822. PubMed PMID: 28379333

352 »Fact check: is a coronary calcium score the best indicator of heart attack risk?« ABC News,10 Oktober 2017, abc.net.au/news/2017–10–10/fact-check-coronarycalcium-score-heart-disease/9023960

353 de Souza R. J., Mente A., Maroleanu A., Cozma A. I., Ha V., Kishibe T., et al. Intake of saturated and trans unsaturated fatty acids and risk of all cause mortality, cardiovascular disease, and type 2 diabetes: systematic review and meta-analysis of observational studies. *BMJ.* 11. August 2015; 351:h3978. PubMed PMID: 26268692

354 L. Newson, »IMS Menopause Live: HRT and cardiovascular disease,« *Australasian Menopause Society*, 12. Juni 2017, menopause.org.au/members/imsmenopause-live/991-hrt-and-cardiovascular-disease

355 O. Willis & S. Scott, »Daily aspirin doesn't prevent cardiovascular disease, landmark Australian study finds,« *ABC News*, 17. September 2018, abc.net.au/news/health/2018–09–17/daily-aspirin-doesnt-prevent-cardiovasculardisease/10247308

356 Demasi M. Statin wars: have we been misled about the evidence? A narrative review. *Br J Sports Med.* Juli 2018; 52(14): 905–909. PubMed PMID: 29353811

357 Byrne P., Cullinan J., Smith A., Smith S. M. Statins for the primary prevention of cardiovascular disease: an overview of systematic reviews. *BMJ Open.* 23. April 2019; 9(4):e023085. PubMed PMID: 31015265

358 An X., Yu D., Zhang R., Zhu J., Du R., Shi Y., et al. Insulin resistance predicts progression of de novo atherosclerotic plaques in patients with corona-

ry heart disease: a one-year follow-up study. *Cardiovasc Diabetol.* 18. Juni 2012; 11: 71. PubMed PMID: 22709409

359 Liu Y., Lee D. C., Li Y., Zhu W., Zhang R., Sui X., et al. Associations of Resistance Exercise with Cardiovascular Disease Morbidity and Mortality. *Med Sci Sports Exerc.* März 2019; 51(3): 499–508. PubMed PMID: 30376511

360 DiNicolantonio J. J., Liu J., O'Keefe J. H. Magnesium for the prevention and treatment of cardiovascular disease. *Open Heart.* 2018; 5(2):e000775. PubMed PMID: 30018772

361 Murakami S. Taurine and atherosclerosis. *Amino Acids.* Januar 2014; 46(1): 73–80. PubMed PMID: 23224908

362 van Ballegooijen A. J. , Pilz S., Tomaschitz A., Grübler M. R., Verheyen N. The Synergistic Interplay between Vitamins D and K for Bone and Cardiovascular Health: A Narrative Review. *Int J Endocrinol.* 2017; 2017: 7454376. PubMed PMID: 29138634

363 A. A. Bernasconi, M. M. Wiest, C. J. Lavie, R. V. Milani, J. A. Laukkanen, »Effect of omega-3 dosage on cardiovascular outcomes: an updated meta-analysis and metaregression of interventional trials,« *Mayo Clinic Proceedings*, 17. September 2020, doi.org/10.1016/j.mayocp.2020.08.034

364 Elsevier, »Authoritative new analysis links increased omega-3 intake to cardioprotection and improved cardiovascular outcomes,« *Science Daily*, 17. September 2020, sciencedaily.com/releases/2020/09/200917084102.htm

365 Scheyer O., Rahman A., Hristov H., Berkowitz C., Isaacson R. S., Diaz Brinton R., et al. Female Sex and Alzheimer's Risk: The Menopause Connection. *J Prev Alzheimers Dis.* 2018; 5(4): 225–230. PubMed PMID: 30298180

366 Koppel S. J., Swerdlow R. H. Neuroketotherapeutics: A modern review of a centuryold therapy. *Neurochem Int.* Juli 2018; 117: 114–125. PubMed PMID: 28579059

367 Mujica-Parodi L. R., Amgalan A., Sultan S. F., Antal B., Sun X., Skiena S., et al. Diet modulates brain network stability, a biomarker for brain aging, in young adults. *Proc Natl Acad Sci USA.* 17. März 2020; 117(11): 6170–6177. PubMed PMID: 32127481

368: de la Monte S. M. Type 3 diabetes is sporadic Alzheimer's disease: mini-review. *Eur Neuropsychopharmacol.* Dezember 2014; 24(12): 1954–60. PubMed PMID: 25088942

Stichwortverzeichnis

Bezugsquellen

Die meisten der im Buch erwähnten Produkte sind in gängigen Naturkostläden erhältlich. Sie können sie auch direkt über unseren Onlineshop www.narayana-verlag. de in der Kategorie »Naturkost« erhalten. Dort finden Sie ein großes Sortiment an ausgewählten Naturkostprodukten.

Auch Nahrungsergänzungsmittel unserer Eigenmarke »Unimedica« und viele Superfoods sind dort erhältlich.

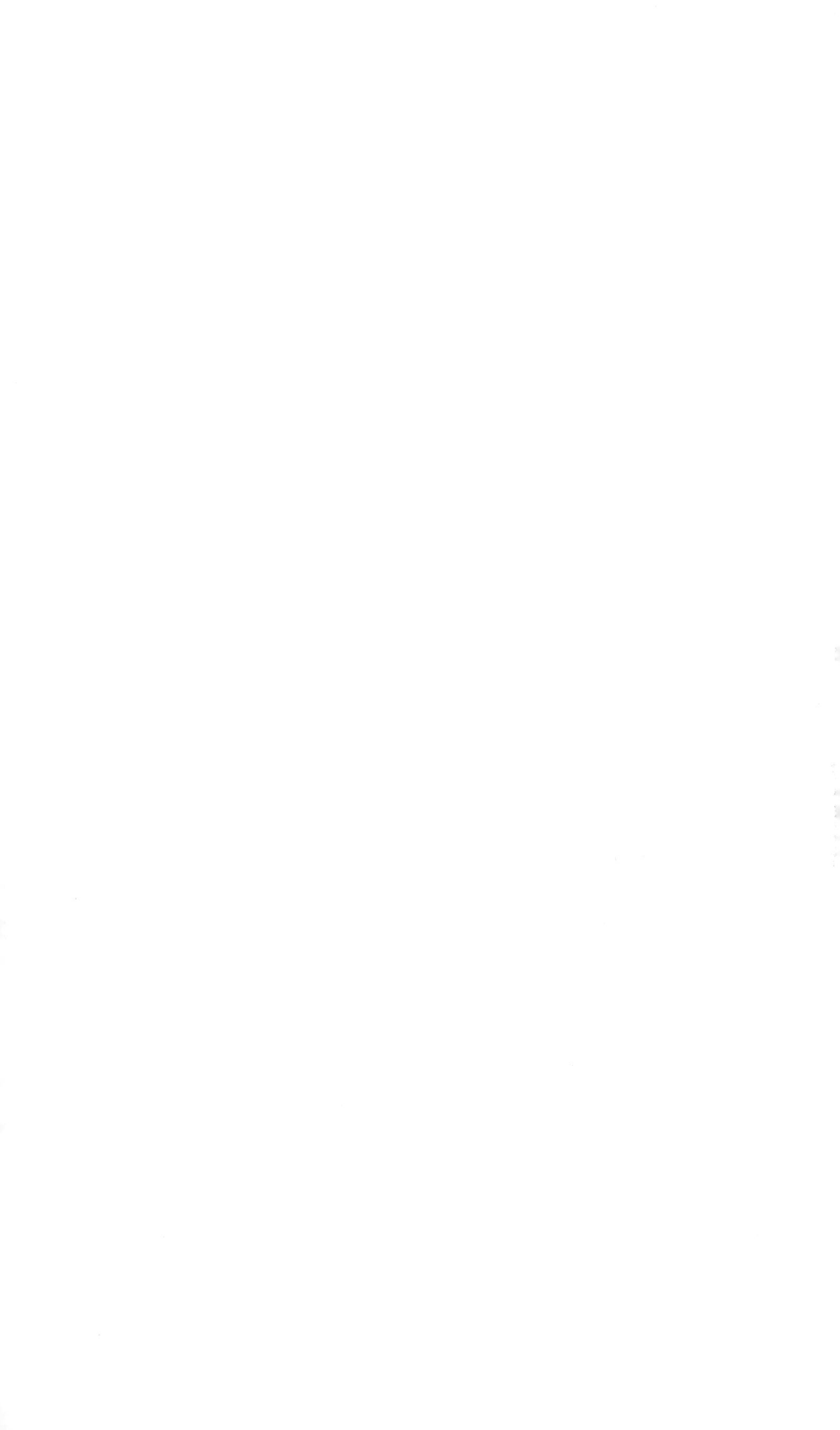